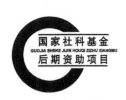

国家社科基金
GUOJIA SHEKE JIJIN HOUQI ZIZHU XIANGMU
后期资助项目

"躯体化"的文化解释差异
与精神疾病分类学的困境

"QUTIHUA" DE WENHUA JIESHI CHAYI
YU JINGSHEN JIBING FENLEI XUE DE KUNJING

陈子晨　著

U0385727

中山大學出版社
SUN YAT-SEN UNIVERSITY PRESS

·广州·

图书在版编目（CIP）数据

"躯体化"的文化解释差异与精神疾病分类学的困境/陈子晨著.
广州：中山大学出版社，2024.11. -- ISBN 978 - 7 - 306 - 08150 - 6

Ⅰ. R749

中国国家版本馆 CIP 数据核字第 2024RR3619 号

出　版　人：王天琪
策划编辑：曾育林
责任编辑：罗永梅
封面设计：曾　斌
责任校对：徐　晨
责任技编：靳晓虹
出版发行：中山大学出版社
电　　话：编辑部 020 - 84113349，84110776，84111997，84110779，84110283
　　　　　发行部 020 - 84111998，84111981，84111160
地　　址：广州市新港西路 135 号
邮　　编：510275　　传　真：020 - 84036565
网　　址：http://www.zsup.com.cn　　E-mail：zdcbs@mail.sysu.edu.cn
印　刷　者：广东虎彩云印刷有限公司
规　　格：787mm×1092mm　1/16　16.25 印张　310 千字
版次印次：2024 年 11 月第 1 版　2024 年 11 月第 1 次印刷
定　　价：78.00 元

国家社科基金后期资助项目
出版说明

后期资助项目是国家社科基金设立的一类重要项目，旨在鼓励广大社科研究者潜心治学，支持基础研究多出优秀成果。它是经过严格评审，从接近完成的科研成果中遴选立项的。为扩大后期资助项目的影响，更好地推动学术发展，促成成果转化，全国哲学社会科学工作办公室按照"统一设计、统一标识、统一版式、形成系列"的总体要求，组织出版国家社科基金后期资助项目成果。

全国哲学社会科学工作办公室

目　　录

引　言

一、问题提出

中国人的"躯体化"问题，或"躯体化"的中西方差异问题，可以说是文化精神病学与医学人类学领域的"李约瑟之问"，不断引发相关领域的学者们的思考和争论。所谓"中国人的'躯体化'问题"，即："中国人为什么比西方人更倾向于以躯体症状的形式表达心理冲突？"这原本似乎只是一个关于文化如何影响精神障碍患病率或心理问题表达倾向的问题，却随着研究的不断深入，逐渐演变为对中西方医学文化、诊疗模式、疾病观、健康观、身体观及精神健康的现代性问题等主题的全面讨论，在自然科学与人文社科的交叉点上，形成了一个颇具意趣的研究领域。

从概念上来说，"躯体化"（somatization）或心理问题的"躯体化"，在精神病学和临床心理学中指一种特殊的精神问题反应倾向，即当人们遭遇心理不适时，以躯体上的不适代替心理症状来进行表达和求医。"躯体化"概念的存在不过一个世纪左右，在精神病学和临床心理学等领域，"躯体化"研究的主题与其他精神疾病研究的主题几乎没有太大的区别，主要围绕"躯体化"的病因学、病理机制、影响因素和干预治疗等。如同精神病学中其他成熟而模板化的主题，随着精神病学的进步，"躯体化"研究的范围扩展至认知神经科学和遗传学等领域，虽然不像抑郁症、精神分裂症等精神疾病的研究那样主流和热门，但也是一个稳定的常规科学研究主题。

在精神病学领域之外，"躯体化"则因一个文化特异性问题而掀起了人文社会科学中另一股异于精神病学取向的研究热潮。在 20 世纪下半叶，精神疾病的流行病学调查和临床资料中显示出的一个现象开始引起学者们的关注，即"躯体化"的患病率在不同的国家、民族和文化中存在差异，具体来说，就是中国人比西方人更容易将心理问题"躯体化"。中国人似乎不像西方人那样习惯于直接表达心理压力导致的抑郁、焦虑等情绪症状，而反映为各类疼痛、疲劳等躯体症状。这一现象的发现开启了"躯体化"的文化研究之门。而 20 世纪 80 年代，凯博文（Arthur Kleinman）等人从医学人类学的视角，对当时在中国流行的一种以"躯体化"症状为核心的精神疾病"神经衰弱"（neurasthenia）展开了研究，指出中国人的神经衰弱实际上是有其社会文化背景的一种特殊症状。这种更偏向躯体痛苦的疾病表达并不比西方更流行的抑郁症等"心理化"的痛苦表达方式低级。这种独特的研究视角让"中国人'躯体化'问题"的研究走向一个巅峰。但凯博文的观点并没有为"躯体化"的问题盖棺定论，反而引出了更多的争论和新观点，其余波也一直延续至今。

同时，以凯博文的研究为代表的医学人类学的学术视角不仅关注精神疾病的科学问题，更具有对患者苦痛与体验的关怀，"躯体化"引发的治疗实践困境也在这一系列的文化研究中凸显出来。"躯体化"症状除了与其他精神疾病一样会给患者带来痛苦，还会引发一些疾病之外的问题，如造成医疗应对的困境。不少强调躯体症状的患者首先是进入内科或其他治疗生理疾病的科室就诊。此类患者就诊时往往以头痛、耳鸣、睡眠障碍（如失眠）、心慌、胸闷、慢性疼痛、咽喉阻塞等"躯体化"障碍为主诉，但其躯体症状在对应科室的各项医学检查中发现不了原因，即使在患者的强烈要求下进行了治疗，通常也只是针对表面症状的安慰性治疗。如诊断标准中所述，很多"躯体化"患者特别坚持自己具有躯体问题，认为只是医生还没有检查出来。于是，他们为了得到明确的"说法"而转科室继续进行各类检查和化验。这让患者遭受了不必要的经济损失，同时也给医疗系统造成了巨大的资源浪费。

其实，这种现实问题并不仅出现在中国，而是广泛存在于全世界各种文化圈中。而在中国，由于各种原因，如一定时期内大众的心理健康素养相对不高，上述医患对疾痛（illness）的解释不一致等所造成的结果可能比西方更加严重。即使医生很努力地向患者指出他们的问题源于心理冲突的"躯体化"，一部分患者仍然较难接受这种说法，反而更喜欢听起来比较模糊的诊断，如"神经衰弱"或"自主神经功能紊乱"。如果医生不能使患者接受自己的诊断和治疗，那么双方就会产生许多本不应该存在的矛盾。例如，患者会认为医院不负责任，而医生又无法在短时间内向患者解释清楚繁杂的医学理论，医患关系也由此变得更加紧张。一方面，这是研究者关注如何在文化背景下解释"躯体化"的一个现实原因；另一方面，"躯体化"概念背后的病因解释难以得到患者认可，也暗示着"躯体化"问题可能不仅是中西方文化差异的问题，而且至少有一部分源于该概念在现有精神疾病分类体系中的内在矛盾。

"躯体化"这一定义在西方遭遇了和在中国不同的困境，引发了学者们对"躯体化"问题本质的怀疑，也导致关于"躯体化"的人文社科研究的对象逐渐产生两种转向：一种是从被"躯体化"等专业范畴所限定的现象转向未被科学化的具体实践和鲜活体验，如凯博文后期对疾痛体验的叙事研究（凯博文，2018），以及对更具社会外延的人类苦痛（suffering）的研究（Wilkinson & Kleinman，2016）；另一种则是将研究对象从"躯体化"现象转向关于"躯体化"现象的知识。而后者正是本书所采取的理论取向，即从本土文化的视角反思"躯体化"概念本身在精神疾病知识形成中的内在矛盾。虽然这种视角的研究无法像上述针对病理机制或患者体验的研究一样，直接给出解决"躯体化"现象的干预手段，但也可以从一个相对较难引起关注的视角出发，为这一具有复杂和多层次影响因素的问题提供一些微小的启示。

最后需要说明的一点是，在这一领域已有大量的研究和丰富的理论诠释（如凯博文的经典系列研究）且其中的很多具体问题也已随时代的变迁不再成为问题（如中国人的神经衰弱问题）的现在，为何本书仍然要关注这个似乎已经有些"落伍"的主题呢？一方面，本书对过去研究的重新梳理具有一些学术史上的意蕴。通过这种梳理，我们会发现"躯体化"的文化差异问题似乎并没有真正得到解决，而且相关问题中很大的一部分已经失去了原有的意义——关注"躯体化"的文化问题已经不能和最初的疾痛关怀产生联系，这可能也是部分学者（如凯博文）转向其他主题的原因。但这个过程本身实际上也成为一个新问题，其意义不仅在于"躯体化"的问题本身，还在于学者为何关注"躯体化"和文化的关系，又为何不再去谈论它或改变谈论它的方式。另一方面，谈论"躯体化"的文化问题虽然可能已偏离原本的关怀，但在其他方面反而显现出新的意义。因为这一变化本身也恰恰映射出"躯体化"概念面临的困境。"躯体化"似乎不能再表达最初的意义，不再能为疾痛代言。但对于这类问题，当今的精神疾病分类学又找不到更合适的解释模式。也就是说，似乎存在一类与"躯体化"概念相关联的心身疾痛问题，但在精神疾病分类学中总是找不到合适的位置。试图去展现和分析这一"悬而未决"的困境正是本书采取这些已被部分学者所"抛弃"的视角的原因之一。本书认为，对"躯体化"遭遇的文化问题，以及其所代表的精神疾病分类学整体的困境进行的分析，仍然能够成为理解精神医学和心理学知识形成的一面透镜。

二、研究思路

对于"躯体化"的文化差异问题，可选取的理论取向和研究方法不一而足。首先需要说明的是本书的主基调。本书旨在研究"躯体化"相关知识的建构过程，而不是研究作为精神障碍表现的"躯体化"现象本身。这一研究对象基本处于疾痛现象认识过程的最后一个阶段，即对已有疾痛现象的解释，基本不涉及"躯体化"的客观病因、病理机制内容，如不同文化群体在心理、生理反应上的差异（当然，在阐述中国人"躯体化"问题的来龙去脉时，仍会论及各个理论对此的观点）。这就决定了本书所采取的思路和方法既有异于常规的心理学研究（即遵循从概念定义和变量操作化，到实验、调查或测量这一典型量化实证研究路径），也不同于医学人类学和健康社会学研究（使用田野调查、问卷或访谈调查收集资料的质性实证研究路径），而是糅合了精神病学史、医学哲学与文化心理学等理论研究视角。

不论研究的立场和取向如何，对"躯体化"文化问题的分析总是要依循一个逻辑路线逐步而进。本书也有这样一条路线，即将研究从问题的最基本层面（即"躯体化"的中西方文化差异），逐步带入本书对该问题诠释角度的核心层面（即现代精神疾病分类学的困境）。这条研究路线又可以分为几个逻辑上的层次。第一个需要回答的问题是："'躯体化'是否确实存在中西方差异？"这也是该问题成立的基础，毕竟如果答案是否定的，自然也就不存在这一主题了。因此，本书的第一章从回顾"躯体化"中西方文化差异问题开始，对"躯体化"概念的历史与"躯体化"的文化差异研究进行综述。当然，正是因为以往已有大量的实证发现提示"躯体化"现象存在文化差异，才开启了这一领域的研究。但从第一章的分析中可以看到，"躯体化"现象的"文化差异"其实并非只是不同文化群体中差异"有或无"或者"多或少"的对比，而是逐渐变为一个更多层次的问题，从"中国人是否更容易'躯体化'"变为"西方发达地区人群是否更容易'心理化'"，又变为对"躯体化"这个概念本身的问题的探讨。另外，出现在不同文献中的"躯体化"实际也有微妙的差异，一些实际上是指向"躯体化"的研究却并未给其研究的问题冠以这一术语。这就导致了表面上看起来都是为"'躯体化'存在中西方差异"给出证据的研究，实际上可能讨论的是这一差异的不同维度和方面。因此，这一章的思路重点在于通过文献回顾，厘清"躯体化"的定义和文化差异问题。

以往"躯体化"文化差异的研究具有极大的跨学科性,相关文献分布在从属于自然科学的精神病学、临床心理学领域,以及极具人文社会科学色彩的人类学、社会学领域。这些研究在整体范式上各具特色,又都在某种程度上有异于本书的取向。同时,"躯体化"这个概念产生自西方心理科学理论,而本书试图追溯"躯体化"作为一种现象或体验在中国传统文化中的解释和分类框架,以及在西方出现此概念之前对类似问题的认识方式。鉴于这些理由,第一章对"躯体化"概念本身及其文化差异问题进行的分析更多的是意在说明不同范式下的研究对"躯体化"文化问题的关注点各有侧重。这种分析不仅起到一般意义上的研究综述的作用,而且在某种程度上成为本书知识结构分析的一个组成部分。这一步最终肯定了"'躯体化'的文化差异"的确存在,但同时也指出了该差异的存在问题其实并非能以一个简单的"是"或"否"来回答,而是可以分解为不同理论层次的多个问题,即差异实际上是存在于不同层面上的,是病理机制、疾病策略、症状表达和诊断分类等多层次差异的结合体。

在肯定了"躯体化"文化差异问题的确存在之后,第二个层次的问题就是进一步假设其原因。第一章已经指出"躯体化"的文化差异实际上可以分解为不同层次的问题;第二章的目的则是进一步说明本书为何选择从文化解释和疾病分类学的理论层次研究该问题,以及如何以此为切入点来进行研究。第二章主要对研究所使用的理论框架进行元理论分析。正因为以"知识"为对象,研究本身就需要在一定程度上跳出已有的知识框架。当然,这并不意味着抛弃所有关于"躯体化"已有的知识建构,毕竟那样意味着研究彻底脱离现有的学术共同体,也失去了作为一项学术研究的存在意义。为了能够与关于"躯体化"的整个知识体系形成联系,本书中仍然保留很多已有的术语,但在具体使用上存在着一些微妙的区别。因此,第二章也对本书如何使用一些已有的术语(如疾痛的解释模型)进行了阐释。

在文献回顾和理论框架引入之后,从第三章开始将进入本书的主体部分,即对"躯体化"的东西方文化解释和分类框架进行诠释性分析和比较。主要的研究思路是通过分析相关心理学及医学理论和历史,梳理在中国和西方文化环境中如何形成各具特色的"躯体化"现象的专业知识,并基于中国和西方的多理论视角对其中的各种元素进行结构主义分析,从中归纳出人类认识和理解"躯体化"现象的不同方式。其中,第三章分析在中国传统医学思想及更广泛的身体观与疾病观背景下,如何解释类似"躯体化"的原因不明的心身疾痛。第四章则分析在西方现代医学体系的历史中，对原因不明的躯体疾痛的解释有哪些发展和变化，最终又如何产生出"躯体化"概念及相关的多种疾病分类。其中，重点分析的是和心理因素有关的躯体疾痛的一系列体验如何在长久的历史中逐渐转变成医学上的概念、定义、诊断，精神疾病分类学又是如何与精神病学学术研究共同发展前进却又存在一定的分歧，而一系列的科学名词又掩盖了哪些专业知识的实践困境，特别是这一过程如何受医学观念与治疗实践变化的影响，而这些领域又和社会的长期历史文化背景具有哪些潜在的深刻联系。

由于本书是从理论层面上追溯"躯体化"现象在不同文化中的历史形态，分析其文化差异形成的深层原因，这种理论性而非实证性的特点，也决定了具体研究方法的使用。为了使理论分析言之有物，本书第三章和第四章主要采取文献研究法，以历史典籍、已有研究的调查资料和相关医学标准文件（指南和手册）等作为主要分析材料，对研究对象（关于"躯体化"现象的知识）进行梳理、总结和结构主义分析，从中归纳出关于"躯体化"文化差异的新观点。依此路径，第三章和第四章的分析主要基于科学史和医学史的研究。幸运的是，这是一个非常成熟的领域，有丰富的文献可供使用，为本书的撰写提供了坚实的基础。传统中医方面的资料主要来自古代医书（如《黄帝内经》《难经》《金匮要略》《景岳全书》《三因极一病证方法论》等）和古代医案资料整理（如《名医类案》《续名医类案》《临证指南医案》等）；而"躯体化"概念发展的资料主要来自西方精神病学史、心理学史文献和相关诊断标准，如美国《精神障碍诊断与统计手册》（Diagnostic and Statistical Manual of Mental Disorders，DSM）各历史版本。这种分析本质上是遵循对西方中心的"躯体化"概念进行文化反思的路线，不可避免地涉及文化问题。不论是在话语使用还是解释体系方面，中西方都有着诸多差异，如果在分析中将一方的事实硬性套入另一方的解释体系，难免会出现很多问题，而且要花费大量笔墨解释这些问题产生的原因。因此，本书对历史文献的分析主要采用结构主义的方法论，不是只针对话语和知识的脉络进行描述，而是着重分析通过时间表现为具体经验领域（如医学、心理学实践）的日常总体变迁。也就是说，不从某个单一术语在中西方的差异入手，而是以"躯体化"所代指的基本现象为中心，围绕还没有被解释的躯体疾痛体验如何被不同的话语体系解释展开讨论。

第三章、第四章的阐释最终将引出第五章和第六章的理论分析，进入本书对该问题论述的核心层，即"躯体化"的文化差异反映出的不仅是其自身的问题，而且是其所处的现代精神病学分类体系的固有问题。第五章以第三章和第四章的内容为基础，分析"躯体化"问题在认识论上的本质矛盾所在，在某种程度上可以视为对前两章分析的重构。这一章通过对相关知识的结构主义分析，逐步跳脱出中国和西方的对立框架，最终目的是突破文化差异的本质主义偏差，发现问题本身的矛盾，而非仅仅将差异归因于"文化不同"。首先，解构"躯体化"现象在中西方医学体系中的解释和分类框架，在不同层次上分析其表面差异的内在原因；其次，通过分析西方现代医学体系中生理和心理解释在疾病本体论上的二元分裂，指出"躯体化"概念在现代精神疾病分类学上的问题，进一步探讨在解释"躯体化"现象时，科学知识和理性主义的局限性。而第六章则在此基础上，结合近年来心理学、精神病学和医学的新趋势，对该问题的未来做出了一定的展望。这一章探讨了在不同医学体系视角下整合"躯体化"解释的努力，并指出解释和分类体系整合的最终实现手段在于建立一种新的精神疾病分类学。最后，分析了对"躯体化"现象的理解发生的变化可能对精神病学实践产生的影响，以及对如何在现代医学体系中更好地利用不同的诊断定义和分类提出了一些建议和展望。第五章和第六章可视为本书在对"躯体化"进行中西方医学解释的比较之后的落脚点，即通过对"躯体化"现象的知识进行分析，挖掘精神疾病分类学遭遇困境的深层原因，将"躯体化"问题中呈现出的来自心理问题或精神疾病认识论的矛盾充分展现出来，为该问题已有的知识体系再添加一种新的参照视角。

三、主要观点

通过对以上研究思路的梳理，本书的主要观点其实已经基本呈现出来，此处仅再简单做一下概括：

第一，"躯体化"是对原因不明的躯体疾痛现象的一种知识建构，不同的医学体系对该类现象有着不同的解释和分类方式。其中，不同的医学体系不仅是指不同文化（如中国、西方）下的医学体系，还包括不同时期（如传统或现代）的医学体系。而不同的解释不仅是指对病因、病理、治疗方法等问题的理解不同，还包括分类范畴上的根本性差异，即将哪些现象归为同一类的认识也各不相同。正是由于不同的解释在特定躯体疾痛如何分类上都存在根本的差异，哪些症状或疾痛体验可以"合法"地用"躯体化"加以解释，某个症状或疾痛体验是更适用于"躯体化"的解释还是其他冲突的解释，都是存在问题的。在这个视角上，中国人看起来更容易"躯体化"，其实可能是中国特有的一些传统医学解释看起来像"躯体化";而西方人看起来更不容易"躯体化",其实可能是很多可以用"躯体化"解释的问题并没有被归类为"躯体化"。

在"躯体化"的文化研究领域,以往文献基本已经涵盖了"躯体化"文化差异问题的各个方面,特别是个体层面上的病理机制、症状表达或疾病策略等方面的差异。而本书采取的这种分析视角则是从现象本身(原因不明的躯体疾痛体验)出发,分析中国和西方各自的医学解释对"躯体化"现象的知识建构过程。患者的主诉是一种主观的身体疾痛体验,并没有落入任何一种知识范畴之中。只有通过患者的理解和医生的诊断,这些体验才能被解释,被置于既有知识结构中的特定位置。因此,本书也以形成知识的深层结构作为叙述的脉络。首先确定"躯体化"的两个核心特征是"心因性的慢性躯体疾痛"和"医学无法解释症状"(medically unexplained symptom,MUS),然后根据这两个特征分析一系列类似的"原因不明的躯体疾痛"在中国和西方不同文化背景的医学知识体系中的解释和分类差异。这些解释和分类上的分歧和冲突体现了疾痛解释过程受到的文化环境影响,以及疾病分类学与诊疗实践模式的匹配关系,可以说是"躯体化"文化差异的一个重要的认识论根源。

第二,"躯体化"的真正问题不仅在于由多层次因素叠加而展现出的文化差异表象,而且要更深入地追溯到"躯体化"这一范畴在现代医学解释体系中的内在矛盾。后者又进一步反映出现代精神疾病分类学本身的困境。"躯体化"这一范畴本身已慢慢不再适应现代医学科学的逻辑脉络,其疾病解释的核心一部分具有传统思维的味道,但另一部分又固守在现代精神病学的观念框架之中。这就导致它在任何一种完整的医学体系中都具有一定的不适应性。中国人可能不喜欢把心身疾痛仅仅解释为是心理问题的"躯体化",而西方人也并不喜欢这种因为医学无法解释才做出的"废纸篓"诊断。也就是说,"躯体化"的文化差异问题不仅仅是文化维度的差异,还有一部分是精神疾病分类学的"结构性"问题。

"躯体化"概念的本质缺陷体现的是现代医学观念中对生理和心理解释的明确分界,以及对"分割身体"的还原主义追求。现今精神疾病分类学中对"躯体化"问题的定位从根本的身心观基础上来说应该属于生物医学模型,但是它又像传统医学中的心身综合征一样以并不可靠的标准给出跨越生理与心理界线的解释,最终其病因学假定又不能明显优于可能与其竞争的其他生物学解释,诊断上也达不到真正严格的科学标准要求。"躯体化"作为一种疾病或疾痛解释在基本逻辑、目的与方法论上的不匹配,实际上体现了现有精神疾病分类学的局限性。"无法解释""无法分类"

的疾痛现象触碰到了当前医学的"有限理性":一方面,它有追求最终"真理"的内在逻辑要求;另一方面,它要适应不那么理想化的诊疗实践。当医学科学知识无法解释身体感受时,失去掌控的焦虑就随之产生,蔓延为医生和患者双方的紧张与不安。这种焦虑正是"躯体化"这一概念在现实中不断产生困境的深层根源,决定了不论在中国还是西方文化环境下,它都会在诊疗实践中遭遇争议。

第三,"躯体化"在不同文化下的困境也是整个精神病学诊断分类体系困境的一个缩影。当前的精神疾病分类,看起来像是医学科学的疾病分类体系,但在很多细节上并不完全符合现代医学科学逻辑的标准,这导致其在建立跨文化的普遍稳定性上还缺乏足够坚实的基础。因为科学真理本身应该是具有普遍性的,也就是跨文化的,而当精神疾病分类学不能达到科学化的要求时,又为了仍能做出分类而采用了一些妥协和权宜之策,这就特别容易引发文化上的问题和质疑。而"躯体化"就是精神疾病分类学这一困境的集中体现。虽然在现代医学新知识和新技术的大潮下,狭义上的"躯体化"问题很有可能像中国人的神经衰弱问题一样慢慢不再成为问题,但精神疾病分类学在此类问题上显现出的困境却是源于其最基本的疾痛解释逻辑,具有一定的历史"惯性",或许不会那么快就能解决,而是有赖于以生物精神病学的新发展为基础的,对精神疾病的诊断和分类模式的整体革新。

第一章 文献回顾：中国人的"躯体化"问题

第一节 "躯体化"的定义

本书的论述始于对"躯体化"一词的界定。我们今天看到的"躯体化"一词包含了多种层次的意义。在不同时期、不同理论流派或不同类型的文献中，它既可能是指一组经常共同出现的临床表现，也可能是指一种心理障碍的特殊症状，又或者是作为一种诊断标准独立的精神障碍类别。这是因为，"躯体化"作为一个心理学术语，其产生恰好处于临床心理学仍在发展变化的不稳定时期。在这种特殊的历史背景下，"躯体化"的定义和内涵也随着临床心理学和精神病学等相关学科的发展而不断变化。除了其字面意义所表达的"精神或心理被变为躯体的状态"，其定义实际上一直没有完全统一。

"躯体化"这个词的诞生就反映了知识生产和传播上的不确定性。最早创造出这一词语原型的是奥地利精神治疗师威廉·斯特克尔（Wilhelm Stekel）。1922年，他用一个意义比较模糊的德文词语 Organsprache（字面意思可以简单理解为"器官语言"）来表达一种由阿德勒和他共同提出的心身理论（Stekel, 1922）。1924年，斯特克尔作品的英文译者 Van Teslaar 在翻译这个词语时，为了精简其意义以便于理解而创造了 somatization 这个英文单词，它由源自希腊语的词根 somat-（身体）和英语动词后缀 -ize（使……化）相结合而成（Stekel, 1924）。这一翻译本身其实已产生出不同于原文的意义：Van Teslaar 在使用该词语时，并没有完全遵循斯特克尔的原意，而是将其简化为与弗洛伊德所提出的转换（conversion）概念差不多的意思，即心理冲突转换为躯体症状的机制。1935年，斯特克尔也反过来在他的著作中使用了"躯体化"的英文单词，但并不强调其作为症状产生机制的意义，而更多是用来指称表达心理冲突的生理症状（Stekel, 1935）。因此，也有学者认为，"躯体化"一开始就因"错译"而成了和其德文原型意义不同的另一个术语，所以其创造应归功于译者 Van Teslaar 而非斯特克尔（Marin & Carron, 2002）。

　　不论是否错译，"躯体化"的概念随着这段历史而产生的不确定性延续了更长的时间，也产生了更深远的影响。"躯体化"一词作为动词的名词形式，最初表达的是作为症状产生机制的意义。但后来正如斯特克尔等人的再度使用一样，它既被用于指机制，也被用于指由此机制而产生的一系列症状。1967 年，精神治疗师 Lipowski（1967）详细梳理了"躯体化"的含义，称其为"我们领域中语义混乱的一个例证"，指出它是多种不同层次意义甚至不同类型现象的混合物，应该对其做出更进一步的细分和界定。但是这种认识并没有改变"躯体化"以混杂的意义被使用的状态。随着"躯体化"越来越频繁地被用于其后一层意义，即指称一组基于"躯体化"机制的症状，更进一步的延伸就是将以此命名的这一系列症状归类为一种综合征模式，"躯体化"由此从对一种机制的描述慢慢扩展为对一种疾病的描述。其实，对这类症状的认识在"躯体化"这个术语尚未产生的时代就已经存在了。早在 1859 年，法国医生 Briquet 在癔症（hysteria）研究中就将没有实际器质性病理证据的慢性躯体症状归为一类特殊的精神障碍类综合征（Briquet，1859）。与其后更有名的沙可（Charcot）和弗洛伊德提出作为转换性障碍的癔症略有不同，Briquet 总结的这一类综合征更偏向多症状的慢性心理障碍，而非单症状的短期发作。实际上，Briquet 所说的这一类癔症的表现和后来精神病学诊断分类中用"躯体化"定义的一类精神障碍比较一致，但"躯体化"被用于命名这种独立于抑郁、焦虑等其他心理障碍的一组稳定综合征则更晚。

　　1980 年，美国精神医学会（American Psychiatric Association，APA）修订《精神障碍诊断与统计手册》（第三版）（Diagnostic and Statistical Manual of Mental Disorders，DSM-Ⅲ）时，正式以"躯体化"来命名以此类症状为主要表现的障碍，即为"'躯体化'障碍"（somatization disorder），并直接介绍说其"曾被称为癔症或 Briquet 综合征"（DSM-Ⅲ，1980）。患者的特征是长期持续不断地抱怨多种生理症状，但是医学检查却无法发现任何真实的器质性病变。以"躯体化"障碍为首，DSM-Ⅲ中又加入其他以躯体症状为主的精神障碍，并将它们合并为一个大类，即躯体形式障碍。此后，由于 DSM 的巨大影响力，这一诊断分类也开始被各类其他疾病诊断手册采用。DSM-Ⅳ躯体形式障碍延续了 DSM-Ⅲ的标准，而《国际疾病分类》（International Classification of Diseases，ICD），以及《中国精神障碍分类与诊断标准》（Chinese Classification of Mental Disorders，CCMD）也以"躯体形式"和"躯体化"为名称设立了相应的诊断标准。在 2000 年出版的 DSM 第四版修订版（DSM-Ⅳ-TR）中，躯体形式障碍中除了"躯体化"障碍，还包括转换障碍（conversion disorder）、疑病症（hypochondriasis）、躯体变形障碍（body dysmorphic disorder）等其他以躯体症状为主的精神障碍，其中一些障碍过去曾分属于其他类别。但"躯体化"障碍的概念只被视为一个诊断标签，其严格的诊断标准并没有将"躯体化"这个词语的使用限定在障碍的范围内，反而使其意义更加繁杂。这种含糊不清的状态也导致 DSM 在后续版本的修订中改变了此类障碍的名称和范畴，使其逐渐脱离"躯体化"的标签，如 DSM 第五版（DSM-5）中的躯体症状障碍（somatic symptom disorders），但这些诊断分类却无法完全摆脱最初确立的诊断定义和分类框架，在研究中仍然和"躯体化"的概念联系在一起。疾病分类上的变化和纠葛不是此处论述的重点，会在本书第四章再做详细讨论。

如上所述，"躯体化"是一个历史较短的概念，但自诞生起就一直处于多种意义并存的混乱状态。其引发的混乱其实也并不仅限于其定义上，其他方面也都存在争论。首先就是在"躯体化"机制的具体理论解释上，虽然都是由心理冲突引发的躯体症状，但其本质究竟是心理问题还是生理问题？这一点始终没有被阐明。这或许是因为从斯特克尔创造这一术语原型和 Van Teslaar 的转译开始，对它的阐释就是如此模糊而多变。正如前文所言，斯特克尔最早是从更偏向心身医学的角度来描述这些器官障碍的，变化是确实发生在器官或者生理系统中的。但 Van Teslaar 创造的新词则几乎完全等同于转换的概念，总体上是一种心理防御机制，按照精神动力的理论，它是无意识的心理冲动转变而成的躯体反应。

在具体研究中，"躯体化"一般有三种主要的操作化方向：第一，在医学方向上，它是指医学无法解释的躯体症状，如世界卫生组织的躯体形式障碍大纲中的"躯体化"障碍模块（Escobar et al.，1989；Janca, et al.，1995）；第二，在疑病方向上，它是指和躯体疾痛相关的疑病焦虑或躯体关注（Barsky et al.，1990）；第三，在心理障碍转换方向上，它是指情绪、焦虑或其他精神障碍的躯体临床表征（Bridges & Goldberg，1985）。与这三个方向上的意义相对应，以往主要的诊断手册所使用的"'躯体化'障碍"其实可能包含了属于三个不同概念领域的临床问题：第一类患者具有推测和心理因素有关的医学无法解释症状，实际上可能是某种功能性躯体综合征［如纤维肌痛、肠易激综合征、慢性疲劳综合征（chronic fatigue syndrome，CRF）、非溃疡性消化不良和多种慢性特发疼痛综合征］；第二类患者具有过度的躯体关注、疾病焦虑或不合理的疾病感知；第三类患者在临床表现上与前两类患者类似，即呈现功能性躯体症状或对躯体疾痛的过度关注，但是他们的症状能够用共存的其他精神病学或心理障碍（如重度抑郁障碍或恐慌障碍）来解释（Kirmayer & Robbins，1991）。

如今，"躯体化"这个概念仍然保持着多层意义共存的状态。首先，不论外延如何变化，"躯体化"的内涵基本还是保持着其最初的核心意义，即用来指称心理冲突引起或凸显为躯体痛苦的过程（Kirmayer，1984；Lipowski，1988）。其次，在精神疾病和心理障碍的分类学中，"躯体化"既用于泛指各类精神或心理障碍伴发躯体症状的现象，也曾被用于命名具有独立意义的诊断单元（即"'躯体化'障碍"），但又更强调"医学无法解释"这一前提条件（DSM-Ⅲ，1980；DSM-Ⅳ-TR，2000）。这可以说是"躯体化"作为诊断分类标签的一面。最后，在医学社会学和人类学的研究中，这个术语则常被用来指称一种疾病行为模式或痛苦表达方式，如凯博文早期所说的"痛苦习语"（idiom of distress）的概念（Kleinman，1982）。在这种特殊的痛苦表达方式中，"躯体化"症状往往出现在情绪痛苦或社会苦难无法以心理方式表达出来的状况下。当讨论精神障碍文化差异时，"躯体化"往往很少局限在诊断标签的意义上，而是用来指称一系列具有类似"躯体化"核心意义的特征的心身疾痛现象或症状表达模式。

在本书中，"躯体化"这一术语主要有两种用法。第一，以"躯体化"概念指代产生于西方科学体系中的一种对躯体疾痛的解释。这种解释将一类医学生理无法解释的特定躯体性痛苦归结于心理冲突和压力的转化。第二，以"躯体化"现象指代由"躯体化"概念划定范围和给予解释的以躯体疾痛的主观体验为核心的一类疾痛现象，即与心理因素有关的原因不明的功能性躯体症状或疾痛。本书对"躯体化"一词的具体使用方式还有一些特殊之处，与本书所采取的理论视角及论述逻辑联系密切，这些将在第二章进行更加详细的阐释。

第二节 中国人的"躯体化"问题

随着精神病学和精神障碍流行病学的发展，各类调查研究不断扩大范围，从西方主流社会扩展到其他文化群体中。一个关于"躯体化"的特殊现象逐渐引起研究者的注意，它也是本书所讨论的问题的起点："躯体化"似乎在以中国为代表的一些东方国家中更加流行（Escobar，1987；Kirmayer et al.，1993）。不过，这个观点最开始并不是直接来自针对"躯体化"的调查。正如前面所说,作为一个诊断标签或范畴的"躯体化"在西方社会并不像抑郁或焦虑那样受到关注。而若不使用严格的诊断标准,其过于混杂的意义也使其很难被纳入大规模的标准化调查研究之中。因此,最初对这种文化差异性的关注实际上是从对各国患病率较高的精神疾病的比较开始的。

从 20 世纪 70 年代开始,就有许多研究者注意到中国的抑郁症患病率似乎低于西方国家(Kleinman,1977)。20 世纪八九十年代的流行病学调查数据也证实了这一点。中国 1982 年取样自全国 12 个地区的精神疾病流行病学调查发现,情感性精神障碍(包括抑郁症、躁狂症和双相情感性精神障碍等)的总患病率和时点患病率分别为 0.076% 和 0.037%(12 地区精神疾病流行病学调查协作组,1986b,c)。1993 年,用同样的方法在此前 12 个地区中的 7 个地区又进行了一次调查(张维熙等,1998),发现情感性精神障碍的终生患病率和时点患病率分别为 0.083% 和 0.052%,比1982 年相同 7 个地区的患病率(终生患病率为 0.046% 和时点患病率为0.018%)均有所上升(王金荣等,1998)。但这个数据与西方社会的患病率仍相去甚远。例如,美国 1990 ~ 1992 年间进行的国家共病调查(National Comorbidity Survey)的数据表明,仅重度抑郁症的终生患病率为17.1%,而所有情感障碍的患病率则达 19.3%(Kessler et al.,1994)。Weissman 等人(1996)分析了 20 世纪 80 年代 10 个国家或地区的抑郁症及相关精神障碍的调查数据,也发现了明显的地区差异。其中,中国台湾的重度抑郁症终生患病率仅为 1.5%,低于其他所有国家或地区(从2.9% 到 19.0% 不等)。

同一时期,与低抑郁症患病率形成对比的是,中国的精神科门诊中更常出现以医学无法解释的慢性躯体症状为主诉,但实际上符合精神障碍诊断的患者。例如,中国台湾学者曾文星的调查发现,1975 年台湾大学医学院精神科门诊者主诉身体不适约占 70%,其中约 40% 的人甚至仅表达了身体不适,而没有叙述任何心理或情绪上的问题(Tseng,1975)。1986 年的对应资料中,这两个数字仍均处在较高的水平,前者为 72.9%,后者 37.4%(曾文星,1997)。陈建华和周淑荣(1995)调查了前往综合医院心理咨询门诊求医的 853 名患者,结果显示这些人在到心理咨询门诊前,都曾在综合医院的普通内科求诊,平均次数为 2.5 次。由于普通内科不能解释他们的问题,患者才被迫转向心理门诊,但是他们实际上并不认同自己的病症是纯粹的心理问题。这些人在心理门诊咨询时,只叙述躯体症状而没有任何心理主诉的比例达 53.1%。

　　研究者在探究中国人为何更不容易患抑郁症的同时，也在关注是否可能存在代替抑郁症的另一种症状呈现方式和相应的诊断分类导致了报告的偏差。凯博文等学者由此转向对神经衰弱的关注。神经衰弱是当时流行的一种神经症诊断，以生理和精神疲劳为主要特征，其临床表现有一些类似抑郁症的心理症状，但在总体上更强调一系列的类似自主神经机能紊乱的躯体症状。与抑郁症的低诊断率相对，神经衰弱是当时中国一种相当常见的精神科诊断（Lee，1996）。据四川医学院 1962 年的统计，神经衰弱占了精神科全年初诊病例的 65.8%（刘昌永，1964）。有研究者认为，在 20 世纪 60 年代，中国可能有将近 80% 的精神科门诊患者被诊断为神经衰弱（Lin，1989），这一状况至少持续到 20 世纪 80 年代早期（Kleinman，1982）。在前述 1982 年和 1993 年的全国精神疾病流行病学调查中，神经衰弱的时点患病率分别为 1.3%（12 地区精神疾病流行病学调查协作组，1986a）和 0.8%（李淑然等，1998）。与情感障碍相反，虽然 1993 年的患病率比 1982 年的有所下降，但仍比同调查中的情感障碍患病率高出 10 多倍。Kleinman（1980，1982）的研究认为，在中国正是这种更偏向"躯体化"机制的精神障碍代替了抑郁症的地位，这也让文化精神病学开始关注"躯体化"现象本身。

　　也是在这个时期，"中国人躯体化"问题的重心开始从"中国人"转向"躯体化"，有更多的研究开始关注在同样的诊断标签下，"躯体化"在不同文化群体中的症状表现。其中一类针对特定国家，如西班牙（Garcia-Campayo et al.，1996）、北欧国家（Bäärnhielm，2005；Karvonen et al.，2007）、印度（Rao et al.，2007）、泰国（Weiss et al.，2009），或国家间的对比，如尼泊尔与美国的对比（Hoge et al.，2006）、马来西亚和澳大利亚的对比（Parker et al.，2001）。另外一类则针对同一国家的不同族群，如美国华人和白人的对比（Hsu & Folstein，1997），以及针对美国五个少数族裔的相关调查（Zhang & Snowden，1999）。以上这些对比研究证实了"躯体化"现象存在文化差异，而且这种差异主要出现在西方和非西方文化群体间（Ingram & Siegle，1999）。非西方国家，特别是亚洲、非洲和拉丁美洲发展中国家具有更明显的"躯体化"倾向，其表现可能是精神障碍患者具有更多的躯体症状，或者更符合神经衰弱这种偏向"躯体化"的诊断分类。

　　这些研究中仍有不少是集中于中国人或者华人文化群体的"躯体化"问题，不过这些研究发现的"差异"变得更加细化。一项针对马来西亚和澳大利亚抑郁症患者的跨文化临床比较研究发现，比起澳大利亚欧裔抑郁症患者，有更多的马来西亚华人抑郁症患者以躯体症状为主诉，在量表中具有更高的躯体症状报告率；与之相反的是，澳大利亚欧裔抑郁症患者则在心理症状上具有更高的报告率；而且两相比较，后者的差异效应更显著（Parker et al.，2001）。这支持了凯博文的观点，即将中国人"躯体化"问题的视角转换之后，反而是西方人更容易"心理化"（Kleinman，1982）。后者可能是一个同样值得研究的文化现象。在另一项针对加拿大华裔和欧裔精神科患者的临床访谈研究中，结构化访谈和症状量表的结果也是华人样本报告了更多的躯体症状，而加拿大欧裔样本报告了更多的心理症状（Ryder et al.，2008）。

正如前面所说，凯博文等学者对中国人神经衰弱和"躯体化"的研究后来成为新跨文化精神病学的经典范例，并引发了更多关于精神疾病症状或表现的文化差异的讨论。在凯博文的解释中，社会文化和时代背景对人们如何表达痛苦、呈现症状和进行求助都起到重要作用，如某些心理症状在当时可能因为具有社会或政治风险而无法表达出来（Kleinman & Kleinman，1985；Kleinman et al.，1986）。这种和特定时代背景或历史事件相关的解释就具有随着时间和环境的变迁而改变的可能性。根据这种推测，改革开放之后，中国人的抑郁和"躯体化"上的文化效应可能就在一定程度上变得不同（Ryder & Chentsova-Dutton，2012）。

从 20 世纪 80 年代后期到 90 年代，研究者确实观察到了神经衰弱诊断和患病率上的变化。由于神经衰弱与抑郁症在诊断上重叠比较严重，越来越难以提供临床上有用的治疗信息，而且也不利于我国在诊断和统计上与当时已取消此分类或缩减其适用范围的国际主流诊断标准新版本相接轨。这些导致神经衰弱作为诊断和解释模型的使用急剧减少（Lee，1999）。神经衰弱在中国社会的消退让人不由得有些怀疑，中国人的"躯体化"是否真的存在异于其他文化（特别是西方文化）的特殊之处。虽然"躯体化"现象的流行程度和具体特征在不同文化中可能存在差异，但"躯体化"现象本身，即以躯体痛苦形式来表达心理痛苦或夸大躯体疾痛普遍存在于全世界，几乎在所有地区和文化群体中，躯体病诉都是临床中表现情绪痛苦的最常见形式之一（Kirmayer，1984a；Isaac et al.，1996）。有研究者就认为，在流行病调查中呈现出患病率的文化差异可能在一定程度上是调查依据的标准不同而造成的（Janca & Isaac，1997）。例如，一项覆盖全球 14 个国家的跨文化比较研究调查了在初级卫生保健服务中筛查出的抑郁症患者，虽然其中各个国家的抑郁患病率仍然存在较大差别，如中国和日本都是较低的，但总体上无论哪个国家都有一定比例的抑郁症患者报告某些医学无法解释的躯体症状，也都有患者完全否认心理症状的存在，并且其比例在亚洲和西方抑郁症患者中也没有显著差异（Simon et al.，1999）。但是这类研究的样本来自筛查出的抑郁症患者群体，而筛查症状总体上就更偏向考虑抑郁症的心理而不是躯体维度，所以进入样本的个体可能本身就更认同抑郁症的心理维度症状，由此导致结果可能存在一定的偏差。也就是说，其结果并不能绝对地否定存在差异的假设，也可以给予其他解释，如筛查标准本身具有文化偏向性。

这其中也体现了"躯体化"相关数据上的一些问题。对于"躯体化"，或者从症状特征角度上说医学无法解释的躯体性疾痛，相对缺乏非常准确的跨文化流行病学比较。因为如前所述，"躯体化"本身就是存在多重界定的概念范畴。不同调查对"躯体化"的定义方式，以及使用的评估工具、调查方法和样本等方面的差别都有可能导致结果无法相互比较。还有一些调查研究因为来自不同医疗系统，比较的实际上是不对等的样本。此时，用来确定差异的判断标准就可能是具有偏差的。有些判断标准是结合了西方的民族心理学、官方疾病分类学或教科书中标准类型而建构出来的。而很多非西方文化组的样本来源地都是精神卫生体系不如西方主流社会发达的地区，此类标准在这些社会本身就具有一定的异质性。因此，类似的比较研究在某种程度上可能会夸大西方和非西方文化组之间的差异（Kirmayer & Young，1998）。数据上反映出的文化差异既可能反映了真实的精神障碍患病率差异，也可能混合了定义、抽样、筛查标准、报告率或替代诊断等各种因素导致的差异（Parker et al.，2001）。例如，两项同样基于 DSM-5 诊断标准的躯体不适障碍（somatic symptom disorder，SSD）患病率调查，中国社区人群的中，重度 SSD 患病率老年人为 20.4%，非老年人为 12.0%（Wu et al.，2022），而德国普通人群（含所有年龄）SSD 患病率则为 4.5%（Häuser et al.，2020）。虽然患病率数据差异很大，但由于这两项研究具体测量工具和病例定义不同，样本来源也有差异，很难直接将其结果用于文化对比的论证。而这些结果和基于 DSM-Ⅳ 等其他诊断标准的调查就更不具有可比性。

此外，"躯体化"概念在操作上的多层次也导致了其在精神障碍的流行病学统计调查方面处于尴尬的地位。大规模的跨文化比较集中于更受关注的障碍类型上，如抑郁症、焦虑症。但是在这些障碍中，"躯体化"只是一个症状维度，只能考虑在症状层面上进行单独比较的调查。反过来说，"躯体化"也未必受益于独立诊断类别的调查。因为主流诊断分类在抛弃神经衰弱后建构的一些新疾病名称，如躯体形式障碍等，由于诊断标准的设计不合理等问题影响了临床诊断中的使用率，在统计数据上就表现为患病率较低，结果总体上成为相对不受重视的诊断类别（Dimsdale et al.，2011），反而降低了对"躯体化"概念研究的关注度。

当然，无论包括"躯体化"的症状筛查还是针对其他精神障碍的流行病学调查都有一些可以参考的数据，可以从侧面继续勾勒出这一问题的发展状况。在症状层面上，"躯体化"症状流行率的可比性也仍然受到评估工具、调查方法和样本的较大影响，而且状态性的症状自评还会因调查时间、环境的不同而产生变动。因此，我们只能尽量选择相近条件下使用相同工具的调查结果进行比较。例如，新冠疫情后的一些包含"躯体化"的大样本心理调查，同样使用评估"躯体化"症状最常用的工具之一患者健康问卷-15（Patient Health Questionnaire-15，PHQ-15）①。中国的调查报告显示，普通人群中"躯体化"症状的患病率为45.9%（Ran et al.，2020），医院工作人员中"躯体化"症状的患病率为46.2%（Xu et al.，2020）；德国的一项研究则报告普通人群中的"躯体化"症状患病率为29%（Biermann et al.，2021）。但这些不同仍有可能归因于具体研究中调查环境、量表使用方式等方面的差异，可能不适合直接用来进行对比。更值得注意的是，有研究发现即使使用同样的评估工具和测量方式，结果也并非完全等同，这可能涉及症状群的结构。例如，世界卫生组织针对躯体形式障碍跨文化适用性进行的研究通过对不同国家的患者和专家的调查发现，各类医学无法解释的躯体症状的发生频率和文化内涵因国家而异，在一种文化中被认为是频繁出现或能够指示"躯体化"的一些躯体症状在其他文化中可能是罕见的或非典型的（Isaac et al.，1995；Janca et al.，1995）。另外，还有研究使用因子分析法评估了PHQ-15在两个西欧国家（德国和荷兰）及中国患者样本中的因子结构，结果发现，在德国和荷兰的数据集中可以复现的一种双因素模型，在中国的数据集中不能复现，而且其差异很难归因于医疗保健环境差异或伴随的抑郁或焦虑的差异，这也暗示着"躯体化"症状在不同文化中可能具有不同的结构（Leonhart et al.，2018）。

还有一些启发则来自抑郁症等其他精神障碍的患病率数据。如前所

---

① 研究中用来评估"躯体化"症状所使用的常见工具，除了PHQ-15，还有症状自评量表90项症状清单（Symptom Check List 90，SCL-90）的"躯体化"维度，躯体症状量表-8（Somatic Symptom Scale-8，SSS-8），DSM-5一级跨界症状量表（DSM-5 Self-Rated Level 1 Cross-Cutting Symptom Measure）等。

述，最初引发研究者关注中国人"躯体化"问题的"导火索"就是大规模流行病学调查发现中国人抑郁症患病率低的现象。而到了20世纪晚期，当神经衰弱在中国社会"消退"时，另一个趋势就是流行病学调查中抑郁症患病率升高。特别是进入21世纪之后，中国社会似乎也开始逐渐步入抑郁症更高发的时代。例如，2001～2002年在北京和上海进行的调查显示，重度抑郁症的终生患病率是3.5%，在所有障碍中仅次于酒精滥用（Lee et al.，2007）。而2001～2005年在四个省份进行的一项调查则发现，重度抑郁症的月患病率为2.066%，同样仅次于酒精使用障碍（Phillips et al.，2009）。而在2012年进行的全国精神障碍流行病学调查中，抑郁症已成为患病率最高的精神障碍，其中重度抑郁的终生患病率和12个月患病率分别为3.4%和2.1%（Huang et al.，2019）。但即便如此，包括中国在内的东亚地区抑郁症患病率仍然低于世界其他很多地区，尤其是西方发达国家。2019年全球疾病负担（the Global Burden of Diseases，GBD）研究中包含了1990～2019年间对12种精神障碍患病率和疾病负担的评估。其中的数据显示，抑郁障碍的全球年龄标化患病率为3440.1/10万，东亚地区（以中国人口为主）为2720.1/10万，与西方发达地区有明显差异，如高收入北美地区为4270.3/10万，西欧地区则为3851.3/10万。特定精神障碍的患病率低也可能是因为社会经济发展状况及相应的精神卫生服务普及程度、诊断的科学化等因素的影响。但在同样的数据中，高收入亚太地区（主要包括日本、韩国、新加坡等）是2084.3/10万，反而比同为高收入的欧美国家低更多。焦虑障碍的患病率也呈现类似的地区差异。当然，也不能武断地说这就是东亚文化圈的影响，毕竟社会、历史方面还有更多复杂的因素。该报告也指出，虽然研究团队已经通过统计方法尽量消除了患病率估计中的测量误差，但仍有很多导致患病率变化的其他重要来源未厘清，其中就包括上述跨国差异的来源，因此未来需要进一步考虑疾病定义和数据收集方法的跨文化适用性（GBD 2019 Mental Disorders Collaborators，2022）。

以上这些研究表明，虽然随着中国社会文化的发展变迁，神经衰弱和抑郁症在诊断上此消彼长，但抑郁症、焦虑症这些更主流的精神障碍的患病率仍然存在原因不完全明了的文化差异。同时，不同文化群体在具体症状表现上也可能存在着差异。不论在哪个文化群体中，实际上很少有患者只报告躯体的或心理的一类症状，而完全不涉及另一类。"躯体化"症状的差异更多不是体现在整体的多少上，而是体现为主要症状的类型或者症状群的结构不同。这至少说明，简单地将症状表达区分为躯体和心理不足以说明"躯体化"的问题。其实质既可能是症状本质不同,也可能是表达痛苦的方式不同,或者可能是临床中甚至特定社会情境下更愿意强调不同的症状。这也导致研究者在对中国人"躯体化"问题进行理论解释时,逐渐区分为几个不同的层次。此外,仅仅过了 20 年左右的时间,不同精神疾病的流行病学数据在中国社会就发生了如此巨大的变化,也不太可能全都是个体层面上病理或痛苦表达方式发生了根本性的改变。这种变化本身提示了精神疾病分类学上的专业权力变迁对中国人"躯体化"问题的影响(Lee et al.,2007),这也成为一种理论解释的方向。总体而言,"躯体化"现象表现出来的与文化相关的差异是复杂的、多层次的,并非只是不同文化群体中差异"有或无"或者"多或少"的对比。经过多年的讨论,中国人"躯体化"的问题已经从"中国人是否更容易'躯体化'"变为"西方发达地区人群是否更容易心理化",又变为对"躯体化"这个概念本身的疑问和探讨。即便如此,这个问题也仍然存在值得关注的一面。首先,正如上述一些研究展现的,曾经表现得似乎不再明显的差异,可能仍以其他面貌存在着(如症状结果的差异,或者相关的其他障碍,如抑郁症患病率的差异等)。其次,曾经引发差异的原因,仍然在制造其他的问题,这也是本书所希望讨论的,即由"躯体化"文化差异问题遗留下的对精神疾病分类模式的启示。

第三节 "躯体化"文化差异的理论解释

20 世纪 70 年代,从对中国人心理痛苦的"躯体化"倾向的研究开始,随着实证探索和理论分析的深入,问题慢慢变成了对和"躯体化"有关的多层次文化因素的探讨。虽然很多研究致力于从不同角度分析该问题,但对于"躯体化"在不同文化群体中的差异究竟有多大,具体是在哪些方面上存在差异,研究者们仍然没有一致的结论。换句话说,文化对"躯体化"的影响及其机制究竟是什么,研究者提出的理论并不完全一致。虽然这些理论强调的具体影响因素基于多种不同角度,但大致上可以分为两个层次:从偏向个体和疾病本质主义的视角来分析可能的病理机制上的差异,以及从偏向社会文化建构主义的视角来分析疾病社会行为上的差异。

一、病理解释

对中国人"躯体化"的最早解释离不开"躯体化"概念的精神动力学基础。在对"躯体化"进行定义时，英文"躯体化"（somatization）一词的创造直接将其意义和"转换"的概念联系在了一起。确实，后来精神分析使用"躯体化"一词总体就是指转换性的防御机制，其中焦虑情绪只被允许以肉体表达的方式触及意识（Craig & Boardman，1990）。在精神分析理论中，这些无法解释的躯体疾痛被归结于心理来源，症状是由心理问题转换成躯体问题的。例如，在弗洛伊德的精神科诊断中，很多患者最初的躯体症状（如头痛、肌肉疼痛、胃痛等）在专业医生的检查中无法得到解释。而弗洛伊德则发掘出患者过去经历的创伤性事件，并将患者的躯体症状表现归为心理防御机制的一种。由于患者强烈否认、拒绝并压抑自己的情感痛苦，因此心理困扰转化为原因不明的躯体症状而表现出来。这种后来被称为"躯体化"的现象最初也是精神分析对癔症发病机制的主要解释。但这种观点其实也暗示了在这种情况下的躯体症状并非真实的，而是存在更接近真实问题的东西被病态地扭曲成了躯体上的痛苦，这个真实之物就是心理体验。这样一来，"躯体化"实际上就成了一种对压力的不成熟或不正常的防御机制，或者说比较低级的防御机制。而中国等文化背景会培养这种对真实心理问题的回避，因此这些文化也被认为是在整体心理健康的发展上不够文明化。其实在之后的诊断分类中，假设抑郁症的规范症状表达方式是以心理症状为核心的观点，隐含的也是同样的理论倾向。如果只是将"躯体化"的问题界定为一种否认的心理防御机制，其实西方和非西方文化之间并没有特别显著的差异（Isaac et al.，1996；Simon et al.，1999）。

尽管按照精神分析的原始理论将"躯体化"现象解释为低级的防御机制，可能无法解释现实中观察到的文化差异，如不同精神障碍患病率的区别。但是其基本观点，即认为"躯体化"是与心理化对立的一种不成熟表达方式，仍然有着很深远的影响。其他来源的理论中也有类似的观点，即将心理视为包括痛苦在内的各种体验的本体，而躯体感受仅仅是替代物。

例如，20世纪80年代的一种基于语言学而非精神分析的理论也将情绪表达方式分为不同等级。在这种观点下，不同语言在描述情绪和其他抽象心理概念的细节上的能力不同：词汇的结构直接反映了使用该语言的人群的情绪生活（Leff，1980）。中国患者缺乏合适的语言来描述抑郁的内心感受，于是只能依赖较为原始的躯体隐喻（Leff，1988）。

与最初的精神分析观点一样，这种理论也因为其隐含的欧洲中心论立场而受到批评，这种观点认为在心身二元的系统中，心灵具有超过身体的优越性（Beeman，1985）。与此相关的一些现代文化中的重要概念，如个体价值和独立的自我概念等都起源于西欧的文化背景，其中个人身份或者说自我的核心就在于心灵，一个成熟完善的自我必须具备评价和表达心灵或者心理过程（如情绪感受）的能力（Markus & Kitayama，1991）。但这种心理化可能才是异类（Ryder & Chentsova-Dutton，2012），因为除了西欧中心的现代文明，世界上大部分人并不自然地具有这种自我模型（Henrich et al.，2010）。

认知心理学的发展使得很多研究者开始利用实验方法对"躯体化"的文化差异进行研究，试图从情绪加工机制上去解释心理转变成生理的过程。在这类研究中，情绪、情感表达上的差异再度被重视起来。这些针对不同文化群体情绪表达的实证研究的确发现了一定的差异，如在亚洲、拉丁美洲、北非、东欧等多种非西方文化中，情绪表达具有明显的躯体性（Halbreich et al，2007）。而对中国人进行的直观观察和实验研究（Parker，Taylor & Bagby，2001）也表明，中国人似乎很少直接表达情感。其原因可能是中国文化鼓励对情感的压抑，要求人们在交往中尽量避免显露爱恨等强烈情感。这就使得人们必须以躯体语言象征性地、隐晦地解释心理和情感，形成了"躯体化"的反应倾向。汉语言中的情感表达很多和身体词语联系在一起，也可能造成中国人不对情感或身体反应做出明确的划分。其实这种关于语言表达的观点还是有些类似于 Leff（1980，1988）的理论，只是避开了声称心理表达方式的更高级的陷阱。

症状学（symptomatology）的文化对比研究也指出，来自不同文化的个体在表达情绪苦痛上存在结构性的不同。一项跨文化抑郁量表构成研究（Young & Liu，1984）发现，在欧美人群为主的样本中，通过收集的资料得到的抑郁量表的结构包括四个方面：消极情感、积极情感、躯体症状、人际关系问题。而在中国人群样本中，只得到三个主要因素：躯体症状与消极情感的混合、躯体症状与人际关系问题的混合、只有积极情感作为纯心理项目存在。在一项实验研究中（Chang，1985），来自不同民族文化背景的美国大学生填写了抑郁自评量表，不同文化背景的被试在抑郁症状上呈现不同的表现：美国白人被试以认知症状为主，中国籍留学生以躯体症状为主，而非洲裔美国人被试则兼有情感和躯体的反应。这说明痛苦表达可能仍然具有某些心理机制上的差异。

一些理论关注躯体感觉方面的特质，它们可能导致个体偏好身体体验和表达，而远离情绪或思维表达。不过，这些理论有时也倾向于去病理化这些特质。例如，躯体感觉放大（somatosensory amplification）被定义为对身体过度警觉，关注衰弱和不常见的感觉，倾向于假设这些感觉反映了某些疾病问题（Barsky et al.，1990）。按照这种观点，"躯体化"来源于个体在压力之下对内部身体变化的敏感性提高。这种对身体感觉的异常扭曲会将轻微的身体不适放大为痛苦。这些躯体感觉方面的特点会增加躯体症状的报告率，但并不会同时增加自我报告和测量的生理变化（Pennebaker & Brittingham，1982；Pennebaker & Watson，1988）。这些理论获得了一些实证研究的侧面支持（Pribor et al.，1993），但并没有非常直接的病理学证据加以证实。

　　一种传播甚广的病理解释将"躯体化"和述情障碍（alexithymia）联系在一起。"述情障碍"这个单词的字面意义是缺乏（a-）关于情绪（-thymia）的语言（lexi-），作为一种心理能力缺陷，是指具有这种缺陷的人难以用心理符号解决或表达情感冲突和痛苦（Sifneos，1973），由此就可能导致心理问题转换成生理症状，如将负面情绪唤起并识别为生理症状（Taylor，1984；Kirmayer，1987；Lumley & Norman，1996）。述情障碍似乎与经常伴随着躯体痛苦的抑郁和烦躁高度相关，研究者解释说这可能是因为述情障碍会让人难以分辨微妙的感觉，也无法描述符号和幻想（Cohen et al.，1994）。按照这种解释，"躯体化"现象其实是难以加工和表达情绪的一个副产品，也就是说，高水平的躯体主诉反映的病理本质仍然是一种心理缺陷。虽然述情障碍看起来是在描述一种普适性的心理障碍，但一旦和特定的文化差异性症状表达相联系，它就又有了病理化特定群体的风险（Dion，1996）。毕竟，这个概念仍然是在描述一种病理，也就是说，不表达情感是因为不能，是一种非正常的缺陷。

　　较近期的理论则更加淡化病理意味。例如，最初是作为述情障碍测量中一个维度的外部导向思维（externally oriented thinking，EOT），是指一种对个人情绪生活缺乏兴趣和注意的倾向（Bagby et al.，1994）。与述情障碍中的其他典型维度，如情感识别困难和情感描述困难不同，EOT 是更多反映情绪的文化价值观系统，而并非反映某种缺陷或障碍。或许是因为中国文化背景相对而言更关注外部世界的实践细节，由此塑造了一种特殊的症状表达倾向。生活在中国文化背景下的抑郁症患者更具有 EOT 模式，这会让躯体症状体验更突显，显得比心理症状更重要。相反，生活在北美文化背景下的抑郁症患者，感觉心理体验更突显、更有意义，并会将这种体验传递给他人。一些研究者认为，EOT才是真正能够解释中国人"躯体化"与述情障碍关系的成分，也是文化塑造躯体症状表达的可能机制之一（Ryder & Chentsova-Dutton，2012）。例如，在述情障碍量表测量中，从样本上看，加拿大华裔比欧裔具有更高的述情障碍水平，而这个差异很大程度上是EOT维度的贡献（Zhu et al.，2007；Ryder et al.，2008）。还有研究发现，欧裔和华裔加拿大学生的EOT水平差异受到依附于西方价值观程度的影响（Dere et al.，2016）。

总体而言，病理解释对"躯体化"现象本质的病因病理解释基本没有偏离经典的精神分析立场，即躯体的反应是通过某些心理过程所制造出来的，是情绪或心理痛苦"转换"而成的。不过，现在的病理解释与过去源自精神动力学转换概念的解释相比，不但更加深入剖析具体机制，而且并不假设心理化的症状或痛苦表达方式是较高级的或较成熟的，而躯体反应就是低级、不成熟的。但不论是否对欧洲中心主义立场和心理主义刻板印象有所突破，病理解释总体上还是认为"躯体化"现象的文化差异是个体痛苦体验和表达的直接反映。

二、社会文化解释

与关注个体病理和真实的疾病表现不同的是，另一种理论模型更偏重在最终作为社会现实呈现出来的疾病中，社会文化力量与个体疾病行为的交互作用。这种解释认为，不论称为抑郁还是"躯体化"，中国人在此类心身痛苦状态下的基础体验和西方人可能并无太大差别。"躯体化"的文化差异主要显现于求助行为和临床实践中，其中，中国人对躯体症状的强调可能更多是来自不同社会文化背景下人们在疾病行为上的不同策略需求。

作为文化精神病学和医学人类学领域最经典的研究之一，Kleinman（1980，1982）对中国人"躯体化"问题的研究即是从社会文化的角度来分析该问题的，该研究着重提出了痛苦的呈现方式与社会历史事件及现代性问题之间的关联。凯博文研究的样本来自湖南医学院第二附属医院（现为中南大学湘雅二医院）的神经科，他调查了100名按照当时中国流行的诊断标准被诊断为神经衰弱的患者，并用DSM-Ⅲ的结构化访谈方式重新对这些患者进行评估。结果显示，所有这些神经衰弱的患者中87%的患者按照DSM-Ⅲ的诊断标准应当属于抑郁症。值得注意的是，"神经衰弱"当时在美国是一个基本消亡的疾病概念，因为它比较模糊地指示着一套原因不明的身心综合症状，已不再适应西方逐渐精细化的医疗实践。但是在中国，"神经衰弱"这一概念却非常符合患者的疾病表达，因此被医生广泛用于临床诊断和治疗之中。这也造成抑郁症在中国的诊断率较低，而在美国却相对高发。

凯博文用"痛苦习语"一词来解释"躯体化"的文化差异。在这个术语中，"习语"强调患者往往采用一些习惯性的模式来表达自己的心理不适，包括如何寻求临床关注、引起他人注意等疾病行为模式，以及在这些行动中，患者强调某些症状（躯体的或者心理的），并有意无意地忽视其他症状。在研究早期，凯博文对"躯体化"现象发生原因的基本观点仍然遵循心因性的理论解释，即将"躯体化"定义为通过躯体症状来表达心理困扰。但这种"躯体化"更多是受到社会文化影响的反应模式，因此不应该认为心理化比"躯体化"的反应倾向更高级，或更具适应性。相反，在像中国这样的文化环境中，作为一种习语的"躯体化"比心理化更具适应性，而这恰恰就是这些文化中神经衰弱等以"躯体化"为主要症状的精神障碍患病率较高的原因（Kleinman，1982）。

但与病理解释不同的是，凯博文对"躯体化"和心理化的观点重心其实并不在于个体的病理反应。作为痛苦习语的"躯体化"或心理化，更多是由社会文化环境筛选出来的一种疾病策略上的选择。在一项于中国湖南开展的研究中，凯博文注意到很多患者的躯体症状不只源于自身的心理状态，这可能也与社会压力有关（Kleinman et al.，1986）。在不同的文化环境中，"躯体化"面临的结果也不一样。在美国等西方社会，按照曾经流行的精神分析观点，抑郁症等心理化的痛苦习语是更受认可的表达方式，而"躯体化"则比较低级。但在20世纪80年代的中国，"神经衰弱"等"躯体化"的痛苦习语则更为适应精神科系统还没有那么独立或发达的中国医疗系统。凯博文在对中国的抑郁症患者进行临床访谈时发现，很多患者有时会有意放大其身体痛苦而缩小或忽略其情绪困扰以更适应医疗系统的诊断环境（Kleinman，1982）。

凯博文的研究实际上开启了一条和病理解释完全不同的解释路径。中国人的"躯体化"问题不仅是不同文化中个体心理反应的差异，而且更多是社会文化与个体行动的交互导致的。凯博文将患者对自身症状不同的理解方式、获取稀少卫生资源的对策，以及各种象征性交流纳入对中国人"躯体化"问题的分析中。在中国，"躯体化"可能是一种更具文化适应性的疾病及困扰表达方式。不同文化中情感不适的个人体验实际上可能并没有特别大的差异，只是某些文化中个体采取更强调躯体症状的疾病策略。一方面，受集体主义等文化传统的影响，中国人在情感表达时较为隐晦，经常顾及社会规范和他人感受，或为了隐藏自身弱点而尽量避免将情感公开化。另一方面，在凯博文研究的时期，中国人的"躯体化"还可能受到"文化大革命"时期的政治和社会生活环境的影响：在普遍紧张的社会气氛中，意见和思想表达受到压抑，那么躯体症状就成了表达苦闷和不满最适合的方法（Kleinman & Kleinman，1995）。

　　凯博文的心理化概念并非指病理过程，而是指特定的痛苦表达方式。这种心理化和社会学家马克斯·韦伯提出的理性化（rationalization）概念具有内在的联系。随着社会的理性化，个人的主体地位得到重视，以自我为主体对事件和身体进行理解，以心理为中心应对压力和表达情感，这就是所谓的"心理化"（Kleinman，1980）。正如前面提到过的，对早期病理解释的最主要的批评之一，就是针对这种欧洲中心主义。而"躯体化"则更适应非西方的传统社会，原因在于，传统社会中的个人并没有成为社会行动的主体，人们对事情的理解更多地指向作为客体的身体，并没有一个以心灵、思维等为核心的自我模型（Henrich et al.，2010）。所谓的"躯体化"可能才是未出现这种心理自我概念之前的自然反应。也就是说，"躯体化"并不是特殊的，心理化才是，只有现代西方的文化和生活方式才能导向理性主义和心理主义。这种从社会文化角度而非个体反应机制上对"躯体化"和心理化的反思显然要比病理解释更加彻底。

　　比起这种对文化比较的彻底反思，凯博文之后的研究者更多地回归到社会文化影响的具体方面，探讨在不同的文化环境下人们如何选择疾病策略。其中一个比较主要的解释角度是不同社会的求助和就医习惯的影响，这比较接近于医学社会学的理论视角。这种解释认为，中国人在求助和就医上的习惯可能与西方人不同。在不适出现之后，患者如何求助，专业人士如何引导患者，而患者又如何回应并描述自己的症状，这些都会影响最终的诊断或对患者状况的定性。而中国人在这一过程中，似乎更偏向于表述器官源的躯体症状，对医生的要求也主要是消除这些症状。例如，Lin（1989）对天津社区居民进行了调查，并在此基础上设计出中国人抑郁症状量表。这项研究发现，对于那些以躯体症状为主诉的中国患者，若提供充分的机会并且加以适当的引导，他们在应答中也可能说出原本没有表述的心理化症状。这说明，中国医疗系统的整体诊疗习惯可能对躯体症状的表达有所影响。Yen 等（2000）的跨文化研究则发现，虽然中国的门诊患者确实有着更高的躯体症状报告率，但中国学生样本的抑郁量表测量中的躯体症状报告率并不高于美国学生样本。研究者由此认为，中国人强调躯体症状报告的倾向可能是限定在寻求医疗帮助的人群中。他们所强调的躯体症状是有意的策略选择，其目的是更有效地获得中国健康护理系统的资源。而一旦需要适应的医疗环境发生变化，可能个体的选择也会马上随之变化。例如，一项针对澳大利亚初级卫生保健服务的研究发现，澳大利亚华裔更高的躯体症状报告率在他们适应了澳洲主流社会生活后就会降低（Parker et al.，2005）。

另一个重要的解释路径是受精神疾病污名化的影响。具有精神疾病的人可能会被公众认为是危险的、无法独立生活或者无法恢复正常，这进一步导致了自我污名或病耻感、社会歧视和社会孤立等更多负面后果（Corrigan，1998）。精神疾病污名也会转递给和他们来往的人，亲人朋友不希望得到这种负面标签。污名也会产生循环效应，让患者心理负担更重，也更难以适应社会，从而加重了精神疾病（Link et al.，1997；Markowitz，1998）。研究发现，文化、传统、教育和医疗服务的可及性都会塑造对精神疾病的感知和污名化（Littlewood，1998；Cheon & Chiao，2012）。因此，如果在特定文化背景中，精神疾病或其中的部分诊断污名化比较严重，那么患者及其家属就可能有意去回避这些诊断，而更愿意接受其他诊断。有研究者认为，曾经的神经衰弱问题就有一部分是因此而形成的。在特定历史时期，神经衰弱的诊断涵盖了极为宽泛的疾病表达模式，甚至可能覆盖一些其实符合精神分裂症诊断的患者，这很可能就是用来保护患者和他们的家属不受精神疾病污名化的影响（Lin，1989；Yang，1989）。

中国社会的精神疾病污名化在疾病行为上的主要反映还包括延迟求助的现象（Kleinman，1983；Ryder et al.，2000）。患者在症状出现后，可能会花费很多时间去追求多种类型的传统治疗和自我护理方法（Cheung & Lau，1982）。即使患者最终接受了社会心理的归因，他们也更倾向去寻求朋友或熟人的帮助而不是专业人士医生的帮助。而到了必须要寻求专业帮助的时候，患者也更偏好向非精神科医生求助（Cheung et al.，1984）。即使认可自身症状有一定的社会心理原因，患者也不希望以精神疾病患者的身份进入临床实践中。这可能就导致在临床系统中识别出来的心理症状不如躯体症状那么显著。在前述的包括了中国台湾地区的抑郁症患病率研究中（Weissman et al.，1996），研究者也认为台湾的抑郁症患病率过低，因为当时台湾已广泛使用 DSM-Ⅲ 诊断，社会发展上也足够现代化。因此，他们认为低抑郁症患病率的部分原因可能就在于台湾社会对于精神症状的污名化和厌恶。

综上所述，中国人对"躯体化"的社会文化解释强调个体在社会中的不同行动方式。病理解释认为文化只是通过个体心理机制塑造了症状的主体体验，这个过程很大程度上是自动和无意识的。而社会文化解释认为，文化塑造很多时候是通过个体与社会的互动，以及其中个体对行动方式和策略的选择来发生的。当然，这些策略选择也不一定就是主动的或有意识的，但它并不像生理或心理机制那样，是个体自身的一种被动反应，而是社会互动或沟通行为（Raguram et al.，1996）。患者在社会中呈现和表达的症状并不完全等同于其最私人化的体验。患者主动使用或接受神经衰弱等"躯体化"的痛苦习语，其目的是获得适合社会生存的结果，趋利（如获得社会支持、症状得到缓解）而避害（避免受到污名、歧视）。

对于文化差异的问题，社会文化解释并不坚持病理解释的疾病本质主义观念。不过，两者在这个问题上并非完全抵触。几乎所有病理解释都确定地认为"躯体化"的文化差异中包含了主体症状体验的差异，但并不是所有社会文化解释都否认病理差异的存在，社会文化解释只是并未将重点放在病理本质上。不同人群会因为文化的塑造而选择不同症状来表达，也不影响文化可能对个体的生理或心理机制有着更深层的影响。因此，有学者认为，在长期的文化熏陶下，痛苦习语及情绪表达或污名等造成的疾病策略可能的确会深入塑造个体的症状体验本身，而不仅仅是在社会中的呈现和表达方式，并由此建立起了有机结合两种解释路径的整合模型。

三、整合模型

解释中国人"躯体化"问题的综合理论模型其实大多是直接将几种相互不抵触的理论叠加在一起形成的。有一些理论模型则进一步将多种细节化的假设按照针对问题的层次和角度不同，置于一个整体性的理论框架中。早期这种整合仍然多以传统的病理解释为基础，然后再探究这种病理在不同的社会文化背景中如何变化，如 Kirmayer 提出的疾病归因模型。Kirmayer 认为，"躯体化"和心理化是两种不同类型的心理疾病归因方式或归因风格：从疾病归因角度来说，"躯体化"是指抑郁症患者更多地以躯体症状的方式来表达心理问题，将心理问题视为一种医学意义上的疾病，寻求医学治疗；而与之相对的心理化则被定义为倾向于用情感情绪的语言和方式来表达心理问题，并相应地寻求心理的治疗（Kirmayer，1984a，b）。而从病因上说，无论心理化还是"躯体化"都源于患者的心理障碍。此理论认为，某些非西方文化更倾向于通过身心合一而非二元主义的方式来表达心理问题，而西方文化则更多地以心理意义上的自我为中心，将矛盾集中在精神体验上，而相对较少注意到身体的体验。因而"躯体化"和心理化在一定程度上意味着患者对自身症状的注意程度不同，由此甚至可能产生完全不同的疾痛体验。这种理论模型的焦点同病理解释一样，先从患者的根本体验（fundamental experience）出发，之后再从疾病表达方式在文化背景中的适应性来解释不同文化群体的反应差异。

Kirmayer 首先指出，"躯体化"和心理化这两种归因方式都不是文化特异性的，西方社会中实际上也有着大量的"躯体化"患者，只不过他们并不出现在精神病学的视角中。为了检验这一点，Kirmayer 和他的同事（1993）在初级卫生保健服务机构中针对"躯体化"和心理化概念的有效性进行了一系列的研究。该研究将"心理化患者"定义为那些将自身问题归因于情绪困扰的患者，而"'躯体化'患者"则是指将心理疾病归因于身体原因的患者。结果表明，他们所调查的患者中只有 7% 的人可以归为心理化患者，而 53% 的人属于"躯体化"患者。一项针对美国社区的流行病学大型调查也发现，4%～20% 的受访者承认在同一时期至少遭受到四种躯体症状的困扰（Escobar et al.，1989）。其他研究也有类似发现（Simon et al.，1999）。这说明即使是在欧美国家中，真正能够正确归因的所谓心理化患者比例也并没有想象中那么高，"躯体化"一样很流行。

在 Kirmayer 看来，在精神疾病调查中反映的心理化归因方式在西方更流行，主要是因为它是一种对现代西方社会更具适应性的痛苦表达方式。也就是说，这些患者能够按照精神病学理论期待的一样，"正确地"认识到自身不适是源于心理的。与之相对的"躯体化"则是一种不适应现代精神病学理论的策略选择，因为它看起来忽视了问题的真正原因，而将其归因为躯体疾病。在美国等西方发达国家，人们按照心理化程度高的"正确"方式来做出反应就能够得到相匹配的服务，自身问题能够得到更好的解决。社会也自然地将心理化视为更加合理的反应方式，而将"躯体化"视为适应不良的选择。而那些偏向"躯体化"的患者只能更多地前往初级卫生保健服务机构寻求治疗，进行一系列的检查甚至不必要的生理治疗，引发了患者更多的痛苦和不适，从而进一步加剧其躯体症状表现。与之相反，在其他一些国家，"躯体化"则起到了更好的作用，一方面是为了回避精神疾病污名，另一方面也是为了获取更好的医疗护理。虽然心理化被一些研究者视为由西方心理健康专业人士创造的虚假存在（Cheung，1995），因而面临着一定的争议，但 Kirmayer 以"躯体化"－心理化的二分归因模型为基础，将病理导致的不同症状表现和社会如何从中选择合适的一种来表现这两个过程结合在一起，为"躯体化"现象提供了一种可能的解释。

后来，Kirmayer 和 Sartorius（2007）又提出一种更具整合性的"躯体化"的文化模型。该模型的核心是患者的痛苦体验被包括从个体生理心理机制到社会文化背景的一系列因素放大，而放大后的躯体体验又会反过来导致更严重的躯体表达倾向，形成一个反馈回路，最终塑造出凸显的"躯体化"现象。在这个模型中，以下因素按照个体到社会的不同层次影响躯体症状的严重性和持续时间，成为症状表现反馈回路的一部分：

（1）生理扰动：由自主神经系统和其他监控系统功能失调引起，影响内脏运动、疼痛及其他感觉运动系统。

（2）情绪痛苦：其形式为抑郁、焦虑或其他没有达到诊断阈限的情绪痛苦。

（3）注意失调：对躯体体验的关注增加。

（4）错误归因，如将感觉和病理原因相联系。

（5）灾难化或其他类型的病理性认知，导致和症状相关的负面期待。

（6）人际反应：可能强化与特定躯体痛苦相关的语言和行为表达。

（7）医疗卫生等方面的系统性因素：检查、诊断、合法化并认可了躯体痛苦的症状和综合征。

（8）更大的社会文化体制，影响人们如何谈论疾病并对其做出反应。这些过程都参与症状体验的调节，超过一定的限度就可能导致持续的身体关注和躯体痛苦综合征。在不同的患者身上，这些层次的因素可能产生作用的大小不同，这就可以将"躯体化"问题分为更具体的类型，对"躯体化"现象进行更科学的定义。

在 Kirmayer 的模型中，有一个层次是关于背景性的社会文化因素可能会反过来对病理过程形成影响。如果将这种假设放到中国人"躯体化"的问题上，则说中国特有的文化背景可能会放大患者本身的症状体验。通过具体化这一机制，有的研究者将传统的病理解释和社会文化解释联系在一起，就形成了另一种整合模型，如文化 - 心灵 - 脑模型（Ryder & Chentsova-Dutton，2012）。这个模型基于文化脚本（cultural script）认知模型来解释"躯体化"问题。文化脚本被定义为重要文化知识的组织单位，如在疾痛的问题上就可能包括如何交流痛苦经验的知识。脚本可能是一种内隐的认知机制，支持快速和自动的信息获取及模式识别。储存在脚本中的信息很容易被启动和激活，并且是以信息打包的方式来加工的。一旦脚本被激活，它们就可以通过行为被他人观察到，并成为更大文化背景的组成元素（Ryder et al.，2011）。

这一模型又分成文化、心灵和脑的三个有机结合的层次。任何一个层次都不能被认为是终极原因。任何一个层次发生变化，都会影响其他所有层次。而"躯体化"问题正是发生在这三个层次上的问题。脑整合身体感觉的输入，保持身体状态的动态表征，这一过程与建构主体情绪体验的脑神经过程是相互交织的，在心灵层次上形成了有意识的身体表征，并会和已经存储的对特定条件下典型身体反应的期待相比较。身体概念一旦被激活就会引导注意聚焦于特定的身体感受上。"躯体化"可能就是个体对身体状态的概念化出现了问题，注意聚焦在某些躯体反应概念上（Gardner et al.，1990）。而文化则给人们提供了一个"症状池"，即表达深刻痛苦的反应方式，其中也包括很多躯体反应（Shorter，1992）。文化通过已被激活的文化脚本引导个体的注意，关注特定的反应，之后不仅会塑造人们如何描述这些反应，还会改变个体对它们的体验，最终使某些反应变成症状。

这种模型的一个关键机制在于文化对注意和选择过程的调节。对于经受痛苦的个体来说，他们的体验最初更多的是混乱的感觉、情绪、思想和行为的混合体。当个体试图去解释这种混乱的体验时，也无法同时关注其中所有内容，这个时候个体就需要依赖文化脚本来对这些混乱的体验做出解释。正是通过文化脚本的解释，有些个体就将混杂一团的躯体和心理体验概念化为躯体的或心理的，并且可能放大对其中一方的感受，同时降低对另一方的敏感性。而有些个体则可能根本不会对这些体验做出明确的类型区分。接下来的过程和社会文化解释所描述过的作用也类似，个体选择有利于获取帮助和回避污名的反应，只不过仍然是通过对文化脚本的选择来起作用的。个体能够意识到他人对文化脚本的获取，也就是说，意识到自身的行为在真实和想象的观众面前是有意义的。个体就会根据真实或想象的他人反应来调节自己对脚本的选择，由此呈现不同的症状表现（Chentsova-Dutton & Tsai，2010；Lam et al.，2005）。例如，在某些社会文化中，抑郁者心境低落和兴趣缺乏的症状可能会与颓废、懒惰的道德评价联系在一起。患者作为这个社会的一员，知道他人会如何评价自身的症状，意识到表露自身症状的危险性，甚至他们自己可能也会这样看待这些症状的意义，那他们就会按照不表露这些危险观念的文化脚本来行动。

虽然这种模型对社会文化作用的看法和对疾病行为策略的社会文化解释看起来非常相似，但不同之处在于它认为区分开中国人"躯体化"或者西方人心理化的并不完全是主动的、有意识的策略选择，而更多是自动的、无意识的注意机制。也就是说，这种理论认为传统的社会文化解释所提出的文化选择作用其实是内隐于呈现症状体验的病理机制之中的。如个体与亲朋好友谈论自身的问题或向医生诉说症状的行为都可以反过来通过这一机制直接塑造问题或症状本身。例如,总是与"躯体化"相伴随的对情绪的压抑并非总是有意的策略选择。情绪体验本身就经常是内隐调节的,这正是文化脚本这一概念所着重的,并由此将塑造了"躯体化"的内隐病理机制(或非病理意义上的认知和情绪加工机制)与社会文化背景下的外显调节这两种路径的解释结合在一起。

四、本土心理思想视角对"躯体化"的理解

由于中国人"躯体化"问题的特殊性,本土的研究者也十分关注这一问题。在以上提及的两种解释路径中,病理解释主要遵循西方精神病学和心理学等学科的临床与实证研究思路;从理论根基上说,较多地还是以西方固有的文化和科学观念为主体,以中国等非西方文化作为特殊样本。虽然后期有了对西欧中心主义的反思,但那毕竟仍然是从西方视野调整而来,而非反过来以中国本土为理论中心。国内的研究者对于这个问题,可能因为文化背景上的特性,天然地具有一种中国本土文化的视角。同时这又与多数相关学科专业本身所具备的西方理论根基相调和,形成了一种不同于西方反思后走向文化普遍性的文化价值中立。

在此理论背景下,国内学者对中国人"躯体化"的研究主要有两种途径。一种沿袭西方相关研究的思路,即实证研究和各种理论解释路径。实际上,很多研究者就是在中国本土进行的研究,如和凯博文合作其经典研究的湘雅医学院的研究者们。这一路径的研究是世界文化精神病学的一个重要主题领域的一部分。此处不再赘述。另一种研究路径更加偏向中国本土中心视角的理论论述。这些研究大部分是直接从传统身体观和中医理论出发,反思"躯体化"这个从西方输入的概念在中国的适用性,这些研究涉及古代思想、身体观、医疗习惯和语言等多个领域。

许多中国本土学者不赞成将"躯体化"完全置于西方的研究框架中进行探讨,他们力图从本土文化特有的身心观入手,重新审视"躯体化"概念的适用性问题。本土学者认为,西方将"躯体化"作为一种临床现象的解释工具,因此认为"躯体化"是一种不良的反应并试图通过探究"躯体化"成因的方式寻求治疗方法。但是,在中国,若将"躯体化"简单地作为精神疾病加以解释,就会落入以有限的西方尺幅丈量无限的中国文化之藩篱。而本土化的研究则应该将"躯体化"看作一个经文化形成、受

文化影响、具有文化含义的现象，寻求各自的本土文化中对这一表达方式的合理化解释（汪新建、吕小康，2010）。中国传统的身体观念包含着一套独特而复杂的系统，完全不同于西方科学话语中的身体观。因此，从科学主义的角度看，一些中国人认为理所当然的身体观念，就显得具有"躯体化"倾向。反过来，西方人认为非正常的"躯体化"倾向，对中国人来说可能是正常的。初看之下，这个观点和前面提到过的凯博文（Kleinnan，1982）、Kirmayer（1984）等人所说的"躯体化"和心理化的反思似乎有些类似，即"躯体化"也许是正常反应，心理化可能才是特例。但正如前面所说的，其主要区别在于基本的思考路径，心理化比"躯体化"更异常的观点是以反思为出发点，而认为中国人的"躯体化"是正常反应的观点则是以本土中心为出发点。

在从传统身体观的角度对"躯体化"进行本土解释时，研究者所使用的主要是理论方法。他们在古代著作、医家典籍和前人理论总结的基础上，分析中国独特的身体观念中隐含的"身体性"思维倾向。对于本土身体观已经有很多传统思想研究者做出深刻的探讨（杨儒宾，1993，1996；何乏笔，1996；黄俊杰，2002）。中国人的"躯体性"表达反映了中国特有的身心合一和以"身"为主体的身心观。在中国传统中，身体并非只是静态器官的组合，而是一个开放性的动态场域，同时具有生理、心理、社会等多重功能；身体的动作与神貌，不仅是人体的生理活动与器官功能的体现，还表现主体的切身感悟与情思，是中国人自然而然的心理活动的表达途径之一。在中国文化传统中，身与心没有像西方那样被截然分开，两者不是二元对立的。中国人在谈论"身体"时，不会进行"形躯"和"心志"的区分，"形躯之身"不仅是生理基础，同时还参与心理、精神层面的活动。因此，中国人的身体不仅仅是一个自然实体，更是一种象征性的存在，身体的意涵牵涉无形的精神、心灵、情意，是生理与心理的交互作用而成的一个整体。

中国的传统身体观念也影响了以中医为主导的传统医学。中医的理论基础是阴阳五行和气化学说，其阴阳互补、五行配脏、天人合一、身心交关等学说，无不体现传统身体观，并与社会中的其他知识系统如儒家、道家传统相互融合。中国古代医家在论述人的生理活动与心理活动时，很少对二者做出明确划分，而是笼统论之。中医的疾病解释也出自这个传统文化的整体系统，在具体疾病的诊治中，医者"治病必求于本"《黄帝内经·素问·阴阳应象大论》，而这个"本"则是在于作为整体的"身"的阴阳平衡。在这种身体观下，身体不能仅被视为解剖学意义上的客体，更应被视为主客不分、身心一体的有机整体，生理机能与心理功能浑然一体、不可分割。中医并不向具体的器官或生理系统寻找疾病的根源，自然也就不会去寻找是否有器质性病变。因此，对于中国传统的身心观念来说，"躯体化"作为一种疾病的分类是没有意义的。

依循这种思路，"躯体化"实际上是将一种中国人特有的身体关怀与疾病表达方式生搬硬套到西方现代精神病学的理论框架中而创造出来的标签。中国人的"躯体化"成为问题，更多是因为被不恰当地赋予了这个标签。中国人高度的躯体关怀与疾病表达方式归根溯源都是来自传统的身体观念，而这些又会进而体现在现实的行动和日常的生活中，包括疾病的表达策略、求医行为的模式、对医患关系的理解等（汪新建、吕小康，2019）。这些系统又共同构成了一套内部自洽的中国本土医疗体系。而近代以来，西方现代医学理论体系和实践模式的引入，使这一套体系在从理论解释到医患关系的各个层次上都遭遇了强烈冲击。"躯体化"也是如此，在现代医学和精神病学的体系中，原本具有适应性的疾病表达方式不能被新的医学专业理解，原本与之匹配的诊疗方法和医患关系模式也被替换，导致中国人的"躯体化"成为一个文化特异性的问题。

以上从本土心理思想出发对中国人"躯体化"问题的解释，似乎和前面提到过的几种解释路径有些相似。但之所以还要单独将其进行简要论述，也有其他深层的理由。第一，如同本节开头所提到的，即使最后得到的结论类似，但通往这一结论的起点和路径都可能大不相同。例如，虽然都是对"躯体化"和心理化二者谁为异常提出疑问，但西方观点主要是来自对原本相信的心理主体观念的反思，而本土观点则是从传统思想观念出发对本土体验的肯定。第二，本土心理思想对中国人"躯体化"现象的诠释与其他解释从结构上具有根本的差异。一方面，虽然都是从社会文化的大背景出发，但本土心理思想的诠释是肯定中国人体验上的独特性的，而不像纯粹的社会文化解释一样，认为呈现的"躯体化"主要是源于社会行动策略的选择。另一方面，本土思想对中国人独特体验的肯定并非指向某些客观存在的机制，这就使其与整合模型对中国人独特疾病表达方式的假设也有所不同。整合模型虽然不再将中国人特殊的疾痛表达方式当作某种异常，但仍然还是用源自西方的普遍性理论来解释这一现象。例如，Ryder等人（2012）的模型不再将"躯体化"当作心理问题的扭曲表达，而是作为一种可选择的文化脚本，但其具体的作用仍然是归结于注意调节躯体感受等机制，本质上说仍然是在解释"心理冲突如何变成躯体感受"。

这在某种意义上而言，也就是将精神分析原本带有文化偏见的转换概念用更为价值中立和更具有普适性的认知心理学方式加以解释。但在本土思想诠释中，中国人被认为是"躯体化"的这一套心身表达为何是正常的，完全是用更本土化的方式加以理解的。关于这种理解方式具体如何异于西方解释，在本书第三章中会进行更加详细的解析。

第四节　中国人"躯体化"问题的"再分析"

从研究对象和方法来看，以往的研究基本已经涵盖了"躯体化"文化差异问题的各个方面。考虑"躯体化"概念产生以来的相关理论进路，其受到研究者关注本身也是一个很有趣的现象。正如前文所述，"躯体化"这一术语存在定义模糊、意指重叠等问题，但它却似乎又刚好把握住了一种关键的疾病和疾痛解释的主要特征。从字面意义上看，它比精神分析学派的"转换"一词更好地体现了这类症状表达方式中强烈的躯体关注。而恰恰也是这一点，当研究者使用它时，并不像是在使用一个严谨的学术概念，而更像是一种包含着多重含义的原型。从这一点出发，中国人的"躯体化"问题实际上体现的是以美国为代表的西方精神病学专业自精神分析时代以来逐步形成的视角遇到了一种无法解释的文化脚本而产生的疑惑。这可能也是为何对中国人"躯体化"的解释从病理层次到社会文化层次，跨度如此之大。其间的区别有时甚至给人以异质的味道，看起来甚至不像是在讨论同一个领域的同一个问题。这实际上也导致中国人"躯体化"这一主题遇到了一个很多常规科学问题中没有的困难。它虽然似乎指向的是同一个现象，但实际上研究者对研究的问题究竟是什么尚没有取得统一的意见。就像何谓"躯体化"，不同学者都需要去分析其意义的层次和类型，给予一个相对固定的回答。不同的解释路径其实在"中国人'躯体化'问题究竟是什么"这个起点上就有着不同的方向。

首先，关于这一现象提出的第一个问题就是，"躯体化"是否确实存在中西方差异？或者说，中国人是否真的偏向"躯体化"的反应？一般来说，如果对此问题的回答是"存在差异"，那下一步就是进一步假设其原因；如果回答是"否"，问题似乎应该就不再成立了。但在中国人"躯体化"问题上，事实却并非那么清晰。从实证文献来看，在患病率、患者的表现、流行诊断等方面，差异现象是确实存在的。但是，这些差异是否真的就是"躯体化"的文化差异？实际上，无论病理解释或社会文化解释，以往理论对此问题的回答基本都分布在疾病本质主义和建构主义的连续体上。偏向本质主义的观点认为，导致"躯体化"的心身病理机制本身在不同文化群体之间存在差异；而偏向建构主义的观点则认为，不同文化对同一种躯体不适的解释存在差异；居于两者之间的假设则认为是不同文化群体的症状呈现存在差异。需要注意的是，这种对"躯体化"文化问题本质为何的理论倾向与某种理论更偏重从哪个层次解释问题并不完全是一回事。虽然多数病理解释都是更加倾向于本质主义，即认为产生症状的病理过程本身就存在差异，如述情能力上的差异，但支持病理差异的解释，如整合的解释，也并不否认在其他层次上同样也有差异。也就是说，实际上现在的很多观点都是居于中间立场的。

而这也进一步导致中国人"躯体化"的问题其实可以分解为多个层次的不同问题。各种整合模型虽然都有自身所依据的理论框架，也有核心概念，如 Kirmayer 等（1984）的疾病归因，Ryder 等（2012）的文化脚本、注意机制等。但总体而言，结合各种整合模型的层次分类，可以将其分成以下三个大的方面：第一，脑－心灵层次的，神经生理、病理机制本身的差异；第二，心灵－文化层次的，患者个体呈现的症状体验的差异；第三，更大的社会文化背景因素造成的痛苦习语或疾痛解释模型上的差异。而这三大方面的研究也都存在一些局限和不足。例如，在第一个层次上，造成"躯体化"的具体机制还不明确，仍然很难下定论说中国人的"躯体化"现象和其他文化群体是否存在实质性的差异。在后两个涉及文化因素的层次上，以往对"躯体化"的中西方差异的研究反映的仍主要是文化整体的对比。由于前面提到过的西方心理理论和本土心理思想的区别，这个问题上仍然存在文化价值的对立。以科学定义的概念为核心来讨论"躯体化"，依赖于产生这个概念的心理学、精神病学或医学的专业知识，那么即使讨论概念的形成和变迁也仍然是以概念本身作为叙述的脉络，突出的仍是"躯体化"作为一个已被建构成形的概念所表现出来的西方文化的特殊性。反过来，以中国人传统文化中的身体性观念为基础，则很大程度上是在否定"躯体化"相关知识的本土有效性，即源于科学观念的"躯体化"无法被完全移植到基于传统思想的中国本土生活中。但如果不能将两种视角的观点相互结合，而只将其简单归结为"由于中西方文化本来就不同"，似乎又过于单薄。实际上，很多基于西方科学主义观念的知识和技术都很大程度地被现代的中国社会接受和吸收，不论是主动的还是时代所迫。那么，单纯用"文化不同"就无法完全显示出"躯体化"问题本身的特点。

　　同时，"躯体化"问题可以采用多样化的视角加以解释，也显现出以静态的、固定的文化标签（中国的或西方的）来理解"躯体化"问题的局限性。文化标签能够让复杂的问题变得简单，但也同时会使得现象丢失更丰富的多维度信息。在这种视角下，"躯体化"的文化差异问题的答案只是简单的"有"或"无"。认为文化差异存在，也仅仅是将一个独特历史文化背景中"躯体化"表现出的特殊现象理解为本质性的国别、民族差异；认为文化差异不存在，则可能通过否定本质性差异而彻底地转向文化普遍主义，即认为差异并不存在，只是时代性的错误或落后引发的偶然性表现。而"躯体化"问题的多个层次实际上展现了文化的另一种意义，即作为迭代的、演化的和灵活变动的过程（Whaley & Davis，2007），而不仅是固定不变的族群属性特征。这其中也包括有时被忽视的族群问题之外的其他社会文化因素，如专业知识的文化形塑和专业实践中的社会权力等。在这种思路下，我们所看到的文化差异，实际上是不同群体的社会生活和观念体系在特定领域活动（如医疗、精神卫生）中产生的特殊结果的复合体。基于这一思考，关于本书具体如何理解文化在"躯体化"问题上的意义，将在本书第二章进行详细的解释。

　　从中国人的"躯体化"问题已然衍生出如此庞大的一个主题群落，其中涉及脑－心灵层次上的具体病理机制问题并非如本书这样的文化研究可以解决的。针对"躯体化"的文化差异研究领域以往的特点和局限，本书主要提出以下问题：第一，在"躯体化"文化差异的问题上，中国文化是否具有独特意义？还是仅作为非西方文化之一具有对比意义？或者说，在中国文化对"躯体化"现象进行的解释中，有哪些要素是属于中国文化独有的特点，而不是非西方传统文化的共性？这就需要将西方的理论路线和传统思想的视角进行交叉融合。第二，"躯体化"这一范畴在西方文化是否也具有独特性的困境？当它被作为一个标签用来描述中国人的独特心身疾痛表现时，是否也会反过来影响对中国人"躯体化"问题的理解？这些问题都涉及在不同文化环境下，人们对一类特定的躯体痛苦现象的解释。而本书在关注不同文化在疾痛解释和分类上的差异时，特别关注"躯体化"知识本身的内在困境，并假设这种矛盾在不同文化系统的运作中被进一步放大，是导致"躯体化"问题出现文化不适应性的独特原因之一。鉴于本书的目的就是对"躯体化"的知识进行结构分析，本身的概念界定就需要在一定程度上跳出关于"躯体化"的已有理论解释。因此，接下来将引入本书的分析视角和理论框架，然后在此框架内阐明对研究对象的概念界定。

第二章 理论视角：疾痛解释过程中的"躯体化"

第一节 从疾痛的解释角度理解"躯体化"

关于"躯体化"（或者心身疾痛）表现的文化差异问题实际上是多层次问题的复合体，可使用多种不同的理论取向和分析框架加以探讨。本章将进一步介绍本书所采用的分析或者理论视角，即疾痛现象的文化解释和分类方式。该视角大体来说是从认识论的角度，分析不同文化观念对特定类型疾痛现象的认识、解释和诠释。本书即从这个视角探究"躯体化"如何及为何被称为"躯体化"的认识过程，并试图从中发现它在特定时期表现出强烈文化差异的关键因素之一。而基于认识论的解释性因素更使这一问题暗示了精神疾病分类学中一个更广泛的问题。

但需要注意的是，本书中部分术语的用法与其原本的意义并不完全相同，如在医学人类学和疾病观研究中常用到的解释模型、痛苦习语、疾病原型或文化脚本等。本书更多关注的是疾痛或疾病现象在文化背景下已有的认识和分类结果，它们可能作为个体解释模型的文化素材而存在；相反，本书不那么侧重于个体所持有的认知模型，即关于当前疾病体验的感知。因此，为了厘清这个理论视角与相似理论的异同，更清晰地说明本书的思路，避免因术语使用导致的误解，在开始进入正式的讨论之前，有必要对本书所涉及的解释模型等理论再进行一定的元理论（即"关于理论的理论"）阐释。这一部分的论述将从梳理解释模型等经典理论如何分析疾病和疾痛的解释开始，逐步深入关于研究问题的具体分析路径中，包括文化对疾痛解释的影响，以及如何通过此框架来理解不同文化及历史背景下的个体和群体对"躯体化"的认识问题。

一、疾病与疾痛

不论按照何种理论路径，所谓的疾痛解释大体上就是人们对患病状态及其带来的痛苦进行解释的过程，即人类认识这些现象的过程。此处第一个需要阐明的问题是该认识过程的对象。人们认识疾病现象和患病状态的过程涉及两个相互关联但又有所区别的概念，即疾病与疾痛。虽然这两个词从语义学上来说具有一定的差别，但是在学术话语体系中，对涉及患病问题的表述最为知名的区分是由凯博文提出的对英语的"疾病"（disease）与"疾痛"（illness）的区分。在他的研究中，"疾痛"一词意在表现人的难以避免的病患经验，包括症状、苦楚和困扰；而"疾病"则是医生根据病理理论解释和重组疾痛时提出或发明的科学概念。另外，除了定义这两个词，凯博文（2018）还引入了第三个术语——"病态"（sickness），来表达某种疾病患者群体与宏观社会势力的关系的总体特征。

不过，能在术语使用上做出这种明确的区分和词语意义上本就存在的区别不无关系。在现在的英文中，"疾痛"（illness）或者"病态"（sickness）本身就更偏向个体患病体验（ill 或 sick）的名词化。而疾病（disease）一词，在医学中则指称客观存在的自然界中人类和病原体互相争夺生存空间的生物力量。这从语言的起源上也能够发现另外一些潜在的事实。现在作为医学术语的 disease 是从 dis-ease 演变而来，ease 是"轻松，舒适"之意，而dis 则是表示否定的前缀。也就是说，最初的 dis-ease 所表达的实际上也是"不适"这种更偏向体验的含义（波特，2007）。不过，当 disease 作为一个完整名词使用时，特别是在医学专业领域，它早已摆脱了单纯"不适"的意义，而是指客观存在的疾病。它不需要依赖人类经验，甚至其他生物的病害也一样可以用 disease 来表述。

与这几个英文词语的本意和术语使用的区分相比，中文对疾病及相关现象的词语表述之间的区别似乎就不是那么明显。翻译使用的疾病、疾痛、病痛等词语并不像英文一样具有如此明确的区分，不能明确地体现出主观和客观的区别。当英文翻译为中文时，除了特别提及这种区别的文献，很多时候 illness 也会被直接翻译为"疾病"，和 disease 并无明显的区别。在这种情况下，如何区别使用就只能以当前研究的表述需要来决定了。因此，本书对词语使用做出的区分，仍然是以翻译的方式延续英文的术语区分。例如，以 illness 译成的"疾痛"来指偏向主观体验的一端，即未被分类和理解的身体与心理不适，或者说是生病的事件及相伴随的个体感受；而以 disease 译成的"疾病"则用来指疾痛体验被解释之后建立的范畴，具有特定的医学命名和分类。

但需要注意的是，对疾病和疾痛做出区分，并不是存在这两种不同的认识客体，它们都是建构出来的概念，划定我们在叙述、分析、阐释中所指向的对象范围。不论是医学家将人类对疾病现象的认识总结到关于"疾病"的知识范畴中，还是医学人类学家将患病的主观体验称为"疾痛"，都是一样的概念建构行为。自然状态下，疾病发生的客观过程和主观的疾痛体验并没有明确的分界线。而在最初的认识过程中，这两者也并没有被明确区分开。无论疾痛还是疾病，都是对患病状态的一种表达。而对患病状态的认识最初又都来自人类认识身体状态的过程。这就涉及从身体观到随之产生的医学观、健康观和疾病观的过程。

医学观、健康观或疾病观中的所有概念几乎都涉及人类如何认识生命或者身体。在文化的视角下，身体、生命、疾病和死亡等都属于人类生存的基本问题。对于这些问题，每种文化都有其独特的体验和感悟，并随之形成了不同的观念和价值体系。而身体观在人类思维体系中具有基础性的重要地位。对人类来说，自己的身体是在认知发展过程中最先接触和认识的事物之一。对于早期人类的意识，身体是能最直接"看到"的可以用来定义自我存在的事物。正因为身体在认识中的基础地位，与身体相关的概念在思维系统中形成得相对较早。同时，身体也是人类自身与外部世界联系的桥梁，在人类的认识过程中扮演重要角色。早期人类对外部世界的探索几乎全部要依赖于自己身体直接的接触和感受。身体的这种认识作用也深刻影响了人类思维和语言的建构。人类思维具有一种由自身向外推的倾向，利用事物之间的相似性或关联性进行类比，建立认知图式。因此，不同文化的身体观可以说是其他很多观念的基底和背景。

在这种由身体感受与认知的外推和升华形成的观念体系中，身体的生和健康意味着自我的存在，而身体的病和死亡则意味着自我的消亡。由此产生的"疾痛"与"疾病"概念都是对身体的不适和异常状态的描述。而医学的产生就来自试图解除这些负面身体状态的实践。当身体上产生了非正常的体验时，即出现了现在所言的躯体症状，就产生了对"什么是疾病"的认识问题，随之出现治疗、药物、医学等概念。在世界的任何一个角落、任何一种文化中，治疗和药物等对身体状态的干预方法都属于最初建立起的文化，虽然它们可能并不被称为医学。这也不难理解，从广义上来说，身体的痛苦和不适体验广泛存在于生物体，人类也不例外。而在出现疾痛之后，人类一定会想办法祛除痛苦，由此也就促成了医疗活动的出现。

而认识上的进一步分化则是跟随医学和临床实践的发展而出现的。医学专业通过累积关于疾痛现象的知识，将主观体验和直观认识归纳为一套专业体系，即关于疾病的知识。这其中包括了疾病的命名、分类、病因和病理解释等。这些专业知识的内容具有自身独立的结构，已经不再完全等同于对现象或体验的直接认识。疾痛和疾病的主客观区分在此初见端倪，因为有些内部发生的疾病不一定在一开始就会让患者产生不适的体验，但是它仍然是存在的。不过，完全将疾病当作某种客观存在的事物，并将其和疾痛的体验隔绝开却是历史更短的事。在18世纪医学向实证性新结构的转变中，医学分类学的话语通过预设了疾病的某种"构型"，将认识的核心从患者的不适体验上转移到存在于分割的身体空间中的客观"疾病"实体上（福柯，2011）。也就是说，临床医学的话语建构了一种疾病的分布方式，使患者的身体成了医学的客体，由此使得患者的体验（即疾痛）和作为医学关注对象的疾病真正地区分开来。不过，正如福柯在其临床医学史研究中所说，我们今天围绕疾病和身体所建构起来的这种秩序"仅仅是人们将疾病空间化的医学的一种方式……过去曾经有过，将来还会有其他的疾病分布方式"（福柯，2011）。也就是说，疾痛作为一种身体的体验，在当下的某种情境中可以被解释为特定疾病的结果，若是变换情境或许也可能得到不同的解释。这也恰恰是本书所关注的问题，即"躯体化"究竟是什么，以及人们对它的解释和分类如何影响最后反映出来的社会文化结果，这就需要落到疾痛解释的问题上。

二、解释模型理论

以疾痛的解释过程作为分析的切入点，就不得不提到疾痛的解释模型（explanatory model）理论。在疾病的文化研究中引入解释模型的概念最初源自凯博文及其同事的医学人类学研究，他们也在此基础上建立了很多关于患病的因果归因、疾痛经验、症状报告、求助行为和治疗反应的民族心理理论（Kleinman，1980，1982；Kleinman & Kleinman，1985；Kleinman et al.，2006）。凯博文将解释模型定义为关于一次患病（episode of sickness，可直译为"病态发作"）及其治疗的观念，可供所有进入临床过程的人加以利用（Kleinman，1980）。凯博文使用解释模型这一概念始于对整个卫生保健系统模型的分析。他认为，卫生保健系统是一种概念，而非一个实体；它本身就是一个研究者所持有的概念模型（Kleinman，1980）。他在论述疾病和疾痛时也运用了类似的诠释，称疾病和疾痛也与卫生保健系统一样，是解释性概念，而非实体（Kleinman，1980）。其中包含的元素（如紊乱的生物学过程、解剖结构、生理反应，以及行为和沟通模式），虽然是属于"真实"世界的，但只能通过人们所持有的解释模型组合起来，形成可理解的连贯模式。通过这些模型，人们就可以识别、组合并诠释临床证据，然后使疾病和疾痛作为社会现实的结构而存在。从这个意义上说，疾病和疾痛仅能在特定的意义系统和社会系统下被理解。

简单来说，解释模型就是人们用来解释为何会生病、生病是什么样的，以及病会如何发展、带来什么结果的一套观念。所有卫生保健系统中的医方（如医生、护士等专业人士）和患方（患者及其家属）都持有解释模型。它们提供了关于患病和治疗的解释，指导患者在所有可能的疗法和治疗者中做出选择，也给患病体验赋予了个人和社会的意义。解释模型是个体对于患病事件相关问题的回答。凯博文认为，解释模型主要解释关于患病状态的以下五个问题：①病因学；②症状发展的时间和模式；③病理生理学；④患病的过程（包括严重程度和类型，如急性、慢性等）；⑤治疗（Kleinman，1980）。这五方面问题是人们认识和理解患病状态的普遍内容，但某一个体的解释模型并不一定试图回答全部这些问题。例如，医学专业人士的解释模型可能会回答大部分或所有问题。而患者及其家属的解释模型则关注最显著的问题，一般也显示出当前的健康问题对于患者及其家庭的重要性何在，以及他们的主要治疗目标。患方的解释模型经常只是宽松地链接一系列概念和经验的语义网络（Good，1977）。当然，这种区分也不是绝对的：有些传统医学实践者的解释模型并不完全依此结构，而一些受现代科学教育层次较高的患者也可能具有相当完善的解释模型。

需要注意的是，凯博文在阐述解释模型时，特别提醒解释模型需要和关于患病和卫生保健的一般概念区分，如健康观（Kleinman，1980）。关于医疗卫生的观念是独立且先于具体患病阶段而存在的。解释模型即使来自这些观念系统，也主要是针对特定疾痛状态的反映，是用来应对特定健康问题的。因此，对解释模型的分析和理解也必须依赖具体患病的现实，置于个体患病经历的背景与脉络中。可以看出，解释模型概念最初的建构主要是依循医学人类学的方法和路径，建立在田野调查的基础上，紧密贴近个体的体验。这种最初意义上的疾痛解释模型是患者及其他卷入其患病经历的个体（医生等专业人士、家属）仅针对这段具体患病体验形成的认知模型。

不过，对于解释模型在多大程度上依附于具体的患病经历，不同的学者有着不同的观点。例如，Young（1981）将解释模型定义为一系列概括（或者说归纳），个体可利用这些归纳出来的模型为特定的患病事件制造信息。相反，Blumhagen（1981）则认为 Young 的这一定义已经偏离了凯博文最初的意思。他认为 Young 所说的概括的模型是一种可供个体拿来应用的理论基础和知识资源，而凯博文使用解释模型的原意实际上是指对这种概括性知识基础的具体应用，二者完全不同，前者并非解释模型，而应该被称为语义网络或冠以其他名称。Young（1982）则回应说，凯博文使用"模型"这个词恰恰说明这个概念就是概括性的，而非仅仅针对某段具体经验，否则为何不直接称其为"解释"，而一定要加上"模型"？这种分歧也体现在"解释模型"这一概念的研究应用上。Blumhagen 认为，解释模型与其说是一种理论概念，倒不如说是一种帮助研究者整理观察到的疾痛经验的问题框架，它只能用来分析确实存在的患病经验。而 Young 则认为，解释模型的框架可以用于研究患者以外人群的病痛解释，如询问一个未患病的普通人对某段假想的患病事件的解释。Blumhagen 认为，这种先在的解释由于缺乏经验支持，与个体真正患病之后的行为关联不大，因此也就没有研究的意义。但 Young 认为，这种先在的解释与真实的疾痛经验和患病行为具有千丝万缕的联系。当个体或身边人真的患上某种病之后，已有的解释模型会指导初步的解释。之后解释模型或许会根据真实的患病经验而更新，其中部分观点会改变，但其仍然会保持一种内在的结构相似性。因此，这种解释模型的定义和使用都是有意义的。

按照 Young（1982）的思路和定义，解释模型的概念的确已经开始慢慢扩大了，从一套观点的集合变成更像是一种形成观点的模式。它并不直接绑定在某段具体的患病经验上，而是可能先存在并被用以解释（自身或他人的）所有类似患病经验。甚至更进一步，它也不仅仅指直接属于某个个体的小模型，也可以包括属于医学体系或社会文化等大环境的文化模型。Young 认为，解释模型所体现的关于疾痛的文化知识也可能表现为个体认知中的某些原型，这是一些基于他人经验或个体自身过去经验的形象或故事，可以用来类比或推论个体当前的状态。疾痛的解释模型就由此扩大变为一种文化的解释模型。虽然解释模型内核存在争论，但解释模型这个概念让更多研究者们注意到，在疾痛现象的认识中，存在不同于客观专业医学知识的其他解释方式。其后产生的一些理论，虽然有些不再使用解释模型这个术语，但也具有类似的思路，只不过偏重点有所区别。例如，健康信念模型（health belief model）比较偏重疾病行为和对卫生服务的使用等更具应用性的方面（Kelly et al.，1987；Rosenstock，et al.，1988），而疾痛归因视角下的解释模型理论则更偏重病因学解释的部分（Hunt et al.，1989；Robbins & Kirmayer，1991）。

从以上疾病解释模型理论的发展中可以看到，虽然这一概念针对的是人们将疾痛体验转变为可认识的"疾病"这一解释过程，而且研究者最初也的确是以此来定义这一概念的，但在后来的研究中，这一概念更多的是被当作某种疾病原型来使用的。简单来说，本来疾病解释模型理论针对的是普遍的认识过程（也包括其结果），但最终正如其名字中的"模型"二字所表示的，它更多还是用来指代认识过程的结果，即通过最初的认识和解释过程而建构起来的认知模板。解释模型的这一特点尤其反映在属于一个社会或文化群体的文化解释模型上。这就导致了一个问题：在涉及不同的患病现象时，认知的过程可能具有一定的通用规律，但最终形成的各个具体模型却可能具有不同的结构和因素。解释模型理论最初是从普遍性的认知过程出发，由此被建构成一种针对所有病痛现象的通用理论。但最终它却被用于表示认知过程的"产品"，而其固定的结构化框架实际上并不能很好地包容现实中疾病感知和理解中丰富而复杂的心理内容。

实际上，凯博文对使用"模型"这一概念的警惕从一开始就存在。他最初对解释模型的建构中，虽然将治疗倾向、原因和过程的问题都整合到了一个框架中，但或许是出于一种有意在临床实践中培养民族意识的倾向，这些概念很大程度上都没有得到清晰的、界线分明的定义（Kleinman，1980）。另外，后来的研究者们所广泛引用，并作为访谈提纲基本框架的抽取解释模型的八个问题，在原文献中仅仅以脚注形式出现，当有些患者难以揭露自己信念时，研究者可用来更好地获取信息（Kleinman，1980），而并不代表任何理论结构。这种呈现的风格反映了凯博文对于过度操作化解释模型的担忧，如果将其发展为一套固定的清单或筛查工具，这可能反而会贬损他一直倡导的文化敏感性，导致鲜活的疾痛经验被过度结构化。后来的发展某种程度上印证了凯博文的担忧。类似于疾病解释模型的操作范式，即通过结构化的问卷、量表或半结构化的临床访谈提纲等工具，将疾痛经验降维，从中抽取出一个简化的认知结构——仍然是疾病观研究的主要方式之一（Weiss et al.，1992；Weiss，1997；Lloyd et al.，1998）。凯博文曾明确表达了对这一趋势的批评，认为疾病解释模型的概念已与该理论框架最初设计的意义有所偏离，特别是"模型"这一名称的使用过于符号主义和形式主义，反而回到了医学人类学所反对的将主观体验对象化和客观化的科学主义路径上（Kleinman，1995）。在做出这一反思之后，凯博文的研究由疾病叙事逐渐转向苦痛体验及其社会背景，即引言中所说的摆脱"躯体化"等已有范畴限定的第一种转向。

当然，正如凯博文所期待的，医学人类学回到疾痛体验本身的方向具有极大的人文意义，特别是有助于深度揭示人类苦痛与社会权力、政治、经济背景的关联。但不可否认的是，文化精神病学通过将解释模型的概念扩展而得到的各类具有实证研究意义的标准化临床工具也具有其存在的合理性。比起对患者的疾痛体验进行质性的、独特的和深入的理解，精神病学的实践者可能更希望得到能够使个案的文化概念化更为便利、高效的方法，或者能够用于跨文化流行病学比较研究的变量和指标。这种诉求也不能说是不恰当的，因为对同一现象展开不同立场的研究，或对同一理论进行不同方向的发展和应用都是极为正常的。

回到解释模型的概念本身上，虽然试图用一种通用的疾痛认知模型来包罗所有疾痛问题的解释可能并不合适，但疾病解释模型中的一些内容也仍然具有其意义，特别是它对我们理解人类的疾痛认知和解释过程的启发。疾痛认知和解释的过程其实就是本书所关注的，关于疾痛的知识如何被建构的问题。因此，虽然本书不会完全依循解释模型理论的思路，但仍然会从疾痛解释过程这个角度来分析文化因素的影响。只不过侧重点主要在于各种文化在总体上对疾痛进行认识，以及对疾病进行定义和分类的方式。文化中的疾病和疾痛解释集中体现在和疾痛有关的专业领域，如各个民族群体的医学观念和知识。而在现代科学体系的相应学科，如医学、精神病学或心理学中，解释模型则与这些学科所具有的范式有关（库恩，2003）。医学等学科的范式决定了它们如何对患者的疾痛体验赋予意义，即决定了这些专业领域对疾痛进行解释的方式。因此，本书在论述中使用"解释模型"一词时，更多是指文化或医学文化层次上的解释范式，是解释过程所依循的基础模式，而不仅限于具体的医生或患者个体持有的解释模型。而对于更具体的、针对特定患病状态的解释模型，则只使用"解释"或"疾痛解释"的表述来区分。

三、疾痛解释的过程

不论用哪种理论框架或视角去分析，人类对疾痛进行基本的解释可以说是一件近乎本能的事情。身体不适和痛苦体验自然会推动人们去寻找造成这些状况的原因，以找到更好地解除痛苦的方法（Weiner，1985）。身体成为人注意的客体通常是因为异常情况（如过度的精力消耗、痛苦或不适），这时个体会寻找原因，而最终的结果就是个体确认自己病了，并寻找干预或治疗。这里，我们可以把解释过程的初始异常状态称为疾痛，而解释过程的结果就是被认识到的疾病。由此就可以将疾痛解释过程定义为患者本身疾痛体验（即不适或痛苦）通过特定的个体心理或社会作用逐步被确认为一种"疾病"患病状态的过程。而从最初的疾痛到最终被解释出的疾病,中间又会经过多个作用不同的阶段(图2-1)。

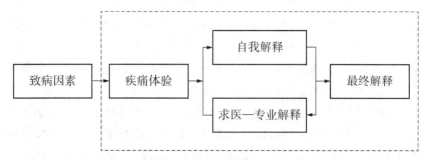

图2-1 疾痛解释的一般过程

首先,我们不能否认,在作为个体体验的疾痛出现之前,必然存在一定的客观过程,这也是很多精神病学研究者更关注的,从病因学与病理学角度所说的"真实"的致病过程。这一点即使在"躯体化"的问题上也是一样。可能有人会说,如果按照传统的精神分析理论,"躯体化"的体验实际上并不反映真实的躯体病变,怎么还会有所谓的"致病过程"呢?如果以转换理论来定义"躯体化",那么"致病过程"指的就是心理病理过程。因此,无论是生理因素、心理因素还是社会因素,总是存在一些客观过程导致有机体的某些地方发生变化。当有机体的变化达到能被个体所察觉到(或被医学检查所发现)的阶段,让个体产生不舒服的感受,它就成为一种可被主观体验的现象,此时,真正的疾痛体验就出现了。不过,在这个阶段,由于个体的不适体验还没有得到解释,病因也就没有得到认识。客观原因导致有机体的变化是疾痛体验的基础,这一部分又会成为接下来的个体归因及专业诊断所要认识和解释的对象。因此,在即将被认识的躯体疾痛现象之中,除了纯粹的感知和体验,实际上也包括作为基础的致病原因等客观性部分。在这个意义上,疾痛现象可以说就是疾痛的客观实在成分(图2-1的"致病因素"部分)和主观体验成分(图2-1中的"疾痛体验"部分)的结合物。不过,即使在后面的阶段对疾痛现象做出了某种解释,也未必能够准确地揭露其中的客观因素。因此,这一阶段所发生的事只是部分内在于、部分外在于解释过程。

当疾痛现象进入主观体验阶段,也就是当个体感受到不适和痛苦后,个体首先会对自身的状况进行自我认知和归因。在这个阶段,身心状态、疾痛体验的变化、归因和解释处于不断交互之中。个体的生理紊乱引起对身体感觉的注意和相应的情绪唤起。反过来，对特定身体不适感觉的注意和由此引发的情绪也会推动个体进一步注意和标记相关的身体变化。通过感觉、注意、情绪和认知的循环交互过程，个体将逐渐明确自己的状态，赋予不适的体验以病痛的意义，将其解释为"我生病了"。在这个阶段，个体可能对病因有着自己的推测，也可能没有。在现代社会，一般来说对疾痛的解释是由专业人士做出的。个体也许根据以往的经验形成属于自己的疾痛解释模型，并应用这个模式来解释自身的不适或疾痛。反过来，被应用的解释模型也可能为个体设置对疾痛的期望，影响个体看待自己身体的视角，引导个体去关注特定的症状以符合塑造解释模型的疾病原型，进而影响识别症状和报告症状的方式。从认知角度来说，关于疾病和疾痛的知识通过多种相互之间具有很大差异的方式编码、维持或转变。某些知识通过多种类型的认知图式编码，可能包括外显的心理过程或机制（如概念关联网络或命题系统）。通过这些认知过程，个体就可以建构起对诊断标准和疾病结果的推论。这些知识促成了个体解释模型的形成，让个体能够进行推理。这种推理并不总是符合逻辑标准的三段论，而是遵循一系列合理判断，使用的是"有边界的理性"，即以个体自身的认知和情感偏差为基础，凭借经验来估计事件或行动的结果（Nuckolls，1993）。

另外，自我解释也可能来自个人经验和已经建立的解释模型。其原型并不一定仅限于他们自身的经验（如自己过去的患病经历），还可能包括身边的家庭成员和朋友的经验（如看到或听他们讲述的患病经历），以及大众传媒和流行文化（如新闻报道的疾病事件，医疗节目，文艺作品对疾病、患者的描述）等（Petrie et al.，2001）。这些原型从形式上来说，一般是形象（如对"某种疾病的患者是什么样子"的表征）或者叙事模式（如"我那次头痛失眠时的经历"这样的故事）。它们都可以用来对个体当前的疾痛经验进行类比推理。当然，这些原型有可能不包括明确的因果归因或对疾病机制的看法（如"为什么"和"怎么"会得病），但是无论是否包括明确的原因，都可能包括对治疗方式及其可能结果的预期（Kirmayer & Sartorius，2007）。这些原型之所以被个体使用，可能是因为它们对个体具有意义，或蕴含着引起共鸣的丰富情感，也可能是因为它们来自社会权威，或和其他普遍认同的文化价值或体制相一致（Stern & Kirmayer，2004）。在人们通过过去的解释建立了模型之后，当再次遇到新的现象时，会在已有模型的指导下，按照一定的标准将新现象归入某个范畴之中。这一新的动态认识过程虽然与解释模型有关，但并非等同于一个包含疾病所有方面信息的静态结构化模型，而更多的只是一种解释过程中思维模式（modes）或方式（patterns）。虽然作为以往解释结果建立的不同模型无法一概而论，但如何运用这些模型去理解新疾痛现象却仍具有一定的共性。

以上就是患者在察觉自身问题时对疾痛建立个人理解的过程。它依赖作为个体认知模板的疾病解释模型，通过套用该解释模型，个体可以进一步去认识和理解自身的痛苦，并决定如何选择和评估医疗策略，以及如何与其他人（如亲属和医生）沟通。当个体认为自己无法确定病因，或不能通过自我处置解决自身的疾痛时，他就会向专业人士（一般是医生）求助。此时，疾痛体验的解释就开始进入下一个阶段，即社会互动。在求医的过程中，个体的体验需要通过医生的诊断进入专业领域，才能成为被社会、法律认可的合法化疾病。因此，合法或正式的疾病是属于社会的现象，而不完全是属于个人的。而专业解释也会影响个体自身的归因和其已经赋予身体体验的意义。与个体的自我解释不同，在医学的专业领域，医生依循其专业的学科范式对患者的疾痛体验做出诊断解释，如：患者的各种身体体验到底具有什么意义（"得了什么病？"）？状况发生的原因又是什么（"为什么得病？"）？临床诊断的行动在理论层面上的依据包括对疾痛的分类、定义等知识，而这些知识建构和组织的方式则是一种专业而权威的疾病或疾痛解释模型。

在具体的疾痛解释过程中，通常人们也不限于使用一种固定的解释模型，而是会同时或者先后使用多种模型来解释自身的痛苦并决定如何应对。在一项针对医学无法解释症状的群体研究中，多数受试者对于这些医生无法解释的症状都能给出多种自己的理解（Whitley et al.，2006）。其中比较典型的病因解释包括应激性社会环境，如工作、学习的压力等。但按照生物医学模型的思维路径，医生一般不会将这些社会－心理因素作为躯体问题的主要原因。另外，在现代医疗体系的设置下，非精神科或心理科的医生没有义务，同时也缺乏机会去询问此类非生理因素。

在现实中，这个过程并不是呈直线单一方向发展的，而是一个循环交互的过程。个体的解释模型和自我归因会随着医生的专业解释、医患的互动、和他人的沟通、疾痛的发展及治疗干预的结果而不断调整。例如，某个人原本可能认为自己的情况不严重（"只是小感冒，休息一下就好"），没有去看医生。而当症状恶化，或者听了家人或朋友的劝告，他可能就会对自我的归因产生怀疑，甚至可能用更严重的原因（"也许是流感"）来解释自己的疾痛，这些都会导致他选择去医院寻求专业的解释和处置。而医生的诊断则向其提供专业的解释，他如果相信这种解释，则会对自身的解释模型做出修正，随之也会调整自己的行为模式。在这过程中，不论个体的认知还是专业意见，实际都处在社会环境的影响下。

在这个交互过程中，另一个值得关注的问题就是非专业的自我解释和医学专业解释可能发生的分歧。虽然个体的解释与医生专业的解释最初可能产生自类似的普遍性疾病认识过程，但随着医学专业的发展，普通人与专家的解释最终会产生分歧。普通人与医学专家对疾痛现象的解释最终会形成两种知识结构，即常人疾病观与疾病分类学。常人疾病观的概念是基于社会学的常人理论（lay theories），后者是指普通人所持有的关于事物如何运作的观念（Kelly，1991）。常人疾病观与其他领域的常人理论一样，类似于科学理论（scientific theories），只不过是一种相对不那么精确、标准化的现象学建构（Levy et al.，2012），它包括关于疾病的丰富内容，具有结构化的概念体系，并能支持相应的就医实践（Cameron & Leventhal，2003）。虽然常人疾病观包括多个维度，如疾病的病因、治疗、病情发展、严重性、意义与影响等，但这些维度并不像专业知识中的病因学、病理学、疾病分类学等处于不同的知识结构中。在常人疾病观中，对一个问题维度的解释和态度也可能涉及另一个维度。因此，在涉及如何对疾痛现象进行命名与分类的问题时，不能说存在一种"常人疾病分类学"，只能说常人疾病观中包含此类内容。但是，常人疾病观的分类解释很少具备可以明言的标准，在医学专业化后，其也很难对医学知识的形成产生较大的影响。虽然常人疾病观在影响个体就医行为与医患关系上起到很大的作用，也具有重要的研究意义，但在疾痛现象转变为疾病模型的过程中，最终标定"合法性"尺度的主要还是专业解释。

在医学专业领域，对"如何对疾痛现象进行命名与分类"是一门独立的学科，即"疾病分类学"（taxonomy of diseases）。疾病分类学是医学领域最重要的标准之一。taxonomy 一词源于希腊语词根 taxis（秩序），即"关于排列秩序的学问"，最初用于生物学中，专指动植物分类。分类学是自然科学将事物客观化、对象化和标准化的一个典型代表。通过对未被认识的事物与现象建立秩序，将其划归可理解的科学范畴之中，由此也就达成了对认识对象的掌握与控制。实际上，疾痛在科学上变为疾病正是通过这门学问。疾病分类科学化的重要性可以医学领域最广为使用的疾病分类标准《国际疾病分类》（ICD）为例。其初版被认为是 1893 由国际统计学会（International Statistical Institute）所采用的《国际死亡原因分类》（*International List of Causes of Death*）。1948 年，世界卫生组织接管了 ICD-6 的修订工作，加入患病率等内容，使其从死因列表变为正式的疾病分类标准。1967 年世界卫生组织采用的命名法规章，明确要求成员国在死亡和患病率统计中使用最新的 ICD 版本。这也使得 ICD 在医学专业的疾病命名中取得了如法律一般的地位。在精神病学领域，一个与之地位类似的标准是美国精神病学会的《精神障碍诊断与统计手册》（DSM）。"躯体化"及现代医学和精神病学领域的一系列相关分类名称基本上都是通过 ICD 与 DSM 这两份标准获得了在医疗实践中的合法地位，但其中隐含的困境也成为"躯体化"问题的来源之一。

由此回到本章主题如何用疾痛的解释过程理解"躯体化"的文化问题。以上描述了疾痛从出现到体验，再到最终获得解释的多个阶段。这个过程的多阶段同样也决定了研究该问题具有多种差异极大的研究视角。例如，文化精神病学和临床心理学研究倾向于从个体水平视角，即从中国人与西方人在个体情绪表达、心理病理的差异中寻求原因。而医学人类学和精神健康社会学研究则更倾向于关注问题的社会决定因素造成的差异。在"躯体化"问题中，这种视角上的差异实际上更像是具体研究对象上的差异，即不同学科所聚焦的并非仅仅是"'躯体化'现象的文化差异"问题的不同侧面，而是问题的不同阶段，某种程度上也就是不同的问题。精神病学和心理学关注的主要是客观病因造成疾痛反应的机制（图 2 - 1 中"疾痛体验"的客观性部分及处于其之前的过程），即个体生理心理反应或病理过程的差异；而人类学和社会学关注的则是主观体验及对体验的解释（图 2 - 1"躯体疾痛现象"的主观性部分及处于其之后的过程），即体验的意义与解释的差异。而本书的关注点则主要是在对躯体疾痛现象的认识和解释过程（图 2 - 1）。当然，以任何一个阶段为对象进行研究，都不能否定其他阶段的因素对"躯体化"文化差异的影响。本书聚焦于"躯体化"解释的相关知识问题，虽说这不是"躯体化"问题的唯一因素，甚至不是影响最大的因素，但因为"躯体化"最后展现出的文化差异是多个阶段因素共同作用的结果，所以每一个研究视角都不可忽视，都具有其独特的研究意义。

如果从疾痛与疾病的区别和联系的角度来看疾痛解释与分类识别的认识模式，实际上能够在其中发现两个"相向"的不同过程（图 2 - 2）。一个过程从疾痛现象出发，是以疾痛现象为对象的解释和命名的过程，即

"某人得了什么病"。该过程可类比于物体的模式识别，人们通过提取个案的关键特征与自身已有的认知图式或原型相比较来确定自身的疾病是何种现象。这个过程类似于社会表征理论中的"锚定"过程，即将我们感兴趣的、异质的、不甚熟悉的事物纳入我们特定的分类系统中，并把它当作我们认为合适的一个类别的范例（莫斯科维奇，2011）。另一个与之"反向"的心理过程则是由已有的疾病分类出发，是疾病原型的表征过程，即"某种病是什么样"。特定疾病的原型或社会表征等概念多指向这一过程。社会表征理论中，具体化过程是指在一个表象之中重现一个概念（莫斯科维奇，2011）。疾痛与疾病的认知过程就是个体或群体从已有的疾病原型中"复现"或"生成"一个典型范例的过程。以确定的疾病类型为对象的常人疾病观研究多针对这一过程。而本书对疾痛解释的分析则主要针对人们如何解释、命名和分类疾痛现象的过程。

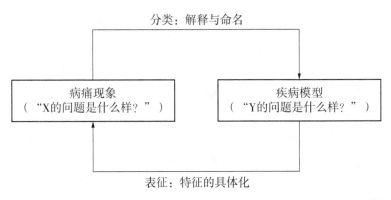

图2-2　疾痛解释与疾病表征的双向过程

第二节　文化对疾痛解释的影响

用疾痛解释过程来理解文化对"躯体化"的影响，就要将文化因素置于其中的每一个阶段来加以讨论。疾痛解释的过程包括多个可能受到文化影响的阶段，文化在每个阶段中都起到了不同的作用（图2-3）。这其中影响客观病因、病理的文化机制就是文化精神病学领域非常重要的主题之一——社会文化决定因素。不过，本书的论述并非文化如何影响个体的症状表现，而是文化如何影响对个体症状表现的解释。

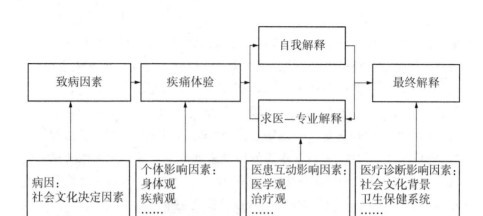

图2-3 文化在疾痛解释过程中的影响

在开始讨论文化如何影响对个体疾痛的解释之前，首先需要对"文化"这个术语在本书中的定位进行简要的论述。文化是一个充满异质性的概念，从古至今，学者们赋予其各种各样的定义。作为学术研究的术语，经典的文化定义如1871年人类学家泰勒所述：文化或文明是一个复杂的整体，它包含知识、信仰、艺术、道德、法律、风俗及作为社会成员的人所具有的其他一切能力和习惯（泰勒，1988）。在当代跨文化心理学研究中，文化也可以定义为由一群人共享并逐代传递下去的一系列态度、行为及符号（希雷和利维，2012）。此外，也可以说文化是习得的知识，人们用这些知识来产生行为和解释经验。

不过，在涉及精神障碍文化差异的具体问题中，文化的概念通常与族群、国别、地理或宗教标签相混淆。基于群体标签的文化概念在使用上常会陷入一定程度上的本质主义陷阱，因为多数传统的群体文化身份均或多或少来源于一定的先天决定因素（生物的或地理的）。这种心理本质主义认为，来自不同群体的个体间的差异植根于两个群体本质上的差异，其中群体的界线是清晰和固有的，而且不随历史文化而变化（Fuller，2002）。但还有一种理解文化影响的立场则用更动态的方式来看待文化，将其视为迭代的、演化的和灵活变动的过程（Whaley & Davis，2007），而不是固定不变的族群属性特征。在地理区域和民族群体多元共存、相互纠缠的当代文化系统中，认同和自我定义是流动的和复杂的。这就是所谓的文化超多元（superdiversity）状态，即原有族群逐渐缩小、碎片化，族群内差异增加，个体文化认同的来源和层次随之复杂化（Meissner & Vertovec，2015）。随着社会流动性的提升和固定群体边界的打破，族群标签无法再像过去那样相对全面地刻画个体的文化特征。一个个体可能具有跨群体（如多种族、多民族混血）认同，或对多种不同维度的文化范畴（如种族、民族、社会阶层、教育背景、亚文化等）具有认同。在这种视角下，文化是一种动态的、混杂的和融合的系统，包括知识、体制、话语和实践，随时间和地点不同而产生差异。另外，文化本质主义倾向还可能导致用种族、民族的差异掩盖对个体来说可能更为重要的其他文化动力，如性别歧视、家庭动力和社会权力。美国心理学会在 2017 年的新版多元文化实践指南中更加强调这种社会思想倾向，其中第一条就开宗明义地提出，"认同和自我定义是流动和复杂的，二者间的相互作用是动态的"（American Psychological Association，2017a），并使用"交叉性"（intersectionality）这一出自新马克思主义的社会学概念来描述多重文化认同交叠的复杂状态。该概念强调，社会压迫并不仅仅作用于单一的身份范畴（如种族、民族、性别、阶级等），还通过相互关联的权力与等级结构作用于所有范畴（Moradi & Grzanka，2017）。

本书对文化的使用综合了以上视角，既通过传统的文化群体标签（如中国、西方等）的方式来讨论文化，也采用非群体标签式的广义文化定义，以识别个体媒介和社会过程之间的动态互动与体制化的权力，特别是作为技术知识和专业权威控制背景的文化（如传统医学文化、现代医学文化等）。这些文化包含的知识和观念既为个体建构病痛解释提供资源，也对其形成制约。

如本书第一章的文献回顾中所提及的，以往关于中国人"躯体化"问题的证据中，可能包含着比"A 文化的'躯体化'患病率高于 B 文化的"更复杂的事实和原因。除了第一章提到的筛查标准和患病率统计等研究方法的影响，文化的定义本身也可能会使这类比较变得复杂。目前，在"躯体化"问题研究中使用的流行病学研究报告大部分来自西方，其中的"文化群体"是依据美国的民族或种族进行划分（如美裔非洲人、西班牙人、亚裔美国人），或者其他根据单一条件粗略分类的民族群体。这种对文化差异的简化是为了调查所必需的操作性，因为严格讨论民族文化的区别本身就是一个重大的议题，即使在划分和定义相对严谨的文化群体中也会存在异质，这并不是医学或心理学能够解决的问题。最后出现在临床调查中的统计数据经历了从患者感受到疾痛体验再到最终求医得到诊断和治疗的复杂过程。而以简单的民族标签区分的民族或文化组别进行研究可能很难抓住文化塑造疾痛经验的整个过程，那么最终的患病率数据所显示的文化差异反映的不仅是不同文化群体中的个体最初疾痛反映的差异，且可能来自之后的归因差异和不同医学传统解释的差异。

因此，如果将文化作为影响疾痛现象最终表现的一个变量，就不能单纯依赖有争议的群体标签，而是要将症状和疾病行为中由文化造成的影响进行细化，考察文化差异在不同的生物、心理或社会过程各个阶段中的具体作用。Kirmayer 和 Sartorius（2007）认为，这是文化精神病学研究中的一个关键的范式转换，即从基于民族身份的组间比较转向仔细评估文化对疾病行为的潜在影响，包括在身体过程、认知模式、表达模式和痛苦叙事、社会互动和医疗体制等各种具体心理或社会过程中文化的各种组成因素产生的具体影响。通过对具体的文化组成进行跨文化分析，能够突破简单的人群组间对比，产生更多稳定的结果，为跨文化的疾病分类学应用提供建议，也能进一步丰富精神病学和心身医学的理论基础。符合这一思路的理论框架之一就是由曾文星提出的文化对精神病理的六种作用方式：病因效应（pathogenic effects），指文化是形成或产生精神病理的直接致病因素；病理选择效应（pathoselective effects），指某个社会中的人群在遇到压力时倾向于选择某些受文化影响的反应模式，从而导致某些精神病理表现；病理塑型效应（pathoplastic effects），指文化影响精神病理表现的模式或"塑型"方式，塑造症状表现的内容；病理修饰效应（pathoelaborating effects），指某些普遍的（正常的或病理的）行为反应，在某些文化中得到强化和夸大；病理促进效应（pathofacilitative effects），指文化因素使某些精神障碍在特定时期的特定文化中出现得更频繁；病理反应效应（pathoreactive effects），指文化影响人们对精神障碍的信念和理解，塑造对精神障碍的反应，引导人们如何表达痛苦（Tseng, 2007）。以这种文化精神病理的大理论框架看"躯体化"，"躯体化"现象在疾痛解释阶段的差异，主要涉及文化的病理修饰、促进和反应效应，以及部分病理塑型效应，几乎不涉及处于疾痛现象前端的病因和病理选择效应。

这个理论层次上的具体分析则需要考察不同文化提供的理解、诠释身体症状的概念和模式之间存在哪些具体的差异，以及其在实践场域中有哪些具体表现，而不是直接用某个民族文化身份（如中国人、美国人、亚裔人、非裔人等）作为疾痛的定义和分类中具体文化因素的替代物。不过，在进行这种分析时，研究者不可能去创造独立的医学理论，而是要考察各种文化中已存在的疾病概念、观念和模型。在人类文明发展的过程中，人类对身体不适和痛苦的解释逐渐发展，形成关于疾痛的文化知识，最终塑造出特定的解释模型和疾痛模板。正如每个个体都会做出解释，每一种文化也都会围绕身体症状和痛苦形成某些特定的解释和归因模型（Robbins & Kirmayer, 1991）。这就是超过解释模型原本个体意义的，文化的疾痛解释模型，是作为先在于个体解释模型的背景和资源而存在的。对于一种疾痛体验，属于文化群体的解释模型和个体的解释模型之间又具有一定的关联。对于文化群体而言，流行文化的解释模型、科学的解释模型、临床的解释模型等都可能有所差异，它们又都可以成为个体解释模型的来源（Kleinman，1980）。

文化的解释模型从内容上来说，就是特定文化群体所持有的关于特定症状，如综合征、障碍或相似的一类问题的各种知识和信念，包括疾痛或症状的原因、过程，以及适当的治疗和可能的结果。它由一系列本土化的文化知识所塑造，如身体观（也可称为民族生理学）、对人的看法或精神观（也可称为民族心理学），以及对健康问题和困境本质的认识，而这些通常包括各种涉及社会、道德和精神的文化观念（Young，1976）。正因为文化的解释模型来源于特定文化对于疾病的认识，也就受到该文化产生的时空、地理、环境等因素影响。例如，患病原因（sickness accounts）的解释，根据不同的医学体系至少就有三种不同的理解。一种是疾病原因（disease accounts），认为患病来自疾病，即躯体器官或系统中的结构和功能异常。第二种是疾痛解释（illness accounts），认为患病主要以疾痛为核心，是个体在生活和功能上感觉到的不适体验，其来源包括躯体、心理及社会环境等各个层次。第三种则是失调解释（disorder accounts），认为患病的源头不是内在于个体，而是外在于整个宇宙，当宇宙的某个方面发生失衡的状况，这种失衡就会以疾病的方式出现在特定场所的个人身上，很多传统医学体系都遵循这种模式（Kleinman et al.，2006）。上述观点差异就可以被视为关于基本病因学观点的解释模型差异。

痛苦的文化习语就是一种精确或模板化的疾痛解释，特定文化群体可以利用它们来理解和叙述健康问题，以及与之相关的其他个人和社会问题（Nichter，1981）。例如，文化相关综合征的概念曾经在文化精神病学的文献中被广泛使用，但是近期的民族学研究发现，很多被称为"文化相关综合征"的状况并不是真正的综合征，它们只是将一系列较常见症状放到一个假设性的框架中，提供模式化的因果归因或解释，一般都很难达到独立的综合征或障碍的医学标准（Kirmayer，2007）。这些"综合征"更多是隐喻性的疾痛叙事或日常短语，即痛苦的文化习语，可以被用来描述很多具有多种病理显著性的不同躯体经验。有时，文化习语也可能是缺乏概念模式的隐喻，当遇到一般大众难以理解的抽象的或理论化的医学解释时，他们可能更倾向于使用这种形象的疾病隐喻。例如，在19世纪晚期，关于"神经"的概念曾经在西方很多国家成为一种流行习语，但大众理解的

"神经"并不完全是科学的概念。此外，文化习语所提供的模板还会影响个体表达或呈现躯体痛苦，让自身的疾痛不仅仅是个人的不适，还可以作为一种表达不满（如对恶劣的生活状态、对社会交往中遇到的困难等）的方式。通过扮演一个符合文化期待的"病人"的角色，个体能够通过医疗卫生系统去寻求外界的帮助。如果导致痛苦的社会状况是难以改变的，个体就可能会长期表现出特定的症状。

解释模型中的文化知识既可能是外显的，也可能是内隐的。例如，当访谈者询问个体关于症状或疾痛的看法，能够获得的就是外显的知识。同时，还存在很多内隐的编码知识的方式，这些就不能由直接询问个体得知，而要通过观察个体的行为或分析疾痛叙事的潜在结构来发现（Stern & Kirmayer, 2004）。关于疾病和疾痛的文化模式和知识也广泛体现在社会中，潜在地存在于社会体制和与疾病相关的社会规则中，影响相关的社会角色及实践。疾病文化知识的表现方式包括外显的规则、话语、技术，也包括内隐的背景知识（Kirmayer & Sartorius, 2007）。与外显的知识不同，这种背景知识可能很难被个体意识到，它通常贯穿在各种医疗制度和实践中，被行动者或实践者（包括医生、患者和其他相关个体）认为是理所当然的。它也不由任何个体单独持有，而是分散在很多个体之中，通过他们共同的互动来呈现。

文化对疾痛解释过程的影响还带有一种循环效应。对个体来说，文化的解释模型并不是静态的，而是动态的、可塑的。因为个体对病因的认识往往来自先前成形的疾痛解释模型。因此，看似客观的病因造成疾痛的过程中，被人们所认识到的疾痛原因实际上是被其后的过程所解释出来的。不论是不适者自我的归因，还是医生的专业解释，都是用他们已有的特定的解释体系对这种现象做出判断。因此，在这一过程中，无论个体自身或专业的解释实际上都已经受到文化模式既有的影响。个体通过心理适应、社会定位、与他人沟通等方式受到文化的解释模型影响，对自身的归因和解释不断进行调整。解释模型中包含的特定文化意义可能会放大痛苦，也可能与之相反，导致个体忽视或否认某些症状（Roy et al., 2005）。

在这种视角下，专业的科学解释在一定程度上也是与其他信念和解释模型相平行的一种解释体系。那么，文化心理的研究所针对的也就不是产生这些原因不明的躯体疾痛的客观成因，而是将科学或非科学的解释平等地视为文化影响下的解释差异。在专业解释的过程中，为了理解患者的体验，患者和医生交互地在已有的文化环境和医学话语体系中对最初的主观体验进行再次呈现（一般是通过门诊中患者的主诉），并将呈现的问题置于一个已有疾病模型的框架中，最终确定其分类，赋予其意义。诊断可以被认为是一种对疾痛的专业解释，诊断的标准和意义在其产生的过程中也受到文化的影响。除了其基本的医学意义，如指导治疗或应对问题的方法，诊断标签还会为痛苦体验提供合法性的意义，指出其严重性及对他人的重要性，定位患者的社会位置。如果缺乏清晰的诊断或有效的治疗，则患者会被不确定性折磨，可能会不断试图找到一个确定的诊断，以便让他们的痛苦合法化。因此，缺乏诊断、模糊的诊断或有争议的诊断将会使患者陷入两难境地。从这个意义上来说，心理病理学的诊断社会性程度要高于普通医学，因为精神和心理疾患可能比医学状况或生理症状更多地反映患者面临的社会困境（Fletcher，2006）。

症状和病痛现象就是通过这样的过程在文化的影响下获得了社会意义，并且通过文化解释模型和其他类似的痛苦相互联系、相互暗示。特定症状和本土化医学理论之间的联系经常反映出源于人类基本认知能力的外显解释方式，其中比较典型的就是建立在感觉、情绪类比推论上的身体隐喻（Kirmayer，2007）。如前所述，人类思维采取由自身向外推的方式，利用事物之间的相似性或关联性进行类比，建立认知图式。在特定的情绪唤起和感觉过程中发生的身体变化很容易和这些情绪、感觉本身建立认知概念上的关联。例如，愤怒的情绪和发热相关，因为当人们发怒时，脸红的烧灼感类似于接触高温的触觉，以及发烧时的身体反应。这种联系就是直接由身体经验提供了引发隐喻的类比，随着文化长时间的发展才逐渐成为更外显的概念模式和疾痛叙事（Kirmayer & Sartorius，2007）。

第三节 疾痛解释视角下的"躯体化"

虽然本书第一章第一节已经从科学定义的角度介绍过何谓"躯体化"，但在论述了本书所使用的疾痛解释的理论视角之后，仍有必要进一步论述，或者说基于这种特定的理论视角再次对"躯体化"进行概念建构，以说明本书如何使用这一多层次的概念。在疾痛解释的视角下来探究"躯体化"的文化问题，实际也就是探究最终被某种专业知识体系认定为"躯体化"的一系列疾痛现象及体验如何在特有的文化脉络下被赋予不同的解释和意义。按照后结构主义的理论，研究者可以分析作为表层结构的专业知识造成的专业史叙述和历史叙述的分歧（福柯，2007）。历史叙述中广阔的"时代"单位在专业史的叙述中转变为断裂的概念。这些知识从产生它们的经验根源中脱离出来，并且借由理论转换实现最彻底的断裂。此后，知识在自身的结构中形成连续性，从建构知识的经验基础中独立出来。那么以这些知识为基础展开的研究所观察到的连续性也就是这一系列表层知识的连续性，而不是经验历史的连续性。在这种视角下，"躯体化"的文化问题并不完全是体验上的问题，处于底层的模糊而广阔的经验历史可能具有自身的连贯性，即人类躯体疾痛的体验。而能够形成对比的事物则是处于上层的建构起来的专业知识结构，因为我们很多时候只能通过意义的建构来形成用于沟通的知识结构。

如果只以知识产生的概念本身为核心和基础进行文化对比，实际上是将不同文化的经验世界（如中国的和西方的）完全隔绝开，并且认为每一个经验世界和源自它的知识体系基本一致，同时与对方相应的一套系统又具有本质的差异。它没有完全反映出不同文化出自人类共同经验世界的相似性，也没有完全反映出科学的"躯体化"概念的形成在科学本身的发展脉络中同样存在内在的矛盾。如果要探究这种建构方式的差异，就需要先确定一个基本相似的底层体验，然后用不同的知识建构方式去赋予其意义，最后比较这样所得到的知识究竟具有怎样的差异。而对于人类的疾痛体验，不同文化的知识建构方式则体现在对疾痛的不同解释之上。

从疾痛解释的文化视角来看，"躯体化"现象并不只是一个客观的心理障碍问题，因此需要对其概念和边界进行符合此分析框架的重新界定。本书的主题是探讨"躯体化"现象在不同医学体系下的解释差异，而"躯体化"这个概念产生于西方近现代的医学体系，在其他诸多传统医学体系（包括传统中医）之中并不存在。但是，"躯体化"所指代的现象和体验也不是近几百年才出现的，它不是在这个名称被创造出来时才突然出现的症状或疾痛，也不完全是一种刚刚被识别出的疾病。

人的"健康"和"病态"等状态，是人类通过自身的认识在不同的状态之间划分界线，并赋予它们意义。而认识论的差异则让疾痛的分类发生变化，产生出看似不同的疾痛。在"躯体化"现象中，同样是疾痛解释过程在发挥作用。当然，此处需要排除"诈病""人为性障碍"等现象，也就是某些患者是有意装作自己有病。在真正的"躯体化"现象中，患者本身的确体验到了某些身体上的不适。有些患者也许会将社会、心理的因素加以考虑（特别是生活事件带来的压力），但他们自身很难完全否定身体症状的真实性。因此，当生物医学模型的解释告诉患者"你的身体没问题"时，患者难免会产生认知上的冲突。这不论对于中国人还是西方人，都是如此。但患者之后如何解决这种冲突，他们对专业解释的接受程度、听取专业意见的方式等则会受到不同文化的影响。"躯体化"这一名称是在西方医学体系将一系列已经存在的疾痛现象划归为一个类别后才被建构出来的，并且在西方的实验医学或心理学等特定解释体系中获得了合法位置。"躯体化"所描述的一类疾痛现象在不同的文化中有不同的具体表现，也具有不同的名称和范畴。各种文化对一系列类似症状、疾痛的解释具有某种根本联系，而以基本体验共有的核心特征为基础，就可以确定作为文化解释对象的"躯体化"究竟应该如何定义。要确定基本体验的核心特征，首先要讨论"躯体化"概念的核心。如本书第一章第一节所讨论过的，遵循西方科学定义的"躯体化"包含了从症状到障碍的多层次意义，但基本都是围绕其核心，即"心理冲突转化为躯体痛苦"逐渐发展而来的。

在医学人类学的视角下，"躯体化"则具有更复杂的意义，更多反映了文化建构的意义。例如，凯博文提出的与"躯体化"相对应的"心理化"的概念是韦伯的理性化进程在个人身上的体现。心理化意味着人们将对事件和身体状态的前因后果的理解更多地归结为主观因素，意味着各种情绪更多地指向"主我"（I），而不是"客我"（me），这是对人的主体地位的凸显。据此，凯博文认定，心理化和现代化的紧密联系，"躯体化"是在历史和文化的意义上都存在于心理化之前，而心理化是现代性的一个重要特征，也就是说，"躯体化"和心理化分别成了传统社会和现代社会的重要特征（Kleinman & Kleinman，1985）。而有些人则认为，"躯体化"在现象上并不具有病因学的解释意义，从患者个体的角度来说，"躯体化"只是一些求医之后不能被普通医学原因解释的躯体痛苦体验。而这些原因不明的功能性躯体疾痛，根据解释的视角不同，可能会反映以下多重意义：①疾病或疾痛的指示；②内心冲突的符号表达；③特定心理生理过程的标志；④痛苦的习语表达；⑤经验的隐喻；⑥本土化世界的地位行为；⑦一种社会评论或论战的方式。这些潜在的意义并不相互排斥，而是可以共存在同一模型中（Kirmayer & Sartorius，2007）。这些都是从更高层次的理论角度来试图重新概念化"躯体化"。

以疾痛文化解释的视角重构的"躯体化"现象，主要基于其两个核心特点：第一，原因不明的慢性躯体疾痛；第二，其假设的病因往往是情绪问题等心因性因素。在各种不同的文化群体、社会和时代背景下，"躯体化"现象的具体症状表征可能不同，但却是普遍存在的，各个时代、不同医学体系中的医生可能都会在临床实践中遇到具有和心理社会因素相关的复杂躯体症状主诉的患者，但如何解释和诊断这些问题就各有各的模式了。虽然"躯体化"的定义本身暗示着病因是心理的，但其具体、确实的机制并未得到足够的研究。"躯体化"的定义也越来越回避明确的病因学解释。在现象认识的起初，解释者所要面对的疾痛对象的核心只是"医学无法解释"这一排除标准和模糊的"有作为前因的心理冲突或压力"这一病因线索。随后的解释过程就必然要同时包含对该现象的表象描述（身体的疾痛）和对该现象本质或根源的解释（因心理而起或由心理引发），也就必然在一定程度上依赖于解释者所持有的对身与心之间某种特定关系的观念。因此，接下来当本书分析和讨论不同文化和医学体系对此类疾痛现象的解释模型的分歧和共性时，会首先从观念基础上做一定的理论铺垫。另外，"躯体化"一词本身就是一种针对特定疾痛的知识建构，在对解释的深层结构进行分析时本应"拆除"这一概念，用未被客体化的方式来指称研究对象。但鉴于行文的方便，以及知识交流的共识性原则，书中仍将保留"躯体化"这一熟悉的术语来进行论述。

第三章　中国传统医学的解释模型

西方现代医学的体系在一个多世纪前才进入中国社会，而中国传统医学则伴随中国的历史存在了几千年，并深深影响了中国人对于健康和患病的认识。因此，要分析中西方疾痛解释模型的差异，就必须从中国社会接触西方现代医学体系之前的时代开始，分析类似当今"躯体化"的躯体疾痛体验在中国传统的医学体系下如何被解释和处理。在现代医学或精神病学的视域下，"躯体化"一词已经有了相对固定的意义，我们在使用它的时候也基本明确这一范畴所指代的现象及其中隐含的解释。而从传统中医的身体观、疾病观和治疗观来看，"躯体化"现象的两个重要特征（心因性和医学无法解释）在古代医案中有着类似的体现，但是，其解释与西方现代医学在分类与诊断上具有本质上的区别。如同前文所述，这就必然要论及一个文化系统提供了何种基础，让解释者可以将一类现象中同时包含的身与心两种因素联系在一个统一的解释中，而这个基础就蕴含在医学文化的基本身心观和疾病观中。

第一节　传统中医解释模型的思想基础

要分析传统中医如何解释和心理因素有关的原因不明的躯体疾痛，就必须先了解传统中医所依据的思想基础。一种医学体系对疾病和医疗所持有的基本观念是其对具体疾病和症状进行解释的思想基础。中医的哲学基础是一套迥异于西方医学哲学的理论体系，在本体论、认识论和方法论上都具有自身的特点。但本书无意按照以上哲学框架来论述中医学的思想基础，而是将这些差异性的因素分散在身体观和疾病观两部分中，并且结合本书的核心主题（即对心身疾痛的解释）进行论述。笔者将展示从中医学理论思想到常人医学观念中的一种内在倾向：在本土医学文化中，居于核心地位的是作为患者自身存在本体的"身"，不是一种异常现象，亦非某种实体的疾病。

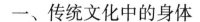

一、传统文化中的身体

（一）意象化的身体

传统文化的身体观是中医疾痛解释的思想基础之一。在讨论身体观与躯体疾痛解释的关系时，首先值得注意的就是传统思想对身体的意象化理解。在意象思维的框架下，中国传统思想以天人相应的整体宇宙观为基本出发点，通过观物取象和取象比类将世界万物构想成一个有机的整体，并以"以象诠象"的方式对事物之间的联系进行比拟和说明（吕小康、汪新建，2012）。

1. 天人相应

天人相应即通过现象之间的相互比拟来联通天、地、人，这种思想观念在中国历史上存在已久。老子即以"人法地，地法天，天法道，道法自然"作为道家的基本思想之一。《吕氏春秋》通篇贯穿"上揆之天，下验之地，中审之人"以"法天地"的基本思想原则，建立了一个贯通天、地、人的思想系统。此后，"天人合一"这一观点在思想史中的发展分为两种基本路径：其一是天人相通，此观念源于先秦儒家，兴盛于宋代道学（理学）；其二则是天人相类，出自汉代董仲舒的思想（张岱年，2010）。

对于天人相通，《孟子》说"尽其心者，知其性也；知其性，则知天矣"，即认为天之根本存在于人之心性之中，知心性也就知天性。《中庸》亦同此意，开篇即说"天命之谓性，率性之谓道，修道之谓教"，将性、道和教化的一以贯之作为核心论点。宋代理学家论天人关系时，仍遵循这种理念并进一步加以发挥。例如，程颐说："问：孟子言心、性、天，只是一理否？曰：然。自理言之谓之天，自禀受言之谓之性，自存诸人言之谓之心。"天、道、心、性、命，全部一理相通。虽然宋代理学家论述天人相通时将"心"与"性"分开，形成重"心"与重"性"两派天人观，但本质上都没有偏离儒家天人相通的基本观点。

而天人合一的另一种思路，也是与传统医学的身体观更为接近的一种思路，则是董仲舒的"天人相类"观点。董仲舒集当时流行的天人观之大成，明确提出一种本体意义上的天人合一理论系统。该观点在《春秋繁露》中得到详尽的论述："事各顺于名，名各顺于天。天人之际，合而为一。"董仲舒天人观理论的核心之一就是人副天数，即认为人身的各个部分和天地之象可以一一对应："天地之精所以生物者，莫贵于人……唯人独能偶天地。人有三百六十节，偶天之数也；形体骨肉，偶地之厚也；上有耳目聪明，日月之象也；体有空窍理脉，川谷之象也；心有哀乐喜怒，神气之类也；观人之体，一何高物之甚，而类于天也。……是故人之身，首坌员，象天容也；发象星辰也；耳目戾戾，象日月也；鼻口呼吸，象风气也；胸中达知，象神明也；腹胞实虚，象百物也。百物者最近地，故要以下，地也。天地之象，以要为带，颈以上者，精神尊严，明天类之状也；颈而下者，丰厚卑辱，土壤之比也；足布而方，地形之象也。"（《春秋繁露·人副天数》）

也就是说，人之所以能够超出天地万物，成为最为可贵的存在，正是因为人从各个方面都和天地相应，如关节数量和天数的相应、眼耳口鼻与日月气象的相应、喜怒哀乐与神气的类比等。由此可见，人副天数的理论系统主要是通过形象或功能上的相似性，将人身体的各个部分与天地之象进行比拟，由此导出天人之理的一致性。董仲舒的天人相类又可称为天人相符、天人互应，它不同于前述天人相通的观点之处在于其颇具本体性的特点。其中，人和天之间的关系并不是从人性和天性相互通达这种相对抽象的概念开始推论的，而是从具体意象上的可比性直接推出人、社会、宇宙本质上即为一体，并因此认为它们的规律（或伦理）也就应该自然而然地相互一致。董仲舒的这种以天人相类为核心的天人合一观在文化传统，特别是在民间小传统中，其影响可能比心性之学更大。人副天数的意象比拟系统在传统中医、道德伦理、社会秩序等领域都留下了深刻的印记。

上述天人相应的思想反映在古代中医学理论中，演变形成了一套以阴阳五行意象为基础的医学理论体系。中国最早的医学典籍《黄帝内经》（以下简称为《内经》，包括《灵枢》和《素问》两部分）就以天人相应作为理论核心之一。虽然《内经》提出的人与天地具体相应的方式与董仲舒所述在细节上存在差异，但在思想本质上是基本一致的。二者其实都是战国至秦汉时期广泛流行于中国传统社会的一类思想观念的精粹。

《内经》对天人相应的具体论述主要围绕阴阳五行的变化、生杀，以及其与身体功能和致病机理的对应关系来展开。首先，《内经》对疾病诊治理论的阐述以阴阳为始，认为"阴阳者，天地之道也，万物之纲纪，变化之父母，生杀之本始，神明之府也，治病必求于本"，即治病的根本道理要回归到阴阳应象的大道之中；其后又论述人的身体与阴阳的对应关系，如"清阳出上窍，浊阴出下窍；清阳发腠理，浊阴走五藏；清阳实四支，浊阴归六府"（《素问·阴阳应象大论》），提出身体通过阴阳与整个自然世界相互贯通。在身体的各个部分中，也分别存在着如同阴阳的两面，如《素问·金匮真言论》所述，"夫言人之阴阳，则外为阳，内为阴。言人身之阴阳，则背为阳，腹为阴。言人身之藏府中阴阳，则藏者为阴，府者为阳。肝心脾肺肾五藏皆为阴，胆胃大肠小肠膀胱三焦六府皆为阳"，即是依天人同构的模式，应用阴阳之象分析身体各个部分之间的辩证关系。

2. 藏象、气和经络

以天人相应和阴阳五行学说为基础，传统中医的很多概念及理论体系都显现出意象比拟的痕迹，如藏象、气和经络。

（1）藏象。

藏象学说最能体现基于形态和功能比拟的模式[①]，它"以五脏为中心，整体观念为主导思想，以阴阳五行学说为论理工具，阐释人体生命活动规律"（张俊龙、郭蕾，2001）。《内经》认为"五藏者，所以藏精神血气魂魄者也；六府者，所以化水谷而行津液者也"（《灵枢·本藏》）。五脏（即心、肝、脾、肺、肾）的主要功能是秘藏精神、血气、魂魄等生命本源不外泄，故称"藏"；六腑（即胆、胃、大肠、小肠、膀胱、三焦）则发挥着转化饮食和输送津液等作用，故为传化之"府"。而藏象学说就是通过五脏六腑与阴阳五行的对应，用五行的生杀变化来解释和分析脏腑的生理病理表征。

脏器与五行的对应，最早可见于《礼记·月令》和《吕氏春秋·十二纪》所建立的历法系统中[②]。我国古代这种基于阴阳五行思想的历法将一年划分为四时十二个月。所有相关事物，上至日月星辰运行，下至政令礼仪规范，均归入五行配属系统之中。以《礼记·月令》对"孟春之月"的描述为例："孟春之月，日在营室，昏参中，旦尾中。其日甲乙。其帝大皞，其神句芒。其虫鳞。其音角，律中大蔟。其数八。其味酸，其臭膻。其祀户，祭先脾。东风解冻，蛰虫始振，鱼上冰，獭祭鱼，鸿雁来。天子居青阳左个。乘鸾路，驾仓龙，载青旗，衣青衣，服仓玉，食麦与羊，其器疏以达。"

其他十一个月也按照分属时节各有一段与之类似的描述（表3-1）。

[①] 古代医书中的"藏府"现在通常写成"脏腑"，"藏象"现在也可写成"脏象"。本书在引述医书原文或强调论述中"象"的意义时，仍使用"藏府""藏象"等词；而在一般论述中，为了行文顺畅和理解方便，主要使用更符合现代汉语习惯的"脏腑"一词。

[②] 《礼记·月令》与《吕氏春秋·十二纪》的首章文字基本相同，存在个别异文。二者成文孰先孰后在学界多有争议（杨靖康，2019），但其本身内容都是对先秦时期历法思想的一种反映，因此本书在论述中将其共同列出，不再细究其差异。

作为这一系统的一部分，不同季节的月祭礼仪以不同的脏器为尊，如"孟春之月……祭先脾"。这就是根据时令气候意象对应，将不同脏器分配到五行系统中，即脾属木（春季祭祀以脾为先）、肺属火（夏季祭祀以肺为先）、心属土（四时之中祭祀以心为先）、肝属金（秋季祭祀以肝为先）、肾属水（冬季祭祀以肾为先）。

表3-1　《礼记·月令》和《吕氏春秋·十二纪》中的五行配属系统

五行及其各类对应	木	火	土	金	水
四时	春	夏	四时之中	秋	冬
方位	东	南	中	西	北
吉日	甲乙	丙丁	戊己	庚辛	壬癸
五帝	太皞	炎帝	黄帝	少皞	颛顼
五神	句芒	祝融	后土	蓐收	玄冥
五虫	鳞	羽	倮	毛	介
五音	角	徵	宫	商	羽
五数	八	七	五	九	六
五味	酸	苦	甘	辛	咸
五臭	膻	焦	香	腥	朽
五祀	户	灶	中溜	门	行
祭脏	脾	肺	心	肝	肾
五色	青	赤	黄	白	黑
食谷	麦	菽	稷	麻	黍
食肉	羊	鸡	牛	犬	彘

《内经》则明确将四时五行、五脏及人的情志（即古代对情绪的称呼）相联系，说"天有四时五行，以生长收藏，以生寒暑燥湿风。人有五藏化五气，以生喜怒悲忧恐"（《素问·阴阳应象大论》）。在《内经》中，五脏对应的五行配属则有所不同。这里主要考虑的不是脏器作为祭品的特性，而是根据五脏对应五行的功能特征及相关医理来进行分配，如"东方生风，风生木，木生酸，酸生肝，肝生筋，筋生心，肝主目。其在天为玄，在人为道，在地为化。化生五味，道生智，玄生神，神在天为风，在地为木，在体为筋，在藏为肝。在色为苍，在音为角，在声为呼，在变动

为握，在窍为目，在味为酸，在志为怒。怒伤肝，悲胜怒，风伤筋，燥胜风，酸伤筋，辛胜酸。南方生热，热生火，火生苦，苦生心，心生血，血生脾，心主舌。其在天为热，在地为火，在体为脉，在藏为心，在色为赤，在音为徵，在声为笑，在变动为忧，在窍为舌，在味为苦，在志为喜。喜伤心，恐胜喜，热伤气，寒胜热，苦伤气，咸胜苦……"（《素问·阴阳应象大论》）

中央、西方、北方亦有如此的对应模式（表3-2）。五行之"象"既与身体各部分对应，又与自然界的五种方向、五个节气、五种色彩、五种气味、五音、五谷等相互对应。由此，自然现象与人体的器官、心志、社会关系等相联系，构建起人体内外环境的整体联动系统。健康与疾病的状态，包括身（五脏）与心（五种情感）和五种气味、五种色彩等也都相互对应，归属于五行划分的抽象宇宙体系。五行和五脏的对应方式主要采取的是特征上的相互比拟。《黄帝内经素问注》中的"肝象木而曲直，心象火而炎上，脾象土而安静，肺象金而刚决，肾象水而润下"，以各个脏器功能与五行自然现象的相似性为基础，如主血脉的心脏与赤红之火的相似性或主体液运行的肾脏与水流的相似性。

表3-2　《内经》中的阴阳五行之象

五行	木	火	土	金	水
方位	东	南	中	西	北
五气	风	热	湿	燥	寒
五体	筋	脉	肉	皮毛	骨
五脏	肝	心	脾	肺	肾
五色	苍	赤	黄	白	黑
五音	角	徵	宫	商	羽
五声	呼	笑	歌	哭	呻
变动	握	忧	哕	咳	栗
五窍	目	舌	口	鼻	耳
五味	酸	苦	甘	辛	咸
五志	怒	喜	思	忧	恐

五行对应不仅包括五行配属的方位、脏器，以及音、色等特征，还包括五行之间变化生杀的关系。例如，《阴阳应象大论》中的"肝生筋，筋生心"对应五行生克中的"木生火"，即配属于木的肝脏也可通过肝血养

筋，进而滋养配属于火的心脏。《素问·五藏生成篇》说："心之合脉也，其荣色也，其主肾也。肺之合皮也，其荣毛也，其主心也。肝之合筋也，其荣爪也，其主肺也。脾之合肉也，其荣唇也，其主肝也。肾之合骨也，其荣发也，其主脾也。"其中，"主"就是制约、克制的意思。按照五行理论，水克火，由于心属火、肾属水，因此也同样存在肾主心的关系。以医学理论解释这种关系，就是说肾阴上济心阴，共制心阳，可防心火过亢，因此肾为心之主。五行之间这种生克制化关系把五脏紧密连为一体，形成调节各脏器的功能体系。

在中国传统的意象思维模式中，身体的各个部分，特别是脏腑或藏象，并不完全被视为真实的解剖学实体，而是根据传统医疗实践的直观经验，按照阴阳、五行之象的功能、运作方式，以取象比类的方法建构起来的器官和功能的意象结合体。早期医家对脏腑等器官的划分可能是以原始的解剖学为基础，但在发展过程中却逐渐从解剖实体演变到功能意象，使得本土文化中的身体观重在体现身体的功能而不是结构。因此，传统中医的"藏象"更多的是一种功能系统。五脏六腑中，除三焦的具体位置存在争议外，其他脏腑基本都有真实的解剖学实体作为对应。但是，脏腑正如其在中医理论中的称呼——"藏象"——所表示的那样，其实质是一种"象"，而并不仅仅是现代解剖学意义上作为客观实体存在的器官。若从意象思维模式的角度而言，或可称之为一种意象实体。

（2）气。

而传统身体观中的"气"，则比藏象系统具有更明显的意象实体的特征。"气"作为所有身心功能的原动力，几乎贯穿古代整个思想系统。杨儒宾（1993）认为，"中国身体观的一大特色，乃是除了五脏六腑的系统外，另有一种气—经脉的系统，而气尤可视为根本的原理。将气与身体结合并论，不但见之于传统医学，也是以往的许多'经验科学'，如占卜、星相、武术等，得以运作的理论基础"。

传统身体观中的"气"是天地万物产生的本源，如《论衡·自然》中所说的"天地合气，万物自生"。由气所催生的万物也包括人的身体（生命），《素问·宝命全形论》中的"人以天地之气生"和"人生于地，悬命于天。天地合气，命之曰人"正表达了这一层意义。但同时，气又并非某种物理意义上的"原初物质"，它在万物构成中的重要性并非作为固定的实体质料，而是通过其功能和过程所体现的，也就是气所显现的"象"。例如，《素问·阴阳应象大论》在论及作为万物运行规律的（"万物之纲纪"）阴阳如何促成万物生长变化时，就说"阳化气，阴成形"，即阴阳通过气的运行来显现于具体事物上。同时，气又通过"象"在整个身体观系统中起到贯通作用。气贯通天与人，是天之象与人之象的连接点，如《素问·六节藏象论》中的"春胜长夏，长夏胜冬，冬胜夏，夏胜秋，秋胜春，所谓得五行时之胜，各以气命其藏"就是说五行对五脏的应象正是通过气来起作用的。从这个意义上说，气可以看作是将事物的作用或功能进行实体化的一种意象比拟。

（3）经络。

与气类似，中医身体观中的另一重要概念"经络"也可以被视为具有特殊含义的意象实体。经络一般是经脉和络脉的统称。《灵枢·经脉》中的"脉为营"，意即经络具有营运血气之能，通过行血气来沟通与连接各个脏腑，形成全身的整体性功能。传统医学对经络进行论述时，使用了多种意象比拟。首先，作为脉名的"经"与"络"二字本身即具有意象化的特征。"经"是指织物上纵向的纱或线，而"络"则指网状的东西，用这二字来命名血气运行之脉，正是以其形象特征来比拟这一遍布人体的"线网"系统。经络的另一重要意象则是"通路"，反映的是其沟通全身各个器官的功能。经脉的一个代称即是"经隧"，指经脉如同潜藏于身体内部的隧道，如《灵枢·玉版》说"经隧者，五藏六府之大络也"。《素问·调经论》中也说："五藏之道，皆出于经隧，以行血气。"就是说经隧是沟通五藏血气的道路。后世医书更直言此意，如《针灸大成》中说"经脉十二，络脉十五，外布一身，为血气之道路也"。除了线网和通路等常见意象，在关于经络形态或功能特征的论述中还可见到其他比喻。例如，《类经》在论及经脉和脏腑时，说"经脉者，藏府之枝叶，藏府者，经脉之根本"，就是通过植物形态来比拟二者的关系。《灵枢·脉度》则用"环"来表现经络系统周而复始、首尾相接的特征，说"阴脉荣其藏，阳脉荣其府，如环之无端，莫知其纪，终而复始"。

综上所述，中国传统身体观的基本构架中隐含着一种思维模式，即通过各种"象"的比拟，从"天"下映到"人"，以一理贯通来解释身体的各种现象。中国传统身体观并非将身体作为一个完全的"物质实体"① 来理解。以这种思维模式为基础，中国文化中的身体实际上成为一种异于西

① 类似"物质实体"这样的表述本身就并非中国传统文化中存在的概念。不仅身体，中国文化理解下的其他事物也并不是今天所谓物质意义上的实体。此处使用这个有些"别扭"的表述来说明另一套与之不相容的思想实际上是存在各种阻碍的，这也是意图在目前的学科框架下包容传统思想的研究所不得不面对的问题之一。

方观念中的"身体"或"躯体"的概念，是具有高度整合性的"身"。

（二）整体性的身体

除了意象化，中国传统身体观的另一个重要特征就是其身心一体的整体性。中国传统身体观中的身体不但通过意象的比拟与天地万物建立联系，而且正是由于同样的贯通性，将个体的所有身心状态和表现都包括在一个整体性的生命意象之中。

在中国传统文化中，其实并不存在像"心理"这样将所有精神活动指称为一个统一集合体的概念，而是用多种不同的说法来指称不同功能的心理活动，如神、魂、魄、心或情志等。同时，这些字词并非只有一层含义，它们在精神、心理层面或是生命整体层面上的意义在不同语境下往往相互混杂。在传统文化中，"神"一般是描述天地万物阴阳规律的统御性概念（如《周易·系辞上》中的"阴阳不测之谓神"），但也常用来指称笼统意义上的精神活动总体。与"神"相对的并非"身"，而是"形"，后者更接近于身体中偏向物质躯体的部分。在这层意义上，传统文化中的"形神"关系反倒类似于现代意义上的生理（物质）和心理（精神）的关系。但是，"形"又并不等同于躯体或身体，它不包括由"精""气"等概念所表述的很多生命"物质"及其功能。在这样多义共存的表述系统中，"心理活动"通常只是附属于以"身"为中心的意象化生命系统的一种现象或功能。因此，在身心一体的关系中，二者并不是独立而平等地相互结合，而是本来就未曾分开。

这种一体性观点从《灵枢·本神》开篇的一段话中便可见一斑："天之在我者德也，地之在我者气也。德流气薄而生者也。故生之来谓之精，两精相搏谓之神，随神往来者谓之魂，并精而出入者谓之魄，所以任物者谓之心，心有所忆谓之意，意之所存谓之志，因志而存变谓之思，因思而远慕谓之虑，因虑而处物谓之智。"在这段对生命进行追根溯源的论述中，天（德）地（气）阴阳交汇首先产生的是人的"生"之形，然后是作为生命物质的"精"阴阳相搏产生神，而后才有魂、魄、心、意、志、思、虑、智等这些更偏向心理的部分。很明显，这些偏向心理的部分并非独立地存在，而是作为人的整体性生命活动中产生更晚和层次更高的部分存在。

从现代的角度来看，分属身或心的功能，在中国传统身体观中则以一套相通的意象化生命原理作为核心而相互结合起来。生命的多系统活动和功能均以五脏为中心，"心理"的不同层次也与藏象相互联系。《灵枢》

中的《本藏》和《卫气》都强调说"五藏者，所以藏精神（血气）魂魄者也"，也就是将精神或心理活动的根源归于藏象之中。在"五行配脏"的理论中，不仅身体的各个部分和阴阳五行相互呼应，人的喜、怒、悲、忧、恐等各种情志也分别配属于五行，并与各自对应的脏器相联系。但脏器与情志的相互关系并非单纯的一方对另一方的影响或统御，而是一种相互对应，真正将它们联系在一起的还是"象"。情志首先配属于五行，而后再与各自对应的脏器及其他身体部位相联系。脏腑之气的变化生出情志之变，而情志之变也会伴有身体反应的变化。一体的身心通过阴阳五行的意象还可以联结到宇宙万物上（表3－2）。从这个意义上说，身心合一其实也是天人相应的意象身体观的一种延伸。这种对应关系的重点更多在于象之间的相生相克。与五行生克关系一致的情志之间相互应象的规律（如《素问·阴阳应象大论》中提到的"悲胜怒""恐胜喜"）也可成为相关证治的基本原理。

在五脏之中，最能体现整体意象性的就是"心"。心虽然与其他脏器并列为五脏，但在多处医理论述中都可见到心被赋予了高于其他脏器的特殊地位。例如，《素问·灵兰秘典论》说"心者，君主之官也，神明出焉"，《素问·六节藏象论》说"心者，生之本，神之变也"。《素问·解精微论》有"夫心者，五脏之专精也"，《灵枢·邪客》则说心为"五藏六府之大主也，精神之所舍也，其藏坚固，邪弗能容也，容之则心伤，心伤则神去，神去则死矣"。这些都意在说明心是主精和神的脏器，除了作为五脏之一，还有着统御所有脏器作用的整体性功能，是五脏中的"君主"。它既是一个实体的器官，又直接管辖所有与心、神相关的功能，即现代意义的心理活动。心与神的关联及心在人的精神、情志活动中的作用也很好地说明了身心一体观和身体的意象性之间的联系：身体或其中的部分（如"心"）在功能上越是整体化，越是"身心兼具"，其概念就离具体的器官实体越远，而更接近于非实体的意象。

以上基于五行藏象理论的身心一体作用，和其他身体的功能一样，仍可以通过气论来解释其具体作用机制。前文所述的气的贯通性不仅作用于天与人的贯通，而且作用于身与心神的贯通。一方面，身体与情志和万物一样都是由气的运作所化生。天地合气为人身，身体五脏之气又生出各类情志反应，如《素问·阴阳应象大论》说"人有五藏化五气，以生喜怒悲忧恐"。另一方面，情志的活动也可表现为气的状态，如《素问·举痛论》说"怒则气上，喜则气缓，悲则气消，恐则气下"，其中气的状态实际上就是对情绪表现的一种意象化描述。通过气，人的身心功能有机地结合为一个整体。《素问·六节藏象论》解释了"养气生神"的道理:"天食人以五气,地食人以五味。五气入鼻,藏于心肺,上使五色修明,音声能彰;五味入口,藏于肠胃,味有所藏,以养五气。气和而生,津液相成,神乃自生。"这段话的意思是天地供养人之五气,五气协调,并辅以津液作用,就能使人的精神旺盛。传统医学讲究"形与神俱"(《素问·上古天真论》),即要形体与心神兼顾。由此,形体和心神的功能及其中气的运作过程都有机地融入了一个整体性的"身"之中。对人的生命来说,形、神、气三者形成的是一种相互交织的整体性作用,如《淮南子·原道训》所说:"夫形者生之舍也,气者生之元也,神者生之制也,一失其位,即三者伤矣。"

魂魄的概念也可体现形、神、气相互交织的关系。代表人之精神的魂魄可分成魂与魄两个部分。《灵枢·本神》中的"随神往来者谓之魂,并精而出入者谓之魄"已提出魂和魄分别相对偏向精神性的"神"和物质性的"精"。孔颖达在《左传注疏》中说"附形之灵为魄,附气之神为魂也"。即魂与魄分别对应着偏向意象功能的"气"和偏向躯体的"形"。而关于二者的关系,《左传注疏》又曰:"魂附于气,气又附形,形强则气强,形弱则气弱,魂以气强,魄以形强。"这就是说,形影响气,魂、魄因为分属气与形,也同样受其影响;而且在这一系列关系中,形依然起到基础性的作用,气与魂、魄都分别以不同的方式附着或依赖于它。

综上所述,在中国的传统文化,特别是医学文化中渗透着一种独特的系统性身心对应观点,即对所有源于人身的功能(包括心理功能)一视同仁,并不刻意区分究竟是躯体还是心理,而这些功能又都统一于意象化的"身"的概念中。纯粹物质性的躯体或形体只是这个身体意象系统的一部分,这就决定了躯体与心理的功能之间存在着天然的联系,人体内部的各个部分之间也存在着普遍联系、相互交感的关系。躯体是生理基础,同时还参与心理、精神层面的活动。因此,中国人的"身体"牵涉到无形的精神、心理、情志等非物质性的概念,是生理与心理交互作用而成的一个整体。在这种身体观下,古人在论述人的生理活动与心理活动时,很少对二者做出明确划分,而是笼统论之。

通过长久的文化传承,这种身体观已不仅反映在医家或哲人的专家理论中,还同样渗透至普通人的生活中,影响文化习语的使用。在人类的语言使用中,直接用身体词语对心智、情感状态进行隐喻表达并不少见。而在汉语中比较特殊的一点是,这些表达心理状态的身体隐喻通常都与内脏器官有关联,类似于藏象理论的通俗版。文化习语不像医学理论那么精确，是医学文化与朴素直观的身心对应观念的结合。例如，胆与肝对应怒，也可以表达激动的情绪和勇敢，如肝火大动、胆量、胆大包天；肠对应忧或悲，也可以表达深沉的情绪，如柔肠寸断、愁肠百结、荡气回肠；脾与胃在医学中对应忧思，习语使用中则多指性格和气质，如脾气、胃口（胡献国，2007）。心为五脏六腑之首、神明之官，因此习语中也常以心来代表所有脏腑，并与"神""情"等直接指称心理活动的字词并用，如心情、心意、心神、心慌意乱。此外，作为所有脏器的代表，心也常和其他器官名相组合，描述不同的心理状态，或者表达整体情感或心理，如心肠、心肝、心血来潮、心惊胆战、沁人心脾。与此类似，"气"字的使用也常体现生命功能的整体性。几乎各类的身体字词都可以与"气"组合在一起，用于表达心理的意义，如脾气、胆气、心气、血气、骨气、手气。这些词体现的正是气在传统身体观中的意象化含义：不同的气发自身体的各个部位，并由此产生了包含躯体、心灵、社会等各个方面的功能。

在民间信仰和传说中也可见到类似的身心交互观念对大众的影响，如古代民间流传的"采生折割"。该叙事模式的骨架主要由两个部分组成：通过迷药或巫术将受害者骗走，之后损伤受害者身体或盗取器官（多是用于制药或巫术之用）。随着时代和传播地域的不同，该类事件的具体细节也会发生各种变化，但其共同的基本特征仍大致维持不变，即都是利用身体（或部分器官）和魂魄（精神）之间的联系来施行邪术。自元代起，刑律文件明确将"采生折割"作为一种罪名提出。元代的《大元圣政国朝典章》（《元典章》）中，《刑部卷之三·典章四十一·诸恶·不道》曰"禁采生祭鬼"。《明律·刑律二·人命·采生折割人》曰："凡采生折割人者，凌迟处死，财产断付死者之家。妻、子及同居家口虽不知情，并流二千里安置。为从者斩。"《大清律例·刑律·人命》中亦同此条。《清会典事例·刑部·刑律人命》则解释："采生折割人是一事，谓取生人耳目脏腑之类而折割其肢体也。"可见，在中国古代，"采生折割"是一种广为人知的罪行。

"采生折割"的叙事深刻渗透在民间话语中。从清代以来的几次群体性事件中可以看到，"采生折割"传说作为民众熟悉的叙事模式与特定时期的潜在社会心态结合在一起，不断以各类变种形式出现。最为学术界所关注的事件发生在清代乾隆年间。在这次几乎遍及全国的"叫魂"恐慌中，民间传说某个会法术的外来者来到某地，用迷药等方法迷惑某人，随后剪取受害者的发辫①。在引发这次巫术案的传言中，妖人通过"剪辫"来夺取受害人的魂魄，仍然是"采生折割"故事的变种。发辫与精气、魂魄等生命力量相联系，"剪辫"与取走灵魂可以说具有同样的意义。而依托于这一为人熟知的身心观念，各种社会文化心态（如对异乡人的恐惧、剪辫行为本身的政治意味）及乾隆时期的社会现实共同推动这一传说扩大成为群体性事件。与此类似，在晚清时期频发的教案之中，也多见"采生折割"叙事，只是主角从妖僧、妖道等变为外国传教士，并与恐惧洋人、反洋教等心态相结合（杨念群，2001；王宏超，2017）。

清代之后，中国又发生了几次几乎是"叫魂"翻版的群体性恐慌事件（李若建，2007；马俊亚，2013）。在这些民间恐慌中，传说的基本结构依然没有脱离"采生折割"这个传统主题。

具有恐怖特征的民间传说一般反映了古老而长久存在的威胁，"采生折割"中最为核心的就是割取器官的威胁。从心理角度来说，"采生折割"观念特殊的一点就在于，为何要专门指出一种威胁来针对取走器官，而不是普通的伤害或杀人？这可能就反映了人们对身体和灵魂的认识。在传统观念中，身心并非并行，而是具有交互作用的统一体，如民间魂魄观中有"三魂六魄"或"三魂七魄"的说法。灵魂既是一个整体，又由许多小部分组成。而魂魄和身体又相互对应，身体的各个器官都有其魂魄。身和心两个整体相互交织，又构成一个"人"的整体。魂魄的整体性依赖于身体的整体性，不同的身体器官拥有灵魂的一部分。直到18世纪，这种认识仍然是民间共识。虽然在1950年左右的"割蛋"的事件中，已经看不到灵魂的要素了，但是重要的身体器官（生殖器官、内脏）仍然和某种神秘力量（原子弹）有关，说明在中国漫长的历史中，此类原始的身心观虽然细节有所变化，但仍广泛存在于中国的乡野田间，影响着人们的潜在意识。

综上所述，传统文化中的身心互应观念从一种基本思维倾向成为传统医学的专家思想，又通过文化系统的构建反过来深化常人的思维模式。其中，身体并非孤立于外界的，而是与包括它的整体系统拥有同样交融贯通的一套法则，可以说是宇宙的微缩摹本。正如汉语身体词语在隐喻中表现出来的整体性和关系性，传统的身心互应及天人相应观点正是将身体视作一个无论内外都充满了有机联系的整体系统。纯粹物质的躯体只是身体系统的一部分，而躯体与心理之间又存在天然的联系，共同组成一个身的整

---

① 关于此事件的详细分析可参见孔飞力（1999）的《叫魂》。

体,其内部存在普遍联系、相互交感的关系。中国人谈到"身体"时,并不进行躯体和心智的划分。身体本身是人的健康和疾病状态的基础,它同时也参与心理、精神层面的活动。因此,中国人的"身体"牵涉无形的精神、魂魄、心理、情志,是生理与心理交互作用形成的,是一个既与天相应又身心相通的整体功能系统。

(三) 本体性的身体

由身心合一的整体性又可进一步导出中国传统身体观的另一层特征,即"身"作为生命本体的意义——身即生命,身即自我。中国传统观念中的身体不仅具有意象性和整体性,更具有生命核心的本体地位。传统身体观念将人的身体视为一个与大宇宙相对应的"小宇宙",身体不仅是一种物质躯壳,而且是世界万物借以相互交通的生命基础。自先秦时代起,从身体的认识中延伸出来的体认和感悟外界的方式,以及相关的意象思维模式就逐渐成为中国文化心理最重要的特征之一。

在以周礼为核心的先秦礼制体系中,就处处可见以身体为出发点的思想倾向。《礼记·礼器》以身体比喻礼,称"礼也者,犹体也,体不备,君子谓之不成人。设之不当,犹不备也"。郑玄对"犹体也"注曰"若人身体",即像人的身体一样。孔颖达则在《礼记注疏》中疏解曰:"礼也者,犹体也者,犹若人身体也。体不备,君子谓之不成人,释体也。人身体、发肤、骨肉、筋脉备足,乃为成人。若片许不备,便不为成人也。设之不当,犹不备也者,合譬也。礼既犹如人之有体,体虽备,但设之不当,则不成人,则设礼不当,亦不成礼,犹人体之不当也。"这段话具体解释了礼与身体的相似之处:礼如同人的身体,身体各个部分如果不完备则不能成人,而礼之设置也要各种类别的礼仪安排得当、各得其所方为完备[①]。除了这种比喻,在真正的礼仪设置上也常从规范身体仪容开始,如《礼记·冠义》说"凡人之所以为人者,礼义也。礼义之始,在于正容体、齐颜色、顺辞令。容体正,颜色齐,辞令顺,而后礼义备"。礼制正是如此,从与百姓生活最为接近的事物开始,由身体扩展到日常行为方式,再到更高层的尊卑贵贱等社会规范,直至国家秩序和权力的表达,一

---

① 当然,传统思想中的譬喻很少单纯停留在一个表面,礼和身体的譬喻也具有更深层的含义。在"礼者体也"中,"体"已不仅单纯指身体,如刘熙在《释名·释言语》中的:"礼,体也,得事体也。"但是,这也不能掩盖这一类比最初的基础仍是借用身体之意。关于"礼者体也"更深层次的解析与本书主旨关系较远,此处不再赘述。

步步自然而然地与民众的生活相互融合。

对身体的重视在先秦思想中又聚合为一个非常重要的命题——贵身论，包括儒家、道家在内的多种不同流派的思想著作在此问题上都有着共同认识。例如，《周易·系辞下》讲包牺氏始作八卦，即采取"近取诸身，远取诸物"的方法。在传统文化取象比类的意象思维路径中，身体不仅是被理解的对象，更是理解的基础，身体经验和生命体验本就是取象的核心来源之一。而在《礼记·大学》中，广为人知的"修身，齐家，治国，平天下"之论，就将"修身"放在人生发展的第一位，而且身之修养还不仅关乎个人，更是家、国、天下等社会性事务的基础。道家亦有类似思想倾向，《道德经·宠辱若惊》中的"故贵以身为天下，若可寄天下；爱以身为天下，若可托天下"就是"贵身"一词的来源。它明确地提出，"贵身"是为人最重要的大事，贵身、爱身者才可寄托以天下。

上述思想各有其论述的重点，但都共同将人之身作为生命的本体，故而也将身体的价值性置于极高的地位上。因此，对"身"的养护便成为人生一切事务的基础。而在以身为贵的思想中，"身"又相当于"生"，中国人的身体就是生命、生活、生存的基础，或者说是生活行动所依托的本体。贵身也即贵生，而与此源出同理的"养生"，同时具有珍视生命和保养自身的意义。《吕氏春秋·孟春记·本生》开篇即讲"始生之者，天地，养成之者，人也。能养天之所生而勿撄之谓天子"，就是说能"养天之所生"才是天子正道。《仲春记·贵生》则说："圣人深虑天下，莫贵于生"，又说"道之真，以持身；其绪余，以为国家；其土苴，以治天下"，贵生是天下大道中的至真之处，为人处世以持身为先，为政、治国、平天下是不足与此相比的。而《尚书》也提出，君主治国治民的基本原则之一即"正德、利用、厚生、惟和"，其中，"厚生"指让人民生活富足，这种劝诫君主善政爱民的思想同样源于贵身爱生的基本理念。

作为先秦思想核心之一的贵身论同样广泛地影响了医家的思想，以及很多民间养生理论。《淮南子·要略》所讲的养生之道，其基本原则之一就是"贱物而贵身"。在医书之中，这种对养生的重视作为一种理念基调，与藏象学说、气论和经络学说等各种医学理论相互结合，如通过阴阳五行四时的对应，将人们的衣食按照天气时节进行安排。养生观的影响直到今天也仍然可以见到。当今社会中，各类养生知识和学说一直很受青睐，是民间活动的一大热门主题。即使现在的中国人未必有多理解源于传统哲思的种种中医养生理论，流行的养生理论也未必能保留原本的医家思想精髓，但仍持养生之道的人们还是会自然而然地将身体视作生命和生活的基础，认为生活中的各种行为作习与身体是紧密联系的整体。

　　"身"的本体性特点从语言使用上也可见一斑。汉语中的"身"实际上本来就具有超越身心区分的独特地位。虽然现在人们通常不加区分地提到"躯体""身体"，并将它们用来翻译英文的"body"，包括 somatization一词中的拉丁文词根"soma"。但实际上，在汉语言中，"身"的概念远比西方语言或几个复合词的表面意义来得复杂。在《现代汉语词典》（第7版）中，汉语中的"身"字主要有以下几种意义：①身体，如身高；②指生命，如献身、奋不顾身；③一生，一辈子，如终身；④自己，本身，如身临其境、以身作则；⑤人的品格和修养，如修身、立身处世。⑥指社会地位，如身份；⑦量词，如一身衣裳。（中国社会科学院语言研究所词典编辑室，2016）从这些用法中可以看出，汉语言中的"身"除了纯粹物质意义上的肉体，还兼有"生命""自我"等众多带有心理性的意义。这些看似不相关的意义能够统一在"身"这一个单字（或者语素）之中，说明它们互相之间存在某些隐含性或历史性的联系。特别是在上述第三、第四种意义中，"身"字常用于中国人定义生命和自我的词汇中，如身份、身世。这意味着中国人的生命或者自我从语言溯源上讲就具有一定的身体性。而现代汉语中经常使用的"身体"，是由"身"字构成的一个词语，它的范围已经比"身"缩小了一些，但其蕴含的信息仍然要大于更加物质性的躯体。

　　在本体性的身体观中，"身"并不是和"心"平行而论的概念，而是和"生"通用，代表人本质的存在。例如，养生之道主要针对的是身体，但实际称作"养生"。中国人谈"身体"时，有时是在谈躯体或形体，而有时又可能是在讲不进行躯体和心智划分的意象化的生命本体。不同于现在所说的单纯物质概念上的身体，传统文化中所说的"身"将自我等精神层面的概念包纳进来，最初的"心"甚至只是这些概念中表达精神意义的一部分。对中国人来说，心是功能性的存在，必须要依附于身，离开了身，它就失去了本来的功能，也就失去了具有的意义。反过来说，身也不能缺乏心，没有心和神，身就不能再被称为"身"，而只是无法受控于人的躯体或形体。这一点对理解传统身体观与身心二元论真正的区别是非常重要的。

　　综上所述，中国传统文化中的"身"是一个同时融合了身心、形神作用的整体。这个意象化的"身"在某种程度上又等同于生命本体，并由此被赋予了人生和社会基石的意义。回归到身心关系上，意象化的身是整个生命系统的实体，而心则是系统中具有较为重要功能的一部分。虽然意象化的身并不等同于作为躯体的身体，但在本体性的身体观念影响下，中国传统文化对自身和整个世界的认知与理解仍然在很大程度上是从身体出发的。因此，中国人的各种情感和心理表达也经常与整体性的身体意象联结在一起，而不是单纯从心神或心灵中生发出来的。这就可能引起对某些现象的重新思考：从西方文化的角度看待疾病表述相关问题时，可以说中国人具有"躯体化"的倾向；而从中国传统文化视角看同样的现象，应该说中国人本身即具有身体性倾向。前者是一种心理反应变质后的异化，而后者则可能是中国人具有的本性。但答案是否只是如此呢？或许我们还需要进一步考察在疾病问题和具体的心身疾痛中，本土传统的解释模式和今天的科学解释模式究竟还有哪些细节上的异同。

二、传统理解下的疾病

在任何一种文化中，疾病观都包含多方面的内容，如疾病的定义、分类、病因和诊治等。中国传统医学对"躯体化"类心身疾痛进行解释时，起到基础性作用的是疾病观中的本体论部分，即"疾病是什么？从哪里来？"。传统中医思想正是从对这些问题的回答开始，一步步建构起对疾病问题的全面理解。而传统文化中作为本体的意象性、整体性身体观也深刻影响了中国人对身体的异常（即疾病状态）的理解。传统中医也正是基于这些本土的疾病定义和病因理论，结合诊疗实践逐渐建构起心身疾痛的本土解释和分类方式。

在未经医学解释的情况下，很难判断古代人和现代人的"疾病"是否完全相同。在中国古代，"疾病"是一种什么样的概念呢？首先，从字义上来看，传统文化中表达疾病的字词主要是指一种造成痛苦的生命状态，其意义比起疾病，确实更接近于疾痛的概念。《说文解字》中对"疒"部属解释为"倚也，人有疾病，象倚箸之形"。疒字部头的字之所以多与疾病相关，是源于文字的象形——好像人生病倚靠着竹子等物的样子。《说文解字》对"病"的解释为"疾加也"，对"疾""痛"等字都被解释为"病也"。段玉裁在《说文解字注》中对此注曰："析言之，则病为疾加；浑言之，则疾亦病也。""疾"与"病"大体上是类似的说法，只是表示疾病的严重程度不同，"疾"为小病，而"病"则是更加严重的大病。总体而言，传统理解上的疾病就是身体脱离正常的一种痛苦不适的状态，这其实也符合人类的普遍理解，是不具有文化特异性的。但在这种通俗理解的基础上，传统疾病观的内在逻辑还是有其特殊性的，而这仍然要从中医的疾病理论中寻找。

在传统中医的疾病理论中，对疾病本质的第一个理解是身体系统的失衡，其中最重要的就是阴阳五行和气运的失衡。如前文身体观所述，阴阳二气与五行的运动和转变是导致身体发生各种变化（包括疾病）的根源。《内经》就明确指出，疾病的发生和发展主要与气的运作和变化有关，如《素问·举痛论》中说，"百病皆生于气也""血气不和，百病乃变化而生"。而阴阳、五行等作为意象表征，不仅存在于身体内部，更广泛存在于支配世界万物的共通法则中。在传统观念中，阴阳、五行和气的失序不仅是身体系统机能失调的原因，更是宇宙和自然整体秩序发生混乱的原因。因此，导致疾病的气也表现出人与环境的相互性。《释名·释疾病》说："疾病者，客气中人急疾也；病，并也，并与正气在肤体中也。"其中，外界邪气留存于体内称之为"客气"，由于客气邪风的侵入导致急疾，而外界邪气与体内正气并立则会致病。

这种以气论为核心的疾病观又根据气具有的阴阳邪正等不同属性，以及气按照不同时节、方位的阴阳五行规律所产生的消长变化、转变盛衰，来解释性质不同或作用于不同身体部位的疾病表现。《素问·阴阳应象大论》说："东风生于春，病在肝，俞在颈项；南风生于夏，病在心，俞在胸胁；西风生于秋，病在肺，俞在肩背；北风生于冬，病在肾，俞在腰股，中央为土，病在脾，俞在脊。"即是论述不同季节会产生不同的气或"风"，导致不同的疾病。而在《素问·宣明五气》中则有"五气所病""五病所发"及"五邪所乱"等理论，从气血、经络运行的各个方面来解释疾病的产生规律。例如，"五病所发"说"阴病发于骨，阳病发于血，阴病发于肉，阳病发于冬，阴病发于夏，是谓五发"，即具有不同阴阳属性的藏象，其发病的部位和季节也有所不同。"五邪所乱"则说"邪入于阳则狂，邪入于阴则痹，搏阳则为巅疾，搏阴则为瘖，阳入之阴则静，阴出之阳则怒，是谓五乱"，同指邪气入阴阳脉的方式有异，则疾病在身体和精神上也具有不同的表现。

《内经》对气血运行影响疾病发展变化还有大量更加详细和复杂的论述，如《素问·玉机真藏论》在论述五脏病气时讲到气运正逆在疾病发展变化中的作用，首先是关于"逆死"："五藏受气于其所生，传之于其所胜，气舍于其所生，死于其所不胜。五脏受气于其所生，传之于其所胜，气舍于其所生，死于其所不胜。病之且死，必先传行，至其所不胜，病乃死。此言气之逆行也，故死。肝受气于心，传之于脾，气舍于肾，至肺而死。心受气于脾，传之于肺，气舍于肝，至肾而死。脾受气于肺，传之于肾，气舍于心，至肝而死。肺受气于肾，传之于肝，气舍于脾，至心而死。肾受气于肝，传之于心，气舍于肺，至脾而死。"这一段即是说每个脏器所受病气均与多个脏器相关，除了作为病气来源的所生之脏，还会传给它所克之脏，留止于生己之脏，死于克己之脏。例如，肝脏受的病气来源于心脏，传到脾脏，留止于肾脏，如果再传到肺脏，患者就会死。这种病气传变方式是和五行生克次序相反的，也就是气为逆行。下一段则讲疾病的"顺传"，说："五藏相通，移皆有次。五藏有病，则各传其所胜，不治。法三月，若六月，若三日，若六日。传五脏而当死，是顺传其所胜之次。"这段与前面相反，说的是病气按照五脏五行的生克次序传变，如肺病传肝、肝病传脾等。如果不及时治疗，待病气传遍五脏，患者就会死。按照阴阳五行理论，病气有顺逆之别，相应地也就有了判别疾病发展变化的不同规律。当然，传统医学对病气传变的论述还要结合具体病证，因此表现得更为复杂，此处限于篇幅不再详述，但以意象系统为基础来解释疾病的基本模式也已可略见一斑。

　　传统理解下的"疾病"，或者说人体和大环境的整体失衡导致的痛苦状态，与现代科学意义上的疾病在定义上的本质区别：传统中医思想及其诊疗实践讨论的并非某种具有实体意义的"疾病"，而是传统中医的一个特有概念——"证"。在中医的"辩证"诊疗模式中，"证"是对疾病过程中所处一定阶段的病位、病因、病性及病势等所做的病理性概括，由多个相互关联、能反映同一疾病本质的症状和体征（证候，即证的外候）组成（陈蓓，2011）。证候是由不同的症状和体征综合起来而确定的，类似于西医中的综合征。但"证"除了指诸般证候，还包含对本质病因的判断。当然，这种判断并不具有科学意义上的因果实证性，而是依据各种源于经验的"本土生理学"。中医的虚、寒、热等证并不是西方医学中的"疾病"那样的客观实体，它们既是现象的描述，又附有本质的概括，也就是所谓的"西医辩病，中医辩证"（吕小康、汪新建，2012）。证的概念正是基于对身体系统整体性的理解：疾病并非仅是某个独立于身体的"侵入物"；外部环境的变化、外邪与内气的冲突，以及身体运行失调的各种表现加在一起的整体状态才是疾病。

　　同时，作为"证"的疾病也是身体观的意象性在传统疾病观中的重要体现。作为意象的身体并不完全遵循以实体经验为证据的认知模式。经验要先被整合入意象思维系统之中加以理解，或者说经验本身要先被诠释，然后才能够进入因果网络中去解释其他事物。意象思维模式的这套逻辑本身就是诠释性的，而非医学的科学模式所依赖的实证性。意象思维的因果判定方式是以主体意向判定事物之间的联系，对因果关系进行主观性、体验性、感悟式的论证，因此，中国传统医学的理论通过理论本身的自洽性和个案例证即能建立其自身的合法性（吕小康、汪新建，2013）。由于这种解释疾痛的方式并不用证实关于某种疾病实体的假设，也就不要求科学严谨的因果性证据。在中医的辨证模式下，其实所有体验都可以和这些体验性、感悟性的隐喻及意象连通到一起。一些带有心理或情志因素的身体疾痛按照严格的科学观念无法加以解释，但是却表现出直观的心身交互作用。这些作用并不通过逻辑性的理论进行论证，而是通过意象性的概念（如气、经络）进行类比式的表述。

传统中医做出诊断的主要方法也是依循此思路。中医辨证以阴阳为总纲，再加上寒、热、虚、实、表、里六种基本功能形态，来判断疾痛属于哪类证候，即"八纲辨证"的基本原则。在此基础上，再结合六经辨证、藏府辨证、三焦辨证、卫气营血辨证，就形成了庞大的病证诊断分类系统。这种诊断分类并非像现代西医一样依据疾病客观实体在生理系统中的位置来划分。病证的分类仍然是依循意象概念系统的内部关系划分，包括病因、病机、病位、病性，涉及从疾病本质到具体症状表现、患者感受的各个方面。其中，分类系统的结构框架（类别）并不重要，重要的是判断具体病证中各种力量关系的过程和方法（八纲）。因为八纲辨证的最终目的还是在于治疗。证候的分类指向的是"象"之间的关系，对应的治疗同样遵循阴阳为纲，按照"象"之间的关系及相应力量的运行机制来辨证施治。

传统中医对病因的判断方式同样受这些意象性的概念影响。患病的原因在中医被称为"因"，西方则以 etiology（病因学，字面意义即为"关于原因的知识"）这个概念论之。传统中医的病因学按照阴阳、五行、藏象、气论等理论来解释为何生病的问题。但因为疾病是作为"证"的整体来看待的，其中的原因、过程和结果必须整合起来理解，因此传统中医的分类体系也主要是以各类"证"为框架，在病因上的分类更多是概括性的。例如，最有影响的病因分类方法之一是按照病因的来源进行分类，即宋代陈无择在《三因极一病证方论》中提出的病因三类说。该理论将病因分为外因、内因、不内外因三类："凡治病，先须识因，不知其因，病源无目。其因有三，曰内，曰外，曰不内外。然六淫，天之常气，冒之则先自经络流入，内合于脏腑，为外所因。七情人之常性，动之则先自脏腑郁发，外形于肢体，为内所因。其如饮食饥饱，叫呼伤气，尽神度量，疲极筋力，阴阳违逆，乃至虎狼毒虫，金疮踒坼，疰忤附着，畏压溺等，有背常理，为不内外因。"但外至风邪入侵，内至情志所伤，在具体的病证中，都是共同作用于患者的身体，而并非明确地由一个病因对应一个症状。总结中医的病因理论，可以发现，中医所注重的并不是疾病的部位，而是发病背后的根源。而对这种根源的最简单和最本质的概括，应当是人体阴阳失调、气血不合，所有这种失调和不合的表现，均可以被称为疾病。因此，在传统中医的体系下，医生更倾向于对病因做出整体性的判断。

当然，在传统中医的临床实践和诊疗模式中也并不是不存在分科。自隋唐时期，太医署的医学教育体制完善以来，中医分科也逐步细化。先是按照诊治方法分科，如医、针、按摩等。其中，医科又根据诊疗方式进一步分为体疗（内科）、疮肿（外科）、少小（儿科）、耳目口齿等。病证本身根据病因病理等特点的不同也按"门"分类（如北宋《圣济总录》将各种病证分为风、痹、伤寒等，共六十六门）。但传统医学观中，人们并不喜欢强调医生（特别是内科医生）所属的专科身份，认为好的医生应该能够对所有可能的病因做出判断并加以应对。"头痛医头，脚痛医脚"这句俗语表现出一种普遍的医学观念，即认为治病不考虑全局、不究其根本是一种医术不高明的表现。如果一个医生声称自己只能诊断和治疗某种特定疾病或某类特定原因导致的疾病，那么他的医疗水平看起来就比不上那些"全能"的医生。

综上所述，传统中医文化体系中的疾病观并不是以作为实体的"疾病"为核心的。"证"是现象的有机组合，而不是现象所产生的本质，因此，"证"不等同于现代医学语境中的"疾病"。在这种语境下，疾病更重要的意义是指代身体患病（异常）的状态。由此，对于原因不明的具有心理相关性的躯体疾痛，中医的疾痛解释就是以未被抽象化的体验作为解释对象，实际上并没有进行标准化的分类命名。第二节将详细论述中医学的这一解释过程怎样认识原因不明的心身疾痛。

第二节　传统中医的心身疾痛解释

一、传统中医视角下的心身疾痛

要考察"躯体化"现象在中医体系中的解释，就需要脱离我们今天思考医学问题时主要依据的现代医学科学的术语和分类学，重新回到中医的思维模式中。换句话说，如果将一个现代心理学或精神病学语境下的"躯体化者"放置到古代中医的框架中，他/她有可能会获得怎样的解释？描述中的"躯体化者"，其核心特征为：一是具有心因性的慢性躯体痛苦，二是医学无法解释其症状。

在现代医学科学的语境中，"医学无法解释"实际上是指"医学无法从生理角度解释"。在中医的语境下，这个标准很难再被视为一个标准。当然，不论传统或现代的时代性，即使在没有"躯体化"这种概念的时代，也仍然可以存在原因不明的身体症状。但按照传统中医的观念，医学解释应该是一种整体性的知识，包括对所有疾痛和不适的解释。医生总是会做出符合传统医学理论的各种解释，包括如何确认、定义、分类各种身体不适。虽然以现在的观点来看这些解释是否具有科学性很值得商榷，但在中医自身的体系中它们确实具有合理性。在传统医学的体系中，多数基于意象性比拟而做出的医学解释，其重点也并非在于对客观现实进行描述。认定这些解释为真相的条件也并不在于医生说出的解释本身，而是在于其治疗效果。对患者来说，不论医生说出的是"风寒入侵"还是"邪鬼附身"，只要他/她根据这种解释所给出的治疗方法有效果，那么自然就证实了其解释是有意义的。即使在诊疗的过程中，有一些患者的症状暂时无法解释，那也是过程性的，是出于种种原因还未找到解释，理论上解释仍然可能存在，而不是像"医学无法解释"这个术语表达的一样，是结论性的无法解释。

如果"医学无法解释"在中医体系中不能成为具有特殊意义的标准，那么试图在中医的框架中重新建构"躯体化"解释的重心自然就落在另一个核心特征上，也就是"心因性的慢性躯体痛苦或躯体症状"。在转换到中医的框架之后，这一特征的状态在某种意义上恰恰与"医学无法解释"相反。后者是不再成立，而前者则反而变为了一种"常见"的情况。中医在诊断中并不存在明确的"医学无法解释"，但却存在大量"心因性的慢性躯体痛苦"，即夹杂着身与心各方面原因，并表现出身与心各方面症状的痛苦。中医学中乍看并无特定一类病证或一门专科针对此类疾痛，实际却是因为符合这种描述的疾痛表现广泛存在于中医临床中半数左右的常见病证之中。有些病证将心神、情志的失常列入主要表现，有些则将心理因素列入主要病因，有些则二者兼有。

传统中医对身心或心身疾痛问题的认识在一定程度上也符合人类对自身疾痛的基本体验。正如所有传统医学一样，传统中医所依据的身体观和疾病观最初都源于自古以来人们对身体的基本感受和认识。专家和常人在话语的使用上并没有如同现代科学那么明显的界线，描述疾病和症状的用语最初也多是来自日常表达痛苦经验的词语。因此，我们可以从非医学术语的语言文字使用中寻找到一些字词，这些字词既是对痛苦经验的直接描述，也被解释为"病"。《尔雅·释诂》中说："痛、瘏、虺隤、玄黄、劬劳、咎、顇、瘽、愈、鳏、戮、瘼、病、瘒、癙、痕、疵、闵、逐、疚、痗、瘥、痱、瘵、瘼、瘃，病也。"这些字都可以用来指代某些"病"，但其本身字义往往不仅限于描述特定的身体症状，还是在描述与痛苦相关的经验或引发痛苦的原因。这其中的很多就包括了社会心理因素（表3-3）。虽然这些词语并不像现代的疾病学术语或者传统中医的"证"一样，指称一类具有明确条件或特征限定的现象，而只是虚指一类会给人带来类似感受的痛苦或病痛。但这也从另一角度反映出此类身心混杂的解释本就源于未被对象化和概念化的自然病痛体验。

表3-3 含义中具有社会心理因素的"病"义字词举例

字	意 义
痛、瘏	疲劳致病。"痛，人疲不能行之病"（《尔雅注疏》，孙炎注）；"躬劬劳而瘏悴"（《楚辞》）
劬劳	劳苦之病。"哀哀父母，生我劬劳。"（《诗经·小雅·蓼莪》）
瘽	劳苦之病。"瘽者，劳苦之病也。"（《尔雅注疏》，邢昺疏）
顇、瘁	竭尽心力致病。"顇者，《小雅·雨无正》云：哀哉不能言，匪舌是出，维躬是瘁。顇、瘁音义同。"（《尔雅注疏》，邢昺疏）
癙、瘏	忧畏之病。"哀我小心，癙忧以瘏。"（《诗经·小雅·正月》）；孙炎云："癙者，畏之病也。"（《尔雅·释诂》，邢昺疏）
瘏、痱	心忧惫之病。《舍人》云："癙、瘏、痱、瘏皆心忧惫之病也。"（《尔雅注疏》，邢昺疏）
痕	忧思郁滞成病。"痕者，滞之病也。"（《尔雅注疏》，孙炎注）；"之子之远，俾我痕兮。"（《诗经·小雅·白华》）

中医的病因学早有论及心理因素导致躯体疾痛的学说，其中最为核心的就是情志致病理论。"情志"一词本指人的情感、志趣。"情"是指喜、怒、忧、思、悲、恐、惊七种情感，而"志"则是指喜、怒、忧、思、恐五种志意（可以简单理解为精神）。这些都是人体对客观外界事物和现象所做出的情感反应，属于人体正常的精神活动。而情志致病则是指与七情五志的变化相关的疾病。在医学上，"情""志"二字并非一开始就合并

而用。《内经》中虽还未有"情志"的说法，但已经对被后世称为"情"和"志"的致病因素有所阐述。例如，《阴阳应象大论》中的"喜怒伤气……暴怒伤阴，暴喜伤阳……喜怒不节……生乃不固"，即大喜大怒不节制，就会导致生命不稳固。《内经》为情志学说的起源，对若干种情志致病的病因、病机、诊断治疗方式等都有详细的阐述，后世医家也在此基础上对情志学说有所发展。在传统中医形神合一、心身同一等整体观理论思想的指导之下，逐渐形成和发展出了各种自成系统的情志疾病学说。陈无择的三因理论在《内经》经典论述的基础之上，将"七情"的情志因素作为致病的三因之一，并通过气的运行来解释其具体发生机制。《三因极一病证方论》说："夫五脏六腑，阴阳升降，非气不生。神静则宁，情动则乱，故有喜怒忧思悲恐惊，七者不同，各随其本脏所生所伤而为病。"到明代，张介宾又在《类经》中将《内经》相关的论述收集整理、融会贯通，明确称之为情志之伤，总结出了一套系统的情志致病理论。

中医对心身症状的探讨也和前文提及的形神合一观念有着密切的联系。正因为中国人的"身"蕴含了形与神双方面的共同体，所以心－身症状（心理因素造成的身体失调）在某种程度上也是身－心症状（身体失调造成的心理功能异常）。中医藏象学说为心－身和身－心病证的一体性提供了理论基础。在整体性的身体系统中，依托于意象化的身体器官（如作为阴阳五行之官的脏腑），以及精、血等物质的作用和"神"所指代的神、精、魂、魄、心、意、志、思、智、虑等各种精神心理性活动是作为一个整体运转的。当然，传统文化中的"形"与"神"并不能直接等同于身和心。"形神合一"作为一套理论系统，也并非仅仅是对身心关系的讨论。此处只是意在通过形神合一观念的视角来将现在所谓的"身"与"心"症状放置于传统医学文化的解释框架中。在这种解释框架中，身体具有本原性，而心是从身中衍生出来的，受到身体状态的制约；同时，心对身也有着反作用，其状态又能够直接影响身体的变化。在这个整体性的生命系统中，心理与生理并无本质区别，而只具有功能和形式的区别；它们的运作基于同一套机理，不同之处在于具体表现。

传统中医在分析病因和病机时，对形与神的病理关系有很多相关论述。《灵枢·本神》说："心怵惕思虑则伤神，神伤则恐惧自失。破䐃脱肉，毛悴色夭，死于冬。脾忧愁而不解则伤意，意伤则悗乱，四肢不举，毛悴色夭，死于春。肝悲哀动中则伤魂，魂伤则狂忘不精，不精则不正当人，阴缩而挛筋，两胁骨不举，毛悴色夭，死于秋。肺喜乐无极则伤魄，魄伤则狂，狂者意不存人，皮革焦，毛悴色夭，死于夏。肾盛怒而不止则伤志，志伤则喜忘其前言，腰脊不可以俛仰屈伸，毛悴色夭死于季夏。"这段话就是说不同的情志可能引起不同的身体功能紊乱，导致各类躯体疾病的产生。情志失调会通过造成血气紊乱来影响整个身体系统的运行，如《素问·疏五过论》中的"离绝菀结，忧恐喜怒，五藏空虚，血气离守"，即指生离死别等生活事件导致的情怀郁结和各种情绪因素会导致五脏空虚，不能持守血气。情志之变也会影响脏腑功能，不同的情志影响的藏象有所不同。《素问·阴阳应象大论》在五行五脏对应论中提出"怒伤肝""喜伤心""思伤脾""忧伤肺""恐伤肾"。《三因极一病证方论·七气叙论》提道："喜伤心，其气散，怒伤肝，其气击，忧伤肺，其气聚，思伤脾，其气结，悲伤心胞，其气急，恐伤肾，其气怯，惊伤胆，其气乱。"

　　中医尤其注重五脏中的心在情志异常中的作用。因为心的功能为主血脉和主神明，平常的情志表达也是从心而始。《灵枢·口问》中解释人哀伤时哭泣的气运原理，即称："心者，五藏六府之主也；目者，宗脉之所聚也，上液之道也；口鼻者，气之门户也。故悲哀愁忧则心动，心动则五脏六腑皆摇，摇则宗脉感，宗脉感则液道开，液道开，故泣涕出焉。"也就是说，悲伤之情要通过心动继而达至五脏，然后引发流泪等情绪的外在表现。同理，情志之伤也会导致心神受损，进而影响到其他脏腑。张介宾在《类经·情志九气》中总结道："情志之伤，虽五脏各有所属，然求其所由，则无不从心而发……忧动于心则肺应，思动于心则脾应，怒动于心则肝应，恐动于心则肾应，此所以五志惟心所使也。"即将各种情志的影响都归结于心。情志所伤的病证多见于心、肝、脾和气血失调，正是通过心主血脉、神明，肝藏血，脾为气血生化之源等机制影响心身病理关系。

　　大体而言，情志致病的原因还是在于五脏所藏的精气之变，情志失调的本质实际上仍是五行、气运的失调。情志失调会伤及心神和脏腑，导致生理、心理各方面功能的进一步异常，最终形成心身疾病。不过，情志失调的状态只有在过激超出身体承受时才可成病因，如果是正常变化则不会致病。张景岳在论述《内经》中的"怒伤肝"时说，"怒不知节则劳伤在肝"，"然随怒随消者，未必致病"（《类经》）。这与心理学中对正常情绪状态与心境障碍等病理性状态的区分有所类似。传统中医的这种病因说甚至也涉及社会心理因素对疾病的影响。《素问·疏五过论》中的"凡未诊病者，必问尝贵后贱，虽不中邪，病从内生，名曰脱营。尝富后贫，名曰失精，五气留连，病有所并"，说的就是由富贵转为贫贱可能会造成"脱营"或"失精"，这二者都是因为社会地位的改变引发情志不舒，五脏之气留连郁结导致的疾病。

但是，情志致病的机制并不是心－身的单向影响。正因为致病的真正机理在于气血变化，所以情志变化本身可能也是受到气血变化影响的一种体现。如果五脏发生气血变化，也会反过来通过脏腑阴阳五行的运动引起相应的情志变化。《灵枢·本神》在论及情志致病时提及五脏病的典型症状："肝藏血，血舍魂，肝气虚则恐，实则怒。脾藏营，营舍意，脾气虚则四肢不用，五脏不安，实则腹胀，经溲不利。心藏脉，脉舍神，心气虚则悲，实则笑不休。肺藏气，气舍魄，肺气虚，则鼻塞不利，少气，实则喘喝，胸盈仰息。肾藏精，精舍志，肾气虚则厥，实则胀，五脏不安。必审五藏之病形，以知其气之虚实，谨而调之也。"这里的症状既有易恐、易怒、易悲等情绪失调，也包括四肢不灵活、腹胀、呼吸不畅等躯体症状，而这两者并没有什么特别的区分。《景岳全书·不寐》对失眠的论述："无邪而不寐者，必营气之不足，营主血，血虚则无以养心，心虚则神不守舍，故或为惊惕，或为恐畏，或若有所系恋，或无因而偏多妄思，以致终夜不寐，及忽寐忽醒，而为神魂不安等证。"也一样体现了血气失调是如何进一步导致更严重的心理失调的。

在心与身的互动中，身体和精神总是处于相互对应的状态，无论是正常还是病变。不论对生理疾病还是对生理疾病，传统中医的解释均一视同仁，躯体得病是病，心理得病也是病；既有因躯体得病而引发的心理失常，也有因心失常而导致的躯体病症，两者相互交织，难分彼此。而由于传统文化中身的本体地位，情志的问题并不被视为有别于身体疾病的特殊分类。因此，无论身体或是精神异常，最终都会体现在意象性的身体征象上。医生在诊疗中，运用望、闻、问、切等手段，由外查内，"以表知里"（《素问·阴阳应象大论》），即通过观察分析患者的形、官、窍、色、脉等外在征象，推测其身体阴阳五行运作中本质的病理变化。只要治愈了身体疾病，神志的问题也会相应地康复。由此可见，"躯体化"的核心特征之一，"心因性的慢性躯体痛苦"对于中医来说并不陌生。

二、传统中医学的心身综合征

在简单梳理了传统中医对心身症状及其致病机理的大致观点后，我们可以回到本节最初提出的问题上，即现代医学语境下的"躯体化者"如果被放置到传统中医框架中可能会获得怎样的解释。首先需要澄清一点，因为叙事体系的差异，其实很难判断，在未经医学解释的情况下，古代人和现代人的症状表现是否完全相同；也不能完全确定某些病名、证名、症状描述在今天是否还是指同一对象，或今天的"躯体化者"所经历的某些体验在古代是否存在。但至少可以确定的是，还是有一些基本的身体体验从古至今都同时存在于医学专业话语和大众文化习语中，如头痛、胸闷等。这些疾病经验所对应的解释框架至少在今天也仍然是可以被理解的。因此，这些话语就可以成为此处试图实现的"解释模式互译"的基础。也就是说，如果在现代精神病学中被诊断为具有"躯体化"症状的患者走进一个传统中医的诊室，那么他的很多经验仍然是可以被理解的，只不过可能获得的是一些不同的疾病解释。

从现代医学的视角来看，"躯体化者"可能获得的传统中医疾病解释很多都应该是所谓的"心身综合征"。在传统中医漫长的发展历史中，医家逐渐识别出一系列相互关联的心身功能症状和体征，并针对其机制提出了相关的理论，代表这些证候的病、证名称也逐渐定型。以这样的方式所确定的"病证"确实有些类似于现代医学的"综合征"。最符合心身综合征这一表述的病证大部分属于前面提到过的情志病。但如果反过来将情志病置于当今的话语体系下，却并非所有情志病都可以被看作心身综合征。如果站在中医的理论角度上，中医内科临床中约半数的常见病证都可归为情志病，其中既包括由情志刺激诱发的各类病证，也包括其他原因所致但具有突出情志异常表现的病证（倪红梅、王志红，2017）。如同前面所讨论的，情志病的机理并非心－身的单向影响。或者说，不论心－身还是身－心，这种两个独立实体相互间的单向影响都不太符合中医的思维模式。如果此处完全按照情志病的框架来进行论述，那只能把当今定义下的"躯体化者"和其他多种精神障碍，以及内科疾病不加区分地加以列举。

因此，此处的分析也仍然还是要先以现代医学语境下对"躯体化者"的界定为基础，再将其转置于传统中医的理论框架下。按照这种思路，我们需要排除主要由其他原因而非情志因素引发的病证（如消渴、癌瘤等）；也不讨论可能有情志原因，但主要症状在现代多被归为其他医学解释的病证（如呼吸系统疾病、胃肠道疾病、中风等）。在剩余的各类病证中，最为类似当今多数"躯体化者"症状表现的心身综合征有虚劳和郁证。因此，接下来的讨论中，本书将它们作为"躯体化"现象在中医体系下解释的两个例证来加以分析，并从中发现传统中医心身疾痛解释的特点。

（一）虚劳

虚劳，又称虚损，泛指气血亏损所致的虚弱证候和表现为虚弱证候的疾病。由于中国传统医学中很少有严格的概念定义，而通常是用意象化的语言加以阐释，因此大体而言，"虚"是指阴阳之气和精、血的消耗，而"劳"或"损"则是虚证导致的身体各个部分或器官的损伤。早期虚劳或虚损还没有被当作一个病名，医家只是分别用虚、劳、损来描述一些特定的病证或病机。例如，《素问·通评虚实论》对于"何谓虚实"的回答是"精气夺则虚"，意为虚证是来自精气的损失。此处的"虚"对应于实证的"邪气盛则实"。从身体系统平衡的角度而言，实证是邪气过盛造成的伤害，而虚证则是正气不足。《内经》所讲的这种虚实之辨是针对中医辨证整体而言，并非特指某种疾病。但后来的虚损或虚劳之证均被冠以"虚"之名，其基本概念中即采取了虚证所强调的气血损失、亏缺、消耗之意。而"劳"和"损"则更多用来描述虚劳的主要病机，即因虚而致损，损极而致劳病，是一个不断发展恶化的过程。对于劳，《素问·宣明五气》就提到"久视伤血、久卧伤气、久坐伤肉、久立伤骨、久行伤筋。是谓五劳所伤"。《难经》则将这种消耗和损伤详细总结在"损"中，谓之："一损损于皮毛，皮聚而毛落；二损损于血脉，血脉虚少，不能荣于五脏六腑；三损损于肌肉，肌肉消瘦，饮食不能为肌肤；四损损于筋，筋缓不能自收持；五损损于骨，骨痿不能起于床。"这里所说的皮毛、肉、血脉、筋、骨等身体上的损伤，反映的其实是内在脏腑精气的亏损，造成的是患者整个身体系统各方面功能上的虚弱。

最早将"虚劳"并称作为一种疾病名称的是汉代医学家张仲景的《金匮要略》，他在"血痹虚劳病脉证并治"中提出"极虚亦为劳"，以"虚劳"来称呼一系列具有疲劳衰弱证候的疾病，其中提到的病例症状有"四肢酸疼，手足烦热，咽干口燥""虚烦不得眠"等。张仲景笔下的虚劳病是以一系列脏腑功能衰退、气血阴阳不足证候为主要表现的慢性虚弱性疾病，是身心劳伤所致的多种慢性衰弱疾病的总称（张伯臾，1985）。这就与《内经》或《难经》等用虚、劳、损泛指由精气虚亏导致的各种衰弱、劳损的症状不同。张仲景所说的"虚劳"可以被认为是有特定范围的疾病或者医学综合征。

之后的历代医家又在此基础上对其进行了进一步的研究，积累了丰富的临床医案并提出了更为系统的病机理论。例如，晋代葛洪的《肘后备急方》描述了"积劳虚损"的各种表现："凡男女因积劳虚损，或大病后不复常，若四体沉滞，骨肉疼酸，吸吸少气，行动喘惙，或小腹拘急，腰背强痛，心中虚悸，咽干唇燥，面体少色，或饮食无味，阴阳废弱，悲忧惨戚，多卧少起……"其中既有疲劳的身体症状，也有情绪低落的描述。

隋朝巢元方在《诸病源候论·虚劳病诸候》中归纳虚劳病之病因，提出"夫虚劳者，五劳、六极、七伤是也"。《诸病源候论》中对"五劳"有两种说法。一说"五劳者，一曰志劳，二曰思劳，三曰心劳，四曰忧劳，五曰瘦劳"，主要描述的是情志上的劳伤。后面又说"肺劳者，短气而面肿，鼻不闻香臭。肝劳者，面目干黑，口苦，精神不守，恐畏不能独卧，目视不明。心劳者，忽忽喜忘，大便苦难，或时鸭溏，口内生疮。脾劳者，舌本苦直，不得咽唾。肾劳者，背难以俯仰，小便不利，色赤黄而有余沥，茎内痛，阴湿，囊生疮，小腹满急"，描述的是脏腑过劳的症状，而其表现则几乎囊括了从身到心的各个方面，既包括面色变化、视觉、嗅觉等感知觉失常、排泄问题、口疮等躯体症状，也包括精神和情绪上的痛苦。"六极"分别是指"气极""血极""筋极""骨极""肌极""精极"，是从气、血、筋、骨等身体主要生命物质的角度来论述极度劳损导致的各种症状。"七伤"分成两种，第一种主要描述的是肾精亏虚，"一曰阴寒，二曰阴萎，三曰里急，四曰精连连，五曰精少、阴下湿，六曰精清，七曰小便苦数，临事不举"。而第二种则侧重脏腑所伤，"一曰大饱伤脾，脾伤，善噫，欲卧，面黄。二曰大怒气逆伤肝，肝伤，少血目暗"。《诸病源候论》列出了三十八种具体的虚劳证候，如"不能食""寒冷""三焦不调""不得眠"等。可见，巢元方所归纳的虚劳已经将各类带有疲劳特征的慢性心身症状都囊括在内。

此后的医家也用"虚劳"来称呼一系列同时出现的慢性躯体症状。宋代《圣济总录》中的虚劳一门也秉承"五劳七伤六极"的理论，称："论曰虚劳之病，感五脏则为五劳，因七情则为七伤，劳伤之甚，身体疲极，则为六极。"后又分别论及五脏的积虚劳损、虚劳的各种原因（"冷劳""热劳""气劳"等），以及各种具体症状及其诊治方法。这些症状中既有咳嗽、呕吐血、浮肿等现代意义上理解的生理症状，也有不思食、不得眠等偏向心理的症状。在清代叶天士的《临证指南医案》中，虚损病例颇多。其后所附的叶氏门人评论称："虚损之症，经义最详，其名不一。"虽然名称有所变化，但是虚劳或虚损作为一种疾病模式具有其历史传承。又提到"久虚不复谓之损，损极不复谓之劳，此虚劳损三者相继而成也。参其致病之由，原非一种，所现之候，难以缕析"，说明虚劳是以其病机病理来分类的一种病证，但具体的病因和症状却可能千差万别。

虚劳的本质是"虚"，而其诸多病因总结起来则可以说是"劳损"。虽然劳损的原因是身心兼有，但之所以虚劳在现代区分身心的语境下经常被视为典型的心身综合征之一，正是因为在"虚劳"被确立为一类疾病之后，医家特别强调其病因中的心理和行为因素。《三因极一病证方论》在论及"五劳"时说："五劳者,皆用意施为,过伤五脏,使五神不宁而为病,故曰五劳。以其尽力谋虑则肝劳,曲运神机则心劳,意外致思则脾劳,预事而忧则肺劳,矜持志节则肾劳。是皆不量禀赋,临事过差,遂伤五脏。"明代《景岳全书》则云"劳倦不顾者,多成劳损……不知自量,而务从勉强,则一应妄作妄为,皆能致损",又说"凡虚损之由,具道如前,无非酒色、劳倦、七情、饮食所致",就是讲不良生活方式的影响。汪绮石在《理虚元鉴》中提出"虚症有六因,有先天之因,有后天之因,有痘疹及病后之因,有外感之因,有境遇之因,有医药之因",其中的境遇之因即"从来孤臣泣血,孽子坠心,远客有异乡之悲,闺妇有征人之怨,或富贵而骄佚滋甚,或贫贱而窘迫难堪。此皆能乱人情志,伤人气血",用现在的话来说,就是生活事件刺激引发心身不适。可以看出,这些情志和行为因素又都可以归结于一个"过"字,即不够节制。由此解释也可导向对心性修养和生活方式的劝诫,如《理虚元鉴》中的"盖七情不损,则五劳不成,惟真正解脱,方能达观无损,外此鲜有不受病者"。

有研究者认为,虚劳病的诸般症状表现均与抑郁症类似,其主要躯体症状表现可以说就是抑郁症的"躯体化"(包祖晓等,2010)。不过,传统中医对于这些症状的病因和病机解释却与简单的"心理问题的'躯体化'"有着很多差别。虽然情志过度是引发虚劳病的主因之一,但它并非此证的核心。多样化的病因和症状表现是虚劳、虚损一门的特征,但它们之所以统在一类疾病之中,是因为其都以虚为此类病证的核心本质,即精气、气血的亏缺。情绪过度或生活不节制造成的损耗,和先天不足、外感风寒等现在所说的生理因素都是致病因素,都通过同一个生命系统发挥作用,造成气血的消耗与劳损,最终导致整个身体各方面的症状。

总体而言,在虚劳病的解释中,心理或行为因素虽然有着重要地位,但其作用机制仍然集中在身体系统的气血运行上,而不是单纯的心神作用。不同的情志所发挥的作用,或者说"神"的生发来自五行相应的脏腑器官中气的运行。过度的情志也就意味着对脏腑功能驱动过剧,自然会引起脏腑的损伤和相应的气的耗损。来自生活事件、社会境遇等因素的刺激或者现代心理学所说的应激源虽然影响的是心神,但实际是直接作用在意象性的身体系统上。同理,劳损也并不全然是指代现代意义上的身体或精神疲劳和消耗,真正导致虚而引发症状的是气、精、血的耗损。因此,虽然虚劳病的病因解释中似乎有着由心至身的因果关系,但更准确地说,其实是因为心和身根本就没有被明确地区分,心的因素虽然重要,但并不居于疾病本质解释的核心。

（二）郁证

"郁证"这个词现在总是让人联想到最为大众所熟悉的精神障碍之一的抑郁症。对中国人来说，"抑郁症"是属于翻译而来的西医病名，而传统中医对于"郁"的描述其实很早就已出现。传统中医所描述的"郁"或"郁证"确实在某些外在表现上和抑郁症有类似之处。不过，郁证在病因、病理机制和症状表现等各个方面都和抑郁症有着诸多差异。两者只能说是外在表现有部分相似，对它们的疾痛解释的核心却是大相径庭的。

从广义上来说，"郁"指的是一种广泛存在于多种疾病中的病机。这层意思也直接从郁的字义之中反映出来。在古代汉语中，"郁"字同时含有"忧郁"和"癖积，阻滞"两层意思，后者就是表示人体气血津液癖滞不通而导致疾病的状态。在最初的医学论述中，不论气血津液等的滞而不通，还是情志不正常的积聚，都可以被称为郁。《素问·六元正纪大论》中关于郁的论述就是从五行之气的运作说起：

> 帝曰：五运之气，亦复岁乎？
> 岐伯曰：郁极乃发，待时而作也。
> 帝曰：请问其所谓也？
> 岐伯曰：五常之气，太过不及，其发异也。

这段对话主要解释了"复气"发作的道理。复气即报复之气，来自传统阴阳五行理论中五行胜复的规律。当五行中某一气过于亢盛（胜气），就会引起其所不胜的一气报复性地发作，以使五行之气复归平衡。而复气发作的原因就是"郁极"，也就是说，气被压制、阻塞过度就会报复性地反弹，导致异常现象的发作。在这之后又论述五气之郁不同的表现，用不同的气候环境变化起始，进而说明五行之郁在人身上也会导致不同的疾病：

> 土郁之发，岩谷震惊，雷殷气交……化气乃敷，善为时雨，始生始长，始化始成。故民病心腹胀，肠鸣而为数后，甚则心痛胁䐜，呕吐霍乱，饮发注下，胕肿身重……
> 金郁之发，天洁地明，风清气切……杀气来至，草木苍干，金乃有声。故民病咳逆，心胁满引少腹，善暴痛，不可反侧，嗌干，面尘色恶……

91

水郁之发,阳气乃辟,阴气暴举……流行气交,乃为霜杀,水乃见祥。故民病寒客心痛,腰脽痛,大关节不利,屈伸不便,善厥逆,痞坚,腹满……

木郁之发,太虚埃昏,云物以扰,大风乃至,屋发折木,木有变。故民病胃脘当心而痛,上支两胁,鬲咽不通,食饮不下,甚则耳鸣眩转,目不识人,善暴僵仆……

火郁之发,太虚肿翳,大明不彰……风行惑言,湿化乃后。故民病少气,疮疡痈肿,胁腹、胸、背、面、首、四支膜愤,胪胀,疡痱,呕逆,瘛疭,骨痛,节乃有动,注下,温疟,腹中暴痛,血溢流注,精液乃少,目赤心热,甚则瞀闷懊憹,善暴死……

既然五行之郁发作方式和表现症状不同,治疗方法也有所差异,或疏导宣泄,或散热祛邪,如《六元正纪大论》所说的"木郁达之,火郁发之,土郁夺之,金郁泄之,水郁折之"。不过,总体来说,这些方法都遵循着"过者折之,以其畏也,所谓泻之"的基本原理,也就是对于过度之气要折其势,泻其气。

后世医家也根据类似的五气郁滞阻塞的理论来描述"郁"的相关问题。元代的《丹溪心法》将郁证分为"六郁",即气、血、火、食、湿、痰,曰:"气血冲和,万病不生,一有怫郁,诸病生焉。故人身诸病,多生于郁。"又描述六郁的具体症状:"气郁者,胸胁痛,脉沉涩;湿郁者,周身走痛,或关节痛,遇寒则发,脉沉细;痰郁者,动则喘,寸口脉沉滑;热郁者,瞀闷,小便赤,脉沉数;血郁者,四肢无力,能食便红,脉沉;食郁者,嗳酸,腹饱不能食,人迎脉平和,气口脉繁盛者是也。"由此可见,六郁的症状表现于身体各个部位,包括多样的生理症状,其中也有"躯体化"症状中常见的周身疼痛、四肢无力等。

按照这种气郁理论,郁既分五行,自然也会对五脏都造成影响。在医家的论述中,心、肺、脾、肝等多个脏器均与郁有所关联,但在以气郁为首、综合诸郁的框架下,与郁联系最为紧密的当属肝。肝藏血而主疏泄,而思虑过度会导致肝失去疏泄的功能,造成气机郁滞、损伤神明。对肝气郁结证的论述,起于《内经》所言之"木郁"。明代赵献可在《医贯·郁病论》中根据"五行相因"进一步提出五行之郁都是相互关联的,针对其一即可:"东方先生木,木者生生之气,即火气。空中之火,附于木中,木郁则火亦郁于木中矣,不特此也,火郁则土自郁,土郁则金亦郁,金郁则水亦郁,五行相因,自然之理,唯其相因也。予以一方治其木郁,而诸郁皆因而愈。"这里就是将木郁作为五郁证治之首。《医碥》也持此理，说："郁而不舒，则皆肝木之病矣。"在这种肝郁理论的基础上，产生了如今广为人知的"疏肝解郁"为核心的郁证治疗思路。

从疾痛解释的角度来看，作为病机描述的郁和虚在某种程度上可以说是有一定对照性的两种意象隐喻。首先，它们都是由于气的运行出现问题造成整个身体系统的失衡，而差异则在于病理的虚实之辨，如《内经》所言"正气夺则虚，邪气盛则实"。郁是五气积聚、阻塞造成的问题，是气的过盛造成身体阴阳五行平衡的破坏。而虚则是因为气的损耗或不足造成无法维持身体阴阳五行的平衡，因此称为虚证。作为病机的郁其实和现在所理解的心理因素并没有什么直接关联。郁所表达的是身体系统的一种运行不畅状态，是五气积聚、阻塞造成的异常。它和传统中医讲到的其他病机一样，都是基于整个身体系统气血运行不平衡导致疾病的理论。由于"气"在中医的理解中是一种实质存在，因此气郁的诊疗也和其他"有形"之证思路相似。例如，《证治汇补·郁证》指出："郁病虽多，皆因气不周流，法当顺气为先。"

不过，后世也有很多医家认为情志之郁并没有被《内经》的气郁包括在内，并逐渐区分出了一种以情志压抑、忧郁为主要表现的情志之郁，在病机和治疗上均与气郁有所不同。明代张介宾就明确提出将发于"气"和出于"情志"的郁加以区分。《景岳全书》说："凡五气之郁则诸病皆有，此因病而郁也。至若情志之郁，则总由乎心，此因郁而病也。"其后他又对情志之郁进行了更详细的划分："自古言郁者，但知解郁顺气，通作实邪论治，不无失矣。兹予辨其三证，庶可无误。盖一曰怒郁，二曰思郁，三曰忧郁。""怒郁"是指愤怒过度影响肝脏，气满腹胀。愤怒过后邪气虽然已经离开，但人体中气已经受损，导致倦怠少食等症状。"思郁"则是指积疑在怨导致气结，多出现在妇女身上，损害心脾。对忧郁的论述则离之前的气郁之说更远："又若忧郁病者，则全属大虚，本无邪实，此多以衣食之累，利害之牵，及悲忧惊恐而致郁者，总皆受郁之类。"该论述提出忧郁是不良心境持续导致郁证，其机理更接近一种虚证，而非有邪气之实。

到了清代，在大量临床实践的基础上，医家进一步认识到在气郁的解释框架下此类疾病的表现非常复杂，治疗也面临很大困难。在清代《临证指南医案·郁》中，华岫云评注道："郁则气聚，聚则似有形而实无质。"有医家误认为气郁是有形之滞，采取破气攻削之法，结果反而愈治愈剧。华岫云又对此评论道："不知情志之郁由于隐情曲意不伸，故气之升降开合枢机不利，虽《内经》有泄、折、达、发、夺五郁之治，犹虑难获全功……总属难治之例。"其认为郁证的关键在于病者的移情易性，而医者则必须构思灵巧，不能急于攻病，而只能逐渐从心理、社会各个方面进行疏导。虽然此时的医家对郁证的看法仍然不能完全离开中医气论的基本观念，但也认为情志之郁并不属于有形的气郁。这实际上就在气这种意象化概念中出现了有形和无形之分。情志的心理特点更明显地表现出来。

虽然现在抑郁一词对应来自西方的 depression，但从以上传统中医对郁证理解的发展史中可见，中医体系中郁证的病理本质与抑郁症的差别不小。严格来说，只有张景岳的"忧郁"与抑郁症较为接近，是由衣食、利害等社会心理刺激导致悲、忧、惊、恐等情绪造成疾病。但不论虚证、实证的争论，忧郁总体上仍然属于郁证的大类别，符合中医对病证的总体观念。情志变化本身并不能形成完整的证象，只有当出现饮食不和等可见的生活变化，形体消瘦、肌肉无力等体征变化，以及诊治中发现特定的脉象，综合而言才可成为病证。而归根溯源，阴阳之气的阻塞或消耗，以及身体脏器的损伤才是病证的本质。在整个的病证发展过程中，忧只能说是病因的一种，或中介影响因素，导致的证是一种特殊的郁。忧虑的情绪本身无法成为定义一个病证类别的致病本质和基础。

除了虚劳、郁证，传统中医还有很多病证的表现都可与某些现代"躯体化"患者的状态相对照。例如，归属于虚劳范畴的解㑊，即指以疲劳懈怠、困倦欲睡为主要症状的一种病证，其表现类似于现在所谓的疲劳综合征。还有以"不寐""不得眠"为名的一系列病证，描述的都是失眠、睡眠障碍一类问题。虽然这些病证在具体症状表现上都各有特点，但大体也是遵循如前所述的以气血变化为基础的病因病机解释。例如，解㑊证的主要原因是肝肾气血亏虚不足，所谓"气血乃竭，令人解㑊"（《素问·四时刺逆论》）。而不寐证的病因解释则分为两种："一由邪气之扰，一由营气之不足耳。有邪者多实证，无邪者皆虚证。"（《景岳全书·不寐》）无论虚实，其起病原因中都涉及心理因素，如"饮食忿怒之不寐者""思虑劳倦，惊恐忧疑，及别无所累而常多不寐者"。但视其病机，仍如前所述是回归到气血之论，如"无邪而不寐者，必营气之不足也。营主血，血虚则无以养心，心虚则神不守舍"。这些病证在解释上的特征从对虚劳和郁证的分析中已经可见一斑，此处不再赘述。

第三节 传统中医解释模型的特点

传统医学提及的各种类似"躯体化"的躯体疾痛"模板"基本都遵循着一种共同的思维模式。虽然前面提到的虚劳、郁证等心身综合征在具体表现上有诸多不同，但它们在解释上具有共性。简而言之，它们都是在用一套特殊的本土文化意象概念系统来表达直观的心身互应关系。这种疾痛的解释方式在具体内容上的特点已在前文分析中详述：如何运用阴阳、气、经络等意象概念，如何在此基础上形成情志致病的病机理解，等等。不过，在"躯体化"类型的心身疾痛问题上，传统中医的疾痛解释仍有两个特点可以进一步分析。这两个特点恰好对应着躯体化的两个核心特征：心因性的慢性躯体疾痛和医学无法解释。第一，在病因病理的解释上，传统中医对心身疾痛的解释与"躯体化"的解释具有一定的相似性，都沿着心理因素导致躯体问题的致病路径，只不过前者的解释是来自基于意象隐喻思维模式的直观性心身关系理解。第二，在诊断分类的依据上，传统中医的解释大大不同于"躯体化"的解释。传统中医的诊断无须证明，而是直接于诊疗实践中获得其合法性。这两方面特点在传统中医的解释中，又具有相互支撑、相互影响的关系。

一、意象化

心身疾痛的传统中医解释在病因理论上具有直观性，它源于直接未经对象化的心身体验。如前所述，传统医学很早就注意到情志或现在所说的心理因素对健康的影响。但这并不完全出于学术或专业意义上的判断，而是普通人都能够感受到的心身现象。人们因伤感或思念而情绪低落，茶饭不思，随之日渐消瘦，身体抱恙，在日常生活中并不少见。文学艺术作品中也经常出现对这种现象的描绘，如"衣带渐宽终不悔，为伊消得人憔悴"。这种直观的心身影响现象当然不是中国文化独有的，而是人类的普遍现象。反之，也正因为它是普遍的和直观的，中国的传统医学必然要将这种作用纳入自身的理论体系中加以解释。"为什么伤心过度身体就会变差？"中医理论对这个问题的回答就形成了心身疾痛的本土病因学和病理学的一部分。而这个回答又必然会回归到本土文化既存的大传统中，也就是本章一开始所讲到的基于阴阳五行、天人关系等文化观念的传统身体观

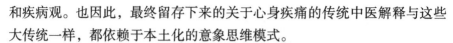

和疾病观。也因此,最终留存下来的关于心身疾痛的传统中医解释与这些大传统一样,都依赖于本土化的意象思维模式。

在本土文化中,造成心身疾痛的机制被假设为某些和人的精神、生命同时具有关联的因素。这些因素又进一步归结于意象性的气、火、经络等概念。例如,虚劳和郁证的致病机制都是身体中运行的气不适当或不适量,结果导致整个身体系统阴阳五行的失衡。对于并不太了解医学理论的患者而言,这些概念可以被看作对某些生命力量或能量的隐喻,它们也许是直接从外界侵入,也许是身体受到外界刺激后而产生。通过这些隐喻所给出的"为什么生病"的解释也不难接受:这些力量或能量的起伏扰动了身体系统的整体平衡和正常状态,导致了各种非正常状态的产生。通过对水流、风、火等自然现象的比拟,人们可以很好地理解力量或能量的运作方式,想象发生在自己身体中的这些生理过程。包括八纲辨证中所涉及的阴、阳、寒、热、虚、实、表、里,也可以视为隐喻性的身体状态意象。

但如果我们先暂时搁置传统文化这一套意象概念系统中的具体内容,而跳脱出来观察其思维模式的结构性特征,就会发现它实际上和隐喻思维有很多相似之处。特别是在涉及生命、身体、疾病和心身关系等问题上,这样一种基于意象性比拟的思维方式也并非中国文化所独有,而是具有一定的普适性。

隐喻指代一种语言现象,是广泛存在于各种语言体系中的一种语义引申使用方式。在词汇学中,语义引申可以让一个语词符号由原本指称一类对象变成兼指几类意义上相互关联的对象,是各种语言中词汇意义发展最普遍也最重要的规律之一(周光庆,1992)。身体词语的语义引申主要使用的就是隐喻的方式,这种引申方式的基础是两个词语所表达的事物之间具有相似性,其基本形式就是在语言表达中用一样事物代指另一样事物。来自语言哲学的观点多是从语言运用或修辞角度看待隐喻,如认为隐喻只是一种词义替换的语义现象(塞尔,2001),或认为隐喻仅具有字面意义(Davidson,1978)。

但历史上还存在着另一种不同的理论传统,认为隐喻与人类的思维具有密切联系。1873 年,尼采就于一篇论文中提出,隐喻可以使人通过实在的经验来理解本无法被理解的真理(Nietzsche,1974)。到了 20 世纪,多位来自不同学科领域的学者从各自的角度出发,推进了"隐喻是一种思维方式"的观点。例如,政治理论家阿伦特认为隐喻是不可见的内部精神活动和表象世界之间的桥梁,思考正是通过隐喻为抽象之物赋予可见的意象来运作的(Arendt,1977)。哲学家卡西尔提出,隐喻式思维是一种基本的心智概念形式，而且正是其所研究的神话思维和语言思维相似性的源头（卡西尔，1988）心理学家杰恩斯在其关于二分心智的著名论述中提出，隐喻是语言和理解的生成基础，理解的本质就是通过隐喻的心智语言来感觉事物之间的相似性（Jaynes，2000）。符号学家朗格将隐喻视为语言乃至所有符号体系最重要的原理：隐喻反映了人类的抽象观视（abstractive seeing），本质上是人类使用表象符号来认识新事物的力量（Langer，1954）。人类学家列维－斯特劳斯则将隐喻融入其图腾和仪式研究及神话的结构语言学分析中。他认为原始思维的本质就是一套神话的话语。而神话的结构是一种具有隐喻性的思维方式，它和理性思维不同，但二者并无高下之分（列维－斯特劳斯，1995；2002）。

　　20世纪80年代，认知语言学家莱考夫和约翰逊以前人的观点为基础，结合认知科学的发展，建立了一个关于隐喻与思维的系统性理论框架，即概念隐喻理论（conceptual metaphor theory）。该理论认为，隐喻不仅是一种语言现象，还是人类认知的一种重要的基本方式之一，"实际上人类的概念系统就是由隐喻来构成和界定的"（莱考夫、约翰逊，2015）。在这一理论框架下，概念隐喻（或隐喻性概念）与纯粹的语言隐喻（隐喻性语言表达）不同，它是指人们通过一个具体、简单而熟悉的源域（source domain）概念来表征和理解另一个抽象、复杂而陌生的目标域（target domain）概念。在心理学视角下，概念隐喻反映了一种循序渐进的认知机制：个体在以往的认知过程中形成概念，在接触到新事物时，再用这些已掌握的旧概念做类比以建构新的概念，并通过将关于前者的认知、情感和价值迁移到后者之中，进而影响对后者的态度及相关行为。如同个体形成认知图式，一个文化群体也能够通过认知发展和新旧概念的不断融合产生出其独特的观念体系。随着这些思维体系的形成，语言的意义网络也在不断发展，并逐渐塑造出与思想观念相对应的语言隐喻系统。

　　现在，我们再从隐喻思维的角度来看中国传统文化中对心身关系的意象化表述，会发现其实这种以身体意象为基础，对心（精神）的概念进行类比和对应的思维模式，具有其自然的基础，而非完全出自中国文化的特异性。这首先反映在日常语言中。虽然汉语涉及心身关系等问题的日常语言无法像传统医学典籍一样表达深层的思想观念，但或许更能显示出意象比拟的思维方式所具有的自然特征。语言中的身体观念主要蕴含于身体词语的派生意义和引申使用中，特别是隐喻或象征性使用。身体在人类隐喻思维体系中具有基础性的重要地位。身体是人类认知外界的桥梁，正是在空间方位、色彩明暗等基本身体感觉的基础上，人类才建立起对时间、道德等抽象概念的理解。与之相应，身体词语的引申使用和隐喻也最为广泛和丰富。在汉语身体词语的引申使用中（表3-4），很多特点都并非文化独有的。身体词语经常用于对形状或作用相似的物体进行比喻，如用"耳"指称看起来像耳朵的壶把，用"口"比喻进出的通道等。这其实是身体词隐喻的一种最基本的用法，在英文等西方语言中也存在很多相似的身体词语的用法（苏立昌，2009）。例如，英文的 ear（耳朵）和 teeth（牙齿）和汉语一样，也用来指和它们形状类似的物体。而且现在基本已经不将它们当作隐喻用法，而是能够直接理解其意义。这也说明以身体词来类比或隐喻更为抽象的概念，是一种形成较早的语言使用方式。

表3-4　汉语身体词常见引申意义举例（一）

身体词语	常见引申意义	词例
脸、面	情面	脸皮厚、面子、脸面、门面
头、首、脑	物体的开端	头绪、头等大事、首创
	首领	头领、首脑
眼、目	事物的关键	节骨眼、头目
	判断能力	眼光
耳	位置在两边的物体	耳房、壶耳
	打听消息的人	隔墙有耳、耳目
口、嘴	出入通过的地方	出口、口径、喷嘴
	说话	口气、口风
牙齿	形状像牙齿的东西	齿轮
	说到，提及	不足挂齿
舌	说话	舌战
手	技能和擅长技能的人	有一手、手腕、高手
骨	在物体内部支撑的架子	主心骨、骨干、节骨眼
	品质	骨气、傲骨
血	有血统关系的	血亲、血浓于水
	刚强热烈	血性、血泪

　　与身体这个可以直观认识的客体相比，对心的认识和理解是后续才发生的。因此，基本的身心互应观实际上首先是以身比心或以身喻心的关系。这一点也可见于身体词语的引申意义。一些身体词语的引申意义涉及了心理成分，特别是内脏器官词的隐喻使用（表3-5），而且这种使用方

式也并非仅仅出自像脏腑理论等中国文化独有的身心观。情绪的躯体隐喻作为文化沟通模式的一部分是广泛存在于各种文化中的，这些隐喻自身就有唤起情绪的能力，但同时也可以帮助人们直接谈论威胁性的概念。在欧洲语言中也不乏此类用法（Lakoff & Kövecses，1987）。例如，在英语中也存在以脏器等身体词语表达心理意义的语言特征：spleen（脾）有"坏脾气，怒气"的意义，kidney（肾）在一些俗语（如 a different kidney）中指"个性"，backbone（脊柱）可以指"志气"（与汉语的"骨气"类似），heart（心）的身心双重意义用法也和汉语言中差不多，如用心痛表示悲伤的情绪，以及用俗语"butterflies in my stomach"（胃里有蝴蝶）来表达紧张不安，等等。

表3-5　汉语身体词常见引申意义举例（二）

身体词语	常见引申意义	词例
心	泛指思想、感情	心情、心灵、心爱、关心、担心
肝	与其他内脏组词和表示各种情感	心肝、肝胆相照
胆	勇气	胆量、胆气、大胆
脾	性格、情感倾向	脾性、脾气
肠	性情	心肠、直肠子

这些在身体隐喻使用上的共性说明，粗略的身心对应或以身喻心的思维习惯，可能是人类语言形成和发展时期共有的一种思维模式。至于为何这一点在西方文化中似乎并没有像在中国文化中一样发展成一种特色，可能因为西方文化在历史发展中，无论是古代宗教还是近代科学都摒弃了这种观点。无论如何，相应的表达方式在西方语言中多数只是习语：现代人虽然仍在使用它们，但大多没有明确的意识；或者虽然意识到了，但并不接受其中隐含的概念关联。当然，认为身心对应观是人类早期思维的共性，并不是说中国的身心对应就完全没有特殊性。毕竟，出自人类思维共性的天然隐喻类比对内脏和精神关系的表达远不如中医脏腑理论那样系统和完善。

这种隐喻思维不仅表现在对身体与心灵的初步理解中，还会进一步发展出隐喻性的医学观和疾痛解释。如果仅论类型，而非精细程度，则隐喻性的医学观和疾病观也并非中国文化所独有。隐喻性的疾病观与身体隐喻有着密切的关系。在这种基于意象比拟的思维模式中，身体或器官会被类比为其他事物。当身体上出现难以理解的病痛时，人们就可以用其他概念发生的问题指代疾病，并通过分析前者的原因和结构来理解后者。一种基本的隐喻就是简单地将身体类比为某些具有内部结构和特定功能的物品，即将身体视为精神或灵性自我的“容器”或“外壳”。其常见的形式还包括各类建筑隐喻。例如，古代宗教和诗歌文本将身体隐喻为神庙、工厂或城堡。而到近代以后，这种思维方式仍然存在，如和机械论的医学观相结合，成为广为流行的机器隐喻。与之具有结构一致性的疾痛解释则可以分为两种主要形式：当疾病的原因被视为来自身体系统的内因，主要使用的隐喻就是损坏，如用劳损（磨损）来理解老化或重劳动导致的疾病；相反，如果疾病的原因被视为来自身体之外，那么主要使用的就是侵略的隐喻。当然，这两种隐喻最终又统一在对身体的同一个隐喻性理解上：身体是一个具有结构和功能的物体，为了维护其正常运作（健康状态），防止故障（疾病），一方面需要注意保养和维护，另一方面需要防止来自外界的破坏。这两类解释在传统中医理论中都能够找到对应的模型，前者如本章讨论过的劳、损等虚证，后者的典型则是外邪入侵。

当然，取象比类作为中医学概念形成的核心方法论，早已超出了人类普遍性的隐喻思维方式或常人的意象思维风格，而是升华为一套遵循观物—取象—比类—体道理论路径的专家方法论（兰凤利、Wallner，2014）。随着中医学对身体和疾病的认识日益深入和专业化，意象隐喻已经不仅是对现实客体的类比，其本身已经成为一种新的思维客体。医家在面对疾病时，并不是仅仅思考症状本身，而是超越其表象，用气、阴阳、经络等意象化的实体来思考和阐释导致症状表象的过程和作用。诸多传统中医思想典籍对心身疾痛的论述，就是在这套方法论的指导下产生的对身体系统的意象化建构。也正是因为这套方法论的基础是出自人类认知本能的直观性身体观和心理观，所以其中的很多表述可以同时存在于专家和普通人的话语体系中。即使随着历史发展，社会文化环境已经改变，与之关联的医学专业理论不再像过去那么流行，对特定疾痛的解释也仍然有可能保持其基本框架结构，在文化系统中留下印记并产生潜移默化的影响。例如，虽然现在大部分人并不熟知上文所提及的与虚劳、虚损等问题相关的医书论述，但是在日常生活中，人们对于体虚、肾亏等词语的意义和表现却完全不陌生。

二、实践性

虽然以上直观性和意象性的特点可以说明在传统医学的体系中，类似躯体化的心身疾痛现象是如何被解释的，或者它们为何是可以被解释的，但是为何这些心身疾痛表现会被如此解释或应该被如此解释或这些疾痛解释何以具有作为病证、作为诊断的合法性。这就涉及此类疾痛解释中的另一特征——实践性。

经络理论作为中医基础性的身体观系统之一，其发展与历史悠久的针灸医疗实践密切相关。经络的意象性很大程度上源于实践性。针灸治疗的实践不但为经络系统的存在提供了经验上的依据，如穴位的发现和确认，同时也是其他很多医学理论的基础。《内经》作为现存最早的中医经典，其中的《灵枢》一部主要研究的就是针刺问题，最早即名为《针经》。但是，针灸实践为经络学说提供的种种"验证"并非我们现代所熟悉的科学标准下的验证。这也是为何此处不使用经验主义等术语来描述传统中医疾痛解释的这个特点，而只简单称其为实践性。因为这个实践性的重点并不在发展认识上，而是在现实功用上。在传统中医的问题上，与其说中医框架内的针灸等实践经验是为了给学说提供证据而存在，倒不如说为实践本身提供阐释才是建构学说的目的。与此类似，还有大量医学理论则是在方书（方剂学著作）中，以具体处方为核心进行表述的。

而这一实践性特点与传统中医疾痛解释所依赖的意象思维模式也存在内在的联系。传统文化中所使用的诸多意象概念，如作为中医学说思想基础的气与阴阳等概念，是古人将功用作为主体来思考所建构出来的。以经络问题为例，随着现代医学科学思想和知识在中国的传播，经络实质的问题成为一个讨论和研究的热点。从最初将经络与血管、淋巴管等已解剖结构相比较，到神经论、能量传导论、细胞缝隙体液论，以及到现在也仍在不断发展的筋膜论等，不断有学者利用现代医学和检验学技术，如影像学、分子生物学、电学等，对经络的实质进行研究，也获得了对于经络功能的一些科学解释（宋亚芳等，2017；陈秋生，2021）。但直到今天，研究者们对该问题仍无法达成共识，即既不能确定经络的实质，也无法完全否定"经络并无解剖实体"的观点。但反过来说，按照现代医学研究思路对经络实质的追寻，这实际上是对经络"解剖实质"的追寻。如果经络不能与某种或某几种生理解剖的实体相联系，那站在现代医学的角度上，"经络"可以说是不存在的，它只是某种功能。但如果回到传统中医原本的框架中，经络的实质早已通过"经络"这个预设的意象概念本身呈现出来。既然我们能够看到针灸实践中的功用，那么经络作为这个功用的本体，其存在已经是不言而明的了。

传统中医疾痛解释所依赖的其他意象概念系统也遵循此理。在心身疾痛的解释中,虚劳、郁证等心身综合征所依赖的病机,特别是情志致病的机理,多是以情志所关联的五行生克、阴阳盛衰、正邪之辨来加以阐释的。而这些病理机制也和经络一样,都很难完全用现代生理解剖的原理来说明。阴阳气运等原理,从功用上来理解是存在的,许多疾病的表现和治愈的路径可以证实这一点。当我们给某种低沉倦怠的状态赋予郁结的意义,而某种治疗方法蕴含的意义是疏泄,如果该疗法对该状态起作用了,那么自然是由于郁结之物被疏通了。在这样的解释中,功用的表面表现和其为何起作用的本体解释并不形成现代科学意义上的因果关系(即需要严格实证方法来验证的因果关系),两者在阐释上是平行的,甚至是一体的。

传统中医的心身疾痛解释就是基于实践来获得合法性的。其实由传统中医这种实践性特点进一步推出的结论与前面疾病观的论述中所提到过的观点是一致的,即中医所依赖的因果判定方式是主观性、体验性、感悟式的论证,因此只要理论本身自洽,有个案为例证,就能建立其自身的合法性(吕小康、汪新建,2013)。与此相似,中医疾痛解释依赖的意象概念系统和诊疗实践活动是平行存在的。诊断和治疗在实践上本就是一体。预设的病证门类只是对已存在的病例进行经验归纳,而并不意在建立一个疾病实体以作为对现象进行认识和客体化的标准。而在任何一个具体病例中,无论针灸、药用还是情志调节,只要可得其用,自然也就说明该功用的本体是存在无疑的。不得其用则只是说明还未寻得对应的功用和本体解释,而并非某种解释本身就不真实。因此,只要找到任何一种"得用"的解释,病证就不但是可以被解释的,而且是可以被接受的,或者说它具备了合法性。或更准确地说,传统中医的框架相对而言不太重视理论的合法性,而更多的是看重具体现实的实践合法性。

因此,"躯体化"现象的传统中医疾痛解释在某种程度上说,实践意义大于理论意义。前文所论述的各种解释通常并不被视为纯粹客观的病因病理机制研究,而是诊疗实践的一部分。意象概念系统的重要性在于其为具体的诊疗手段提供医学术语和理论支撑。和现代医学科学通过研究指导合理的诊疗方法不同,中医的模式是通过大量的经验获得有效的治疗模式,如各种针法、灸法、中药处方,然后通过意象隐喻的比拟为这些总结归纳而来的治疗模式赋予意义,建构一套解释。这套解释的合法性也并不依赖一个统一的标准来进行确认,而主要是通过其在实践中的有效性来得到保证。因此,这种合法性的界限在很多时候也仅仅是就个案而言的,并不像科学解释遵循的程序那样以建立普遍原理为目的。在单一的病例中,医生为自己采取的治疗方法所给出的解释能够被患者接受,那么这种解释即成为合法的解释。

　　传统中医疾痛解释的直观性与实践性相结合的特点，在中医心身疾痛的具体诊疗实践中则表现为极大的灵活性。以历代医案中郁证的治疗为例，其原理虽都依赖于传统中医的意象和隐喻系统，但视具体症状而定，不只传统的方剂、针灸，还包括饮食调节，以及利用心理因素的以情胜情等方法，均可为治疗所用。《临证指南医案·郁》中提到"恼怒肝郁，思虑脾伤""抑郁悲泣，致肝阳内动"，其中情志是病因，肝、脾受伤也是既存的病机。治疗上，一方面仍要以药调气，如"用苦辛泄降，先从气结治""治以泄少阳补太阴"；另一方面，也有些情志之郁，"隐情曲意不伸，是为心疾，此草木攻病，难以见长"，治疗还需要"怡悦开怀""务以宽怀解释"，即从宽解情志入手。但在具体诊治中，个案偏向哪种类型，应以哪种治疗为主，并无可因循的硬性标准，医生需要根据患者的具体情势灵活加以判断和掌握。

　　在这样的诊疗模式中，即使是以情胜情的治疗方法，其具体施用的方法与给予的原理解释也全然不同于现代的心理治疗。《名医类案·郁》中就记载了这样一个典型例子：

　　　　一女许嫁后，夫经商二年不归，因不食，困卧如痴，无他病，多向里床睡。朱诊之，肝脉弦出寸口。曰：此思想气结也。药难独治，得喜可解。不然，令其怒。脾主思，过思则脾气结而不食，怒属肝木，木能克土，怒则气升发而冲开脾气矣。令激之，大怒而哭，至三时许，令慰解之，与药一服，即索粥食矣。朱曰：思气虽解，必得喜，则庶不再结。乃诈以夫有书，旦夕且归。后三月，夫果归而愈。

　　此病例中，虽然患者也需要服药调理，但医生认为其症状"药难独治"，而是要通过调整情绪来改善状况。不过这种调整情绪的方法并不是基于纯粹的心理或精神的理论，而是基于情绪、脏器和五行的配属关系，以及普遍的社会经验。在这个案例中，医生实际上不难注意到病证的社会心理原因：丈夫常年在外不归。因丈夫久出不归而伤感憔悴，是一种普通人也很容易理解的直观影响，这其中并没有什么曲折隐秘的心理冲动、心理能量在起作用。需要医生解释的只是如何治疗伤感导致的这些习性和身体的异常。医生提出用怒暂时改变患者的状况，先暂时解其"思气"，依据的乃是发于木性肝脏的怒能够克制属于土性脾脏的思。虽然中国传统的简略记载方式让我们无从得知医生实际的推论和思考过程，但至少在记录

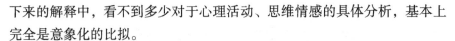

下来的解释中，看不到多少对于心理活动、思维情感的具体分析，基本上完全是意象化的比拟。

在《续名医类案·郁症》中，也有一例同样非药可愈，最终也是通过以情胜情来治疗的个案：

> 一女与母相爱，既嫁，母丧，女因思母成疾，精神短少，倦怠嗜卧，胸膈烦闷，日常怏怏，药不应。予视之曰：此病自思，非药可愈。彼俗酷信女巫，巫托降神言祸福，谓之卜童。因令其夫假托贿嘱之，托母言女与我前世有冤，汝故托生于我，一以害我，是以汝之生命克我，我死皆汝之故。今在阴司，欲报汝仇，汝病怏怏，实我所为，生则为母子，死则为寇仇。夫乃语其妇曰：汝病若此，我他往，可请巫妇卜之何如？妇诺之。遂请卜，一如夫所言。女闻大怒，诟曰：我因母病，母反害我，我何思之？遂不思，病果愈，此以怒胜思也。

看起来，此个案与前面的个案都是通过以怒胜思来解决问题。但细看其内容就会发现，这两例中表现出的施治方法其实大为不同。前者中，激起愤怒只是用来暂时解开思之气结，辅以药物治其不食之症；其后则是以喜来防止思情再度郁结，并通过解决引发情志困扰的生活事件才最终治愈。而在后者中，则是通过将患者对故去亲人的爱替代为怨怒，使得患者不再被过度的思念困扰，实际上更像是以怒代思。而后者的思路其实用普通人的日常情感也可以理解的，正如患者被巫卜欺骗后的发言所表达出的意思。即使不用出自五行生克原理的"怒胜思"加以解释，也完全不影响人们理解其中的逻辑。当然，这样有目的地操控患者的情绪情感，以及两例中都用到的欺骗手段，明显与现代医学和心理学的伦理不符。伦理的古今之辨暂且不论，这一点反而更加说明，纯粹的心理问题并不是传统医学关注的重点，治疗的最终目标是患者的生活能回归正轨。依托情志的治疗，无论是更符合今天价值观的疏解情绪，还是如上述两个案例所体现的巧思，都是医家为了解决症状而灵活施治的结果。

总而言之，中医对于原因不明的身心疾痛或"躯体化"现象的基本解释方式可以总结为：用意象化概念表达的来自实践经验归纳的直观身心交互作用。中国传统医学"证明"不同于科学观念下的医学实证：科学的医学模式必须要求可信的科学证据来确认一个因果性的事实；而中国传统医学模式只需要经验确定的事实。在不明原因的慢性躯体痛苦的领域中，中国传统医学的经验能够确认一个简单的事实：人的精神状态对身体变化和健康状态会产生影响，同样地，通过各种方法对身体进行调节也有助于患者恢复整体的健康。在经验确认了这个事实的存在之后，医家们再用符合传统社会整体思想和认识体系的医学理论来对这个事实进行认识上的诠释和加工，也就是用意象化的语言对这种直观的身心作用加以修饰，而这最终也就催生出前文所述的中医体系中的各种身体疾痛解释。

回到疾痛解释过程的理论框架中，传统中医解释模型在病因判断上的直观性、意象性，以及将诊疗实践的功用作为诊断分类依据，本质上都是在适应本土医疗活动的同一过程中所衍生出来的特点。传统中医思想及医学文化影响下的常人观念都融合在中医的诊疗实践中。虽然中医疾痛解释特点与"躯体化"的两个核心特征有着相似之处，但它不会产生"躯体化"解释在具体疾痛现象的分类中遇到的困境。因为如果一定要给予传统中医疾痛解释一个分类学阐释，那么只能如此描述：依据事物（疾痛现象）特征的类比关联进行解释，按实践功用（而非本质）进行分类。这套分类不是为了揭示客观真理，而是为了适应中国传统社会中以归纳性和经验性为特征的诊疗实践。在这种情况下，非严格标准化的疾病分类学本身并不会成为问题，因为它所匹配的是一种同样非严格标准化的医疗实践体系。

第四章　西方现代医学的解释模型

当我们知道了在本土文化思想观念的基础上，传统医学对"躯体化"疾痛现象的可能理解后，另一个问题也随之产生：用中国本土的解释模型来分析"躯体化"，是否可以解释中国人的"躯体化"问题。似乎可以直接得出结论，如果按照传统中医的解释模型来解释"躯体化"现象，中国人的"躯体化"就是一种正常的反应。但问题也并非如此简单。因为我们用来和本土解释模型作对比的对象，即西方模型，也并非一个僵化的批判对象。即使认为"躯体化"的解释模型不能描述中国人真正的疾痛反应，但它仍然划定了一个被认为是与心理化成为对比的现象范畴。也就是说，"躯体化"的概念和分类虽然受到了本土解释模型的反对，但它至少在某种程度上标识了中国本土的某种特征。这就决定了在解释模型对比中需要关注的一个重点，即解释模型上的差异并非中国或西方的二元对立，而是有其更复杂的深层脉络。

这其中最关键的问题就在于"躯体化"的西方模型，或"躯体化"这个概念（因为这就是一个完全在西方心理学和精神病学体系下发展出来的概念）是如何被建构起来的。这也回归到本书第一章中"躯体化"本身的定义。借用雷蒙德·卡佛的名句，该问题或许也可以这样表述：当我们（以心理学和精神病学等专业身份）在谈论"躯体化"时，我们究竟在谈论什么？由此，我们的视线也不得不先回到现代医学疾痛解释的来源。"躯体化"概念的产生与现代临床医学的发展过程之间具有紧密的联系。随着现代临床医学的诞生和疾病观的变化，理性和科学主义的身体观开始了对身体的"规训"。身心关系的进一步细化推动了心理问题的独立和精神病学的出现。"躯体化"的两个核心特征（心因性的躯体症状和医学无法解释）都是在这个时期开始逐渐具有现代的意义。而当西方生物医学模型成为主流以后，围绕原因不明的躯体疾病的解释争论却仍在继续。要分析这种争论的根源，必须要从西方现代医学的心身疾病解释入手。在现代精神病学对原因不明的躯体疾病的解释中，医学无法解释具有重要的地位。因为这个术语关系到在现代医学体系中，医学解释的意义是什么，也决定着西医中无法解释的解释和正常解释的区别，由此更进一步指向了

"躯体化"概念的内在矛盾。

第一节　西方现代医学解释模型的思想基础

在西方社会，医学在科学化之前也经历了漫长的岁月。西方前科学时代的传统身心观、疾病观和其他文化的同类观念仍然具有很大的相似性。只不过其中的很多思想观念随着社会的发展，特别是在科学主义的医学模型出现之后，就逐渐被时代淘汰。由于本章要讨论的用来和本土传统解释模型作对比的是西方现代医学的解释模型，而不是其传统的解释模型，因此，接下来要提到的思想基础并不会回溯整个西方心理思想史，而只是涉及其中的一些要素，它们会以各种变化了的形式出现在晚近诞生的"躯体化"模式的疾痛解释模型中。

经常被认为影响了"躯体化"和心理化二元分类的是身心二元对立观点。这一观点的本质是物质和精神的二元对立。在西方文化脉络起点之一的古希腊文化中，此观点最为知名的是柏拉图的理念说。柏拉图提出的洞穴比喻认为，人类眼前所见、身体所接触的现实世界并不是真实的，而只不过是理念世界投射在洞穴墙壁上的影子。这种观念后来通过其他哲学流派的继承和转变，逐渐融合进其后的基督教哲学中。无论是教父哲学还是经院哲学，都致力于将古希腊哲学观念与基督教的宗教意识结合在一起。其中，理念世界成了"上帝之城"，物质世界不过是人临时的居所。灵魂是属灵的、神圣的，而肉体是欲望的、低贱的。只有接受了上帝真理的灵魂能最终洗净原罪，摆脱低贱、罪恶的肉体，真正接触到神圣的世界。因此，为了追求理念世界的永生和上帝的真理，一个人应该珍视自己的灵魂和理性，同时摒弃对肉体的关怀及物质上的享受。这就是"灵魂高于肉体"的观念。

进入理性时代之后，科学代替了宗教观念。因此，当再探讨身心关系问题时，灵魂的概念很大程度上就被心灵取代。但是，所谓的心灵和身体的关系仍然带有灵与肉关系的影子。虽然科学对心灵的解释与灵魂大不相同，但是身体依然是物质性的工具，处于较低下的地位。西方科学所依据的二元论是时代的产物：西方思想并不是一定会孕育出二元论并和它捆绑在一起，只是在科学观念发展历史的很长一段时间中，它和二元论逻辑性地结合在一起。科学主义中的二元论严格来说已经不同于来自柏拉图的并且经过经院哲学雕琢的二元论。而今天的医学科学对疾病的思想则是在笛儿尔的机械二元论之后才经历了真正的发展。在这种观念下，被客体化的身体只是一种"机器"，它与遵循科学规律运行的物质世界中的其他系统没有什么本质区别。身体获得了机器的隐喻，而疾病就是"机器抛锚、燃料缺乏或者摩擦过多引起的机械故障"（波特，2007）。而这个纯粹物质性的"机器"是神学家和伦理学家无法涉足的、专门属于医生的领域。

从这个时期开始，身心二者的关系从简单的一方高于或统御另一方，逐渐变为分属于不同认识领域的两种实体。身体观开始因为科学观念的发展而大幅变化。哲学和宗教对"肉体"的论断被科学语境中机械化、对象化的身体论替代。机械论为传统模式下无处施展的还原论提供了更好的舞台。因为在机械系统观下，系统的功能能够用各部分功能的组合来解释。如果身体真的只是一种机器，那么它就能用"机器的部件"，也就是身体的各个器官和组织的功能组合来加以解释。同理，机械系统观认为，高级现象也只是低级现象的元素组合，那么，复杂的高级生物现象也能用更基础层次的物理和化学过程来加以解释。机器隐喻不但支撑了愈发复杂的医学分科，而且隐喻的结构和功能特点也迁移到了相关的医学知识上，"机器的各部件"对应于"身体各系统"，如心脏是"引擎"，消化系统是"能量炉"。疾病也是一样，"机器部件的损坏"对应于器官的损伤，"燃料缺乏"对应于营养不足，"机器磨损和老化"对应于退行性疾病（机体随着年龄增长而产生的病变，如骨质增生），等等。

与二元身心观的发展相呼应的是针对身－心或心－身问题的医学模型的变化。于 17 世纪诞生的现代科学依靠实验方法和理性来认识世界，理性要求对认识对象进行精确的客体化并建立证据确凿的因果联系，严格的因果联系则通过实验方法来完成。历史中的一次次科学发现和技术进步均证明了这种范式在扩充人类知识体上的有效性，直到今天，自然科学研究仍然基本保持着这种"理性推导假设—实验证据验证"的模式。在这种认识模式下，科学要专业化，客体也要专业化。通过理论推导得到的假设必须开始于至少一个确定的起点，首先要明确的问题之一就是认识对象是什么，即它要落在哪个范畴里。因此，任何一个认识对象在科学的视角下都必须有其明确的分类。这种分类也是科学对客观世界进行规制的一种方式。而精神病学的出现及心理问题作为一种疾痛和疾病范畴独立出来，则是理性和科学主义开始对思想领域进行的规制。

在科学主义的医学发展之初，从希波克拉底时代一直传承下来的身心或心身症候群仍然存在着。但是，实验医学的发展则赋予同样的综合征以不同的解释和界限。传统医学体系下的那种身心整体性症候群的种类和范围都由于病因学证据越来越明确而逐渐缩减。Jewson（1976）概括了 18 至 19 世纪西方医学世界观（medical cosmology）的三个发展阶段：床边医学（bedside medicine）、医院医学（hospital medicine）和实验医学（laboratory medicine）模式。在对待疾病的概念上，床边医学的概念化方式是将之视为整体性的身心障碍（total psychosomatic disturbance），医院医学将之视为器质性损伤，而实验医学则视之为生物化学过程。在身心关系上，传统时代的床边医学不分彼此，从医院医学开始，现代临床医学逐渐诞生，两者就开始分道扬镳。由医院医学时代的精神病学或实验医学时代的心理学处理心理问题，而狭义及正统意义上的医学则单独关注躯体病变。

在现代医学观念发展的过程中，疾病开始被认为是一种客观存在的实体。医生开始将注意力放在疾病身上，而不是个别患者身上（Jewson，1976）。这实际上也是福柯所描述的导致临床医学的诞生的疾病分布方式的变化（福柯，2011）。进而，当医学需要"疾病"作为更明确的实在客体出现，就必然要求它要具有明确的定义和诊断描述。以科学主义医学的角度看待身体也就造成了生活的医学化（medicalization of life）。在这个过程中，科学化的"视线"将患病状态下混杂一团的症状、患病体验和社会生活现实转变为医学观察的客体，将其中主观性的部分剥离出去。正是这种医学对患病现象的客体化，塑造了客观性的疾病（disease）和主观性的疾痛（illness）之间的区别。

不过，在身体被医学不断"分割"的同时，心灵还没有经历同样的科学客体化过程。在现代医学诞生的时代，心理学还处于前科学的、漫长的过去阶段。心灵仍是理性的源泉，而理性思维与意识则仍然是高于物质和身体的存在，特别是在理性主义思想中，更定义人类自身存在的基础（"我思故我在"）。但是很快，随着科学扩大认识的疆域，将更多对象纳入自身的范畴体系，心灵也不可避免地要经历与身体类似但又有所区别的另一个被降格的过程，这也正是现代的心理学和精神病学等学科产生的同一过程。"躯体化"的解释模型实际上恰恰是在这个学科和专业认识还不稳定的转型时期出现的，这很可能就是它从诞生起就在内涵和外延上都有些含糊不清的原因之一。

第二节　西方现代医学的"躯体化"解释

"躯体化"这一概念包含的意义实际上非常复杂。作为词语起源的斯特克尔的"器官语言"概念所指的其实是一种偏传统的心身作用，而 Van Teslaar 则将其翻译成了一种与精神动力学中转换概念类似的意义（Marin & Carra, 2002）。后来在 DSM 等诊断标准的编制中，为了将其与表现为急性发作的转换障碍区分，又用"躯体化"来命名 Briquet 综合征这类以慢性躯体症状为特征的基于转换理论的精神障碍。不过，若从疾痛解释过程的角度再重新考察这段建构"躯体化"概念的历史，则会发现另一个问题。在"躯体化"的两个核心特征之中，心理冲突的转换这一精神病理假设是为了给此类症状提供解释。但在这一步骤之前，为何这些躯体症状都需要被单独拿出来解释？这就恰恰是由另一个核心特征（医学无法解释）来决定的，是分析"躯体化"解释模型中一个更"前端"的问题。不论解释模型在后面又给"躯体化"何种解释，这个过程本身都包含了一个大前提，即后面的解释不是"医学的"。这里重要的问题是，这一系列的现象为何会被下这样的定论，以及当它被医学解释排除之后，它又要被放置在什么类别中。

虽然"躯体化"从疾痛解释的角度来说被"非医学"了，但这本身也是一种出于医学专业的判断，因此这里还是将其称为"现代医学的解释模型"。需要特别说明的是，此处所说的"现代医学"是泛指西方现代医学体系及其衍生的其他学科，不仅包括精神病学在内的一般意义上的临床医学，还包括受其思想影响的专业领域，如现代的心理病理学等。而按照现代医学理论和实践的原则，对一个疾痛现象的最终解释是要落在"疾病"上的，即某个具体的诊断分类及其标准，这也让问题最终进入了疾病分类学的领域。下面，我们会看到曾被称为"躯体化"的这一类现象随着医学科学的发展不断变换着"身份"：有一些名称或类别使用至今，有一些被历史抛弃，还有一些则持续处于激烈争论的漩涡中。这种变化实际上也揭示出，"躯体化"现象存在某些与现代医学的解释和分类框架不相协调的内在特征。

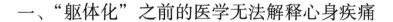

一、"躯体化"之前的医学无法解释心身疾痛

"躯体化"现象在现代医学解释框架中一个非常重要的核心特征就是具有心理因素的医学无法解释症状（medically unexplained symptom, MUS）。MUS 是指在适当的诊断评估之后仍缺乏完整医学解释的身体主诉。MUS 的典型症状包括无法解释的疼痛障碍（主要是背痛、关节疼痛、头痛和手足疼痛），肠胃症状（如食物不耐受或腹胀），心血管症状（如发汗），或者性障碍（如性冷淡或痛经）（Hiller et al.，2006），以及伪神经主诉（如疲劳）（Eriksen et al.，1998）等。其实，"躯体化"的解释模型正是为了解释这一系列早已存在的心身疾痛才建构起来的。那么，在"躯体化"的概念出现并且最终成为一个稳固的精神病学诊断核心之前，医学是如何探讨这些问题的？又为何将其置于"心理"或"精神"的范畴下？

在现代临床医学的体系中，医学无法解释的躯体症状是不能用科学观念下的生理疾病过程进行合理解释的躯体症状，实际上就是缺少病理学意义上的确定变化去指向某种疾病实体，如病毒感染或肿瘤。在诊断过程中，这些证据则是通过实验室检验支持的病因学诊断方法来获得的。从这个角度上说，MUS 的判定建立在一种固定的逻辑基础上，即所有客观疾病的排除。首先，患者因为症状向医生求助，而医生则通过诊断来对患者的症状做出解释。患者的主诉是其对自身变化主观的体验，而疾病则是身体上客观可观察的异常。当医生找不到病理学确定的疾病来解释一个患者主诉中的躯体症状时，也就无法对患者解释他们到底出了什么问题。这些患者的症状也随之被称为难以理解或无法解释的功能性或"躯体化"症状。因此，对无法解释的判定依赖于对确实的疾病证据的排除，而这正是在现代医学将疾病确定为客观存在的实体之后才产生的概念。

在历史上，哪些症状或综合征会落入无法解释的领域而不得不被赋予其他解释，都和当时医学专业的发展状况密切相关。随着实验室检验和病理检查技术的发展，某些原本被认为是医学无法解释的症状在发现病因之后变成了医学可解释的症状；而反过来，新的科学发现也可能否定某些被认为已经得到解释的症状的病因，使其再度成为无法解释的症状。中国传统医学体系，其实并不存在无法解释的症状，因为大部分疾病和疾痛也无非是用前科学医学观念下的一些假定的原因来加以解释的。那些后来为人所熟知的诊断名称，最初其实都来自一些先验的主观解释。例如，最初源于古希腊词语的"癔症"（hysteria），其希腊语原意就是"子宫"。古希腊人认为女性出现这种不安定的情绪和行为反应的原因是子宫在身体中不受控制地到处游走。按照古希腊文化中整体性朴素唯物论的观点，人们将这些伴随着情绪不安定的躯体综合征理解为身体器官（如子宫）的紊乱导致的相应能量的失控。容易与这些症状联系在一起的器官往往都有它们特别的隐喻意义，如子宫这种生殖器官一般就具有道德上的含义。

文艺复兴之后，对解剖学的进一步理解导致神经系统疾病被当作无法解释症状的病因，这种路线将癔症、疑病症等原因不明的躯体综合征逐渐划归到一个分类之中。1667 年，英国权威解剖学和神经学家威利斯（Thomas Willis）从脑解剖学角度对各类神经性疾病进行了研究（Willis，1684），批判了传统认为癔症产生自子宫的观念。他认为癔症中的那些激情症状并不是产生自子宫，而通常是来自头脑中的影响。但这种解释距离心理或精神的解释仍有些遥远。在现代的语境下，当我们说到一种症状或疾痛来自头脑时，很可能指其中具有心理因素。但威利斯当时所说的"来自头脑的影响"却具有不同的意义。威利斯实际上从未认为此类疾病源于精神，他虽然批判子宫观点，但仍然将癔症归为生理性的变化，其过程是由过热的血气互相挤压造成的不规则运动（Sharpe & Carson，2001）。

在17～18 世纪，精神病学逐渐发展，心理因素越来越受到人们的关注。但在精神病学发展的初期，医生们所认为的典型精神障碍只包括丧失心智、抑郁和躁狂等单纯具有心理症状的状况，很少有学者将癔症和疑病症拿来和这些精神疾痛相提并论（福柯，2005）。而到了 19 世纪，精神病学逐渐建立自己的体系，越来越独立于普通医学体系，MUS 开始在两种不同的解释路径上发展，而这两种路径分别处于身体和心理两个平行的维度上。其中一条路径是神经学家和生理学家的生理性解释，另一条路径则是后来发展为精神分析理论的心理发生论（psychogenesis）观点。虽然在1859 年 Briquet 就将没有实际器质性病理证据的慢性躯体症状归为一类特殊的癔症性综合征（Briquet，1859）。但在精神分析学派崛起之前的一段时期，对于此类慢性癔症的神经生理解释还是一度占据主流，无法解释症状的公认病因是神经系统的可逆性失调。而由于逐渐发展的病理检查技术始终未能证明脑部或其他器官存在可观察的解剖学异常，生物医学模型的支持者开始将这些生理失调称作微妙的或功能性的（Trimble，1982）。

这种神经生理解释的一个典型就是 19 世纪中期由美国医生比尔德（George Beard）提出的"神经衰弱"的概念。比尔德总结了当时在美国广泛流行的一类原因不明的躯体综合征，并将其命名为"神经衰弱"，即由过度疲劳引起的神经机能衰竭，其症状包括超过 50 种各系统躯体痛苦，如全身不适、功能衰弱、食欲不振、长期神经疼痛、失眠、疑病及其他类似症状（Beard，1869），几乎包括了所有非器质性生理功能紊乱和多种由心理社会原因引起的心理生理障碍。比尔德的神经衰弱概念包括两个非常重要的内容：第一，这种疾病主要在受过良好教育和专业训练的中产阶级流行，受到美国本土文化和社会心理环境的重要影响，也因此被称为"美国病"；第二，身为神经病学家的比尔德认为这些神经系统上的虚弱或疲惫及各种精神和身体的低效症状是由神经功能的一些可逆的失调造成的，是"一种身体的，而不是精神的状态"（Beard，1881）。虽然比尔德和那个时代的其他医生一样，都没有直接的科学证据证明中枢神经系统真的存在功能失调，但他仍然更强调神经衰弱病因学上的生理性而不是心理性。在治疗理论上，比尔德也体现出这种倾向性，他倡导直接针对躯体的物理性疗法，特别是那个时代方兴未艾的电击疗法（Beard，1873）。

其后，同为神经生理学家的沙可在理论上将比尔德总结出的这种疾病进行了进一步扩展，使其从先前被人认为的"美国病"变成了一种国际化的疾病（Goetz，2001）。比尔德在描述神经衰弱时，认为这种障碍和现代文明所造成的压力密切相关，而且在美国非常典型。而沙可在描述自己遇到的一些病例时，引用了比尔德的定义和描述。沙可也从自己的大量研究中对神经衰弱做出了进一步的分析和解释，他主要关注性能力下降、疲劳、头部的压迫感等临床表征，而且在分类学上将神经衰弱和癔症相区别。沙可和比尔德一样，也认为神经衰弱的源头是心理压力，而且感到欧洲的社会环境也很容易导致这种疾病。有趣的是，沙可在谈及神经衰弱时，似乎更同情医生而非患者。他认为这种疾病是不合理的，如果患者有着伪装症状的嫌疑，那么这对于医生似乎是非常不公平的（Goetz，2001）。这多少反映出对于当时的医生来说，患者症状的真实性仍是一个争议性的话题。作为当时欧洲最重要的神经系统疾病专家之一，沙可对比尔德提出的神经衰弱这一疾病的扩展对于其进一步流行化也很有帮助，特别是让它从一种"美国病"变得更加国际化，使这种新诊断更加合法化。

不过，当时流行的精神分析理论对神经衰弱概念的定义和使用也仍然相当不统一。1915～1917 年，弗洛伊德在讲授神经症问题时将神经衰弱分类为一种实际的神经症（actual neuroses），不同于以转换性癔症等为代表的精神神经症（psychoneuroses）。弗洛伊德认为，精神神经症是性的机能受到扰乱以后的心理结果，而实际神经症则是性的扰乱在机体上所产生的直接结果，这其中并没有什么心理意义，纯粹是物质过程（弗洛伊德，

1986）。从这里可以看出，弗洛伊德还是将神经衰弱视为一种与他主要关注的精神神经症不同的神经疾病来看待的。而其他精神分析学者则更愿意将这种"时髦的"疾病纳入精神分析的心理视角下，以斯特克尔为代表的其他精神分析师认为神经衰弱患者也有潜意识的精神冲突，并不完全归因于性能量的物质过程。同时代的其他观点也并不像弗洛伊德最初那样将实际的神经症或精神神经症分得那么清楚。很多时候，神经衰弱也和其他神经症一样被视为一种以情绪、心理因素为主因的精神神经症，甚至癔症、疑病症、精神衰弱、抑郁都可以算作不同类型的神经衰弱（Liu, 1989）。此后，神经衰弱的心因性解释变得越来越流行，直到"躯体化"一词将这些综合征与转换概念挂钩，使其解释反而变得更偏向弗洛伊德所说的精神神经症。

在西方医学的主流中，自 19 世纪开始的精神医学模型转向最终明确地区分开了生理和心理的病因，而所谓的"医学不可解释"的种种疼痛现象根据这种二元划分，最终交由精神病学处理。而 20 世纪，精神分析的时代到来后，脑部功能失调的概念又大部分被心理发生概念替代。最终，在美国和欧洲，抑郁症等情感障碍或心境障碍等心理学解释取代了对神经衰弱的"躯体化"不适的描述（汪新建、何伶俐，2011）。由此，无法解释的躯体症状完全成为心理学及精神病学的管辖范围。由 Van Teslaar 翻译创造出的"躯体化"一词能够很好地表达这种心理问题转换为躯体症状的解释。而它和转换障碍的差别也不再是"实际的"还是"精神的"，而是被当作症状慢性（更像 Briquet 综合征）还是急性（更像弗洛伊德式的癔症）的区分。

与此同时，在苏联，神经衰弱又有着不太一样的经历。当弗洛伊德等精神分析学家尝试将比尔德创造的神经衰弱概念放在他们体系中合适的位置时，俄国的巴甫洛夫也试图用他的神经生理学来解释神经衰弱问题。巴甫洛夫学派认为高级神经活动中存在两种主要过程：兴奋和抑制。巴甫洛夫及其同事根据动物实验的观察结果提出，包括神经衰弱在内的神经症是由兴奋或抑制的神经过程本身或者其活动的过度紧张所引起的，并认为这些本质上都源于大脑皮层和皮层下区域的某些点或区域的机能障碍（达魏坚柯夫，1953）。这种几乎完全是神经病理生理的理论并没有给精神或心理因素留下太多的空间。巴甫洛夫学派的影响力使得这种解释模型在苏联更为流行，区别于以美国标准为主流的狭义上的"西方"解释模型。中华人民共和国成立后，在与苏联交流密切的时期，这种神经衰弱问题的神经生理解释也在中国广泛传播，这对当时中国的精神病学分类体系也产生了很大的影响（Liu，1989）。

　　而随着精神分析在精神病学领域的逐渐衰落和生物精神病学的重新崛起，"躯体化"这一概念也开始走上一条新的曲折之路。1980年，美国精神病学会修订DSM-Ⅲ时，特别划分出一类以躯体痛苦为主的精神障碍，即躯体形式障碍（somatoform disorders），这个诊断逐渐被世界其他重要的精神诊断手册接受。而伴随这个诊断分类及其标准一直延续下来的核心条件之一是"医学无法解释症状"。

二、以"躯体化"为核心的精神障碍分类

（一）DSM-Ⅲ之前的诊断分类

　　虽然第二次世界大战之后，以DSM为代表的精神疾病诊断标准体系开始不断发展，但在这个过程中，以"躯体化"概念为核心建构起来的精神障碍在诊断手册和分类系统中的定位也还是和癔症、神经衰弱等一样，长期处于反复不定的状态。虽然以"躯体化"或类似字眼来命名的疾病分类并不等同于"躯体化"概念本身指称的症候群，大多数情况下，前者要远比后者狭窄。不过，围绕着类似概念建构起来的诊断分类，本身就显示出这一系列疾痛现象如何被定义或分类，分析这些诊断名称和标准的变化对理解"躯体化"的认识史也仍然是很有意义的。

　　1952，美国精神医学会（American Psychiatric Association，APA）发布了《精神障碍诊断与统计手册》第一版（DSM-Ⅰ）。那时的DSM还没有建立起一套完善的临床工作用诊断标准，也不像第三版的时代影响那么巨大。不过，其在精神障碍分类上的努力也能显现出当时精神医学界的一些观点。当时，精神分析学派依然在美国精神病学界影响甚大，对诊断分类也施加了不弱的影响。在DSM-Ⅰ中，具有类似心身疾痛或"躯体化"症状的一类障碍被给予了一个稍显冗赘的名称——心理生理性自主神经和内脏障碍（psychophysiologic autonomic and visceral disorders）。DSM-Ⅰ强调，使用这个术语优于心身障碍（psychosomatic disorders），因为后者是指一种将医学学科视为一个整体的视角，而不是某种特定的状况；它也优于使用"躯体化"反应（somatization reactions），因为后者暗示了这种障碍仅仅是另一种类型的精神神经反应。之所以不使用上面这两种更流行的说法，而是采用了一种如此麻烦的命名，则是因为DSM的编制者希望将这些障碍置于一个精神病性和精神神经性反应之间的分类，以便更准确地收集有关

其病因学、病程及它们和其他精神障碍关系的数据。DSM-Ⅰ认为,这些反应代表了无法进入意识的情绪在内脏上的表达。这些症状是情绪正常的生理表达被长期夸大,而主观感受部分又受到抑制的结果。持续的内脏变化最终甚至可能导致结构性变化。DSM-Ⅰ还指出了这种障碍以往可能被冠以其他称谓,如器质性神经症、焦虑状态、心脏神经症、胃神经症等。而这种障碍和DSM-Ⅰ中的转换反应的区别则在于:影响自主神经系统分布的器官和内脏,因此不受完全的随意控制或感知;无法缓解焦虑;症状起源是生理性的而非象征性的;会导致危及生命的结构性变化(DSM-Ⅰ,1952)。

由以上这些解释可以看出,DSM-Ⅰ所提出的这种新诊断分类实际上是在过去针对此类疾痛的不同解释之间摇摆不定。一方面,这个分类不能像心身障碍背后的立场一样,被视为完全的医学状况;另一方面,这个分类也不愿完全承认心因性的解释模型,刻意提出它不仅仅是一种神经症。但在具体解释上,这个分类又是两者的结合:其所依据的病因学仍然是压抑的情绪转为躯体表达的"躯体化"模型,但又不断指出这个分类与自主神经系统的关联,以及可能导致结构性变化这些偏医学的因素。而且,在这一障碍类别下又可分为多种反应(reaction),都是按照所涉及的器官或系统来分类的,包括心理生理性的皮肤反应、骨骼肌反应、呼吸反应、心血管反应、血液和淋巴系统反应、胃肠道反应、泌尿生殖系统反应、内分泌反应和神经系统反应。完全按照生理解剖学来进行分类也显示出这一诊断分类的病理解释中偏医学的一面。

其中,更值得注意的是神经衰弱在DSM-Ⅰ中的定位。DSM-Ⅰ中并未将神经衰弱作为正式的诊断名称列入,实际上是将其放到了心理生理性神经系统反应的范畴中。这一术语包括心理生理性的衰弱反应,以全身疲劳为主要病诉,可能还有一些内脏器官病诉。手册中明确提出,这一术语包括了以往神经衰弱的很多病例。不过这一范畴还需要排除转换反应和焦虑反应的诊断(DSM-Ⅰ,1952)。而在DSM-Ⅰ附录中对疾病和手术标准命名法新旧版本的对比中,也明确了旧命名法中的神经衰弱对应了新命名法的心理生理性神经系统反应。可以看出,DSM-Ⅰ中虽然保留了采取精神分析思路的转换障碍等精神神经症,但对于以"躯体化"为核心的障碍则试图将其以一种介于精神症和神经疾病之间的"中间路线"来重新划分。将原本的神经衰弱也置于这一大类别中,也显示出DSM-Ⅰ试图将这种新的解释模型赋予这种围绕着诸多争论的疾病。

1968年的DSM-Ⅱ中,由DSM-Ⅰ划定出来的这个类别又出现了一些反复。在 DSM-Ⅱ中，精神分析学派的控制力甚至体现得更强。心理生理性问题仍然作为一个单独的诊断分类保留下来，但诊断命名改成了更为简洁的心理生理障碍（psychophysiologic disorders），是指可能的心因性躯体障碍。其下也仍是按照生理解剖学划分的各类亚型，如心理生理性皮肤障碍、心理生理性骨骼肌障碍等。唯一的不同是少了关于神经系统的类别（DSM-Ⅱ，1968）。因为这一类别又被改回了"神经衰弱"这一名称，并作为神经症的一种亚型——神经衰弱神经症（neurasthenic neurosis）重新登上舞台。这次神经衰弱的特征被描述为以慢性衰弱、易疲劳和耗竭为主要病诉。DSM-Ⅱ还详细指出了它和其他类似障碍的区别：它与癔症神经症的不同在于患者主诉的痛苦是真诚的（genuinely），而不是为了所谓的"二级获益"（如通过症状来获得关注、逃避责任等）；它与焦虑神经症和心理生理障碍的区别在于主诉本质的不同；它与抑郁神经症的区别则是抑郁的程度和病程长短不同（DSM-Ⅱ，1968）。

虽然神经衰弱看似在 DSM-Ⅱ中"卷土重来"，但另一方面，其有些尴尬的定位也可以被视为它之后被抛弃的前奏。因为 DSM 的编制者想要更好地定义和推广心理生理性障碍这种解释和分类模型，但神经衰弱不适合放在其中。不过，因为 DSM 前两版都没有摆脱精神分析的强大影响，所以 DSM-Ⅱ中的心理生理性障碍其实仍然没有脱离 DSM-Ⅰ时那种有些摇摆不定的中间路线。它从病源上来说是心理的，是由情绪因素导致的；而从结果上来说，它又是"躯体的"，表现为自主神经系统支配下的单一生理系统的症状。前者实际上还是没有脱离遵循精神分析思路的心因性解释模型，而后者又似乎还在强调这种障碍不同于其他精神障碍的"生理性"。同时，为了凸显该类别的独特性，强调了它以单一生理系统的症状为特征，但这也让神经衰弱这种涉及全身整体性症状的障碍更难以被置于这种解释模型下。不过在这一时期，精神病学整体发生了很大的变化，精神分析逐渐失去地位，焦虑症、抑郁症等障碍开始变得更流行，神经衰弱也不再像过去那样"时髦"了。DSM 终于放弃将神经衰弱这一落后的诊断名称放入自己建立的体系中，而是去深挖更能体现和其他流行的诊断分类差异的"躯体化"概念。摆脱精神分析影响的诊断手册在后续版本中围绕着新系统又开启了一个新的分类来解释"躯体化"问题。

（二）自 DSM-Ⅲ开始的躯体形式障碍

1980 年的 DSM-Ⅲ引入了多轴诊断系统，改变了一元疾病观。另外，诊断分类也因为涉及多轴而变得更加繁杂。对于原因不明躯体病诉的诊断也一样发生了很大的变化。神经衰弱的诊断再次被删除，而心理生理障碍也被改称为心理因素影响的生理状况（psychological factors affecting physical condition）。同时，DSM-Ⅲ又建构起一个新的诊断类别——躯体形式障碍，其中的主要障碍类型除了终于被正式命名的"躯体化"障碍，还包括转换障碍、疑病障碍、心因性的疼痛障碍等过去分属其他类别的以"躯体化"解释为核心的障碍。实际上，这两种诊断类别可以看作对过去并未划分清晰的原因不明躯体病痛诊断的重新划分，而其主要依据就是更为明确的"医学无法解释"。一方面，心理因素影响的生理状况这一范畴比起过去的"心理生理障碍"所包含的范围更狭窄，因为它被明确定义为必须具有真实的生理状况，心理因素只是引起或扩大了生理反应。另一方面，躯体形式障碍则刚好相反，做出诊断必须要排除真实的生理问题。在 DSM-Ⅲ生理病诉和不合理的生理疾痛焦虑的鉴别诊断决策树中，区分这两种诊断类别的关键条件就是症状有没有明确的器质性或典型生理疾病的证据（DSM-Ⅲ，1980）。这两种诊断还有一个症状学上的差别，心理因素影响的生理状况如同过去的心理生理障碍一样按照病痛发生部位进行亚类别的划分，但作为纯粹心理状况的躯体形式障碍则多是有着不止一个部位、系统的症状或者全身整体性的病诉。

躯体形式障碍作为诊断类别的建立可以说是 DSM 在"躯体化"解释模型上偏重点的变换。与原来根据疾痛表现或症候群的模式来进行分类相比，新的分类方式更加重视障碍或者说疾病的本质。这也就使得"躯体化"的两个核心中，对医学无法解释症状（MUS）的排除条件的强调似乎开始超过了作为病因的心因性解释。正如 DSM-Ⅲ对躯体形式障碍的介绍开宗明义地提出：这一组障碍的本质特征就是暗示生理障碍的生理症状（此即"躯体形式"），但却没有可证明的器质性发现或已知的生理机制，同时，存在阳性证据或强烈的推断可以将症状与心理因素或冲突联系在一起（DSM-Ⅲ，1980）。这段话的前后两部分其实就是分别在描述 MUS 和心因性这两个"躯体化"的核心特征。其中，前者是将这一新的诊断分类和过去其他类别区分开的关键条件。而后者的表述则相当谨慎，仅仅说症状可以和心理因素联系在一起，似乎是在避免用精神分析理论的说法讲出症状是由心理转化而来的。而对于被躯体形式障碍囊括进来的转换障碍等原本更具有精神分析意味的障碍，也用类似更为谨慎的语言重新进行了去精神分析的说明和解释。至此，这些针对原因不明躯体疾痛的不断变动的诊断似乎终于被整理清楚，即框定在了稳定的命名下，稳定地放置于一个有着明确解释模型的诊断分类之中。

此后，APA 继续推广 DSM 的这一诊断分类，它也逐渐开始被各类其他常用精神障碍诊断手册采用。ICD 和我国的 CCMD 也都采纳了躯体形式障碍，以及其下的亚类别（如"躯体化"障碍等）等作为独立的诊断，虽然具体的症状条目等方面有一定的差别，但作为一种独立诊断仍是基于相似的逻辑，因此接下来也就不再分别论述。可以说，自 DSM-Ⅲ发布以来，由"躯体化"的概念和逻辑扩展而来的躯体形式障碍已经成为对此类以躯体性症状为主诉的心理障碍的主要疾病模型和诊断分类之一。经过DSM-Ⅲ-R、DSM-Ⅳ等后续版本的一些较小的修订，如"躯体化"障碍诊断所需症状数量的变化，转换障碍涵盖的症状范围变得更加狭窄（似乎也显示了对传统精神分析理论的进一步疏离），加入了躯体变形障碍等新诊断名称，这一诊断分类一直持续到了 2000 年的 DSM-Ⅳ-TR。这个最后版本的躯体形式障碍具体包括"躯体化"障碍、未分化躯体形式障碍（undifferentiated somatoform disorder）、转换障碍、疼痛障碍、疑病症、躯体变形障碍及其他未注明之躯体型疾患（somatoform disorder NOS）。这些障碍的诊断标准都具有非常严格的症状和病程要求，其中以最为核心的"躯体化"障碍的诊断标准如下：

（1）病史有许多身体抱怨，在三十岁前即开始，发生于几年的期间内，导致寻求医疗或损害社会、职业或其他重要领域的功能。

（2）下列每一准则都必须符合，个别症状可发生于此障碍病程中任何时期：

A. 四种疼痛症状：有疼痛的病史，疼痛至少牵涉四个不同的部位或功能（如头、腹、背、关节、四肢、胸部、直肠、月经之时、性交之时或排尿之时）。

B. 两种胃肠道症状：病史至少有两种疼痛以外的胃肠道症状（如恶心、胀气、非怀孕期出现的呕吐、腹泻或对几种不同食物无耐受性）。

C. 一种性功能症状：病史至少有一种性功能或生殖系统之非疼痛症状（如性冷淡、勃起或射精功能障碍、月经不规则、经血过多、持续整个怀孕期的呕吐）。

D. 一种假性神经学症状：病史至少有一种症状或功能缺失，让人认为是一种非局限于疼痛的神经学状况（转化性症状诸如，身体协调或平衡障碍、麻痹或局部肌肉衰弱、吞咽困难或喉头异物感、失声、尿潴留、幻觉、失去触觉或痛觉、复视、目盲、耳聋、癫痫；解离症状诸如记忆丧失或非昏倒的意识不清）。

（3）A 或 B 二者之一成立：

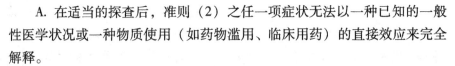

A. 在适当的探查后，准则（2）之任一项症状无法以一种已知的一般性医学状况或一种物质使用（如药物滥用、临床用药）的直接效应来完全解释。

B. 若存在相关的一般性医学状况，患者的身体抱怨或造成的社会或职业功能损害远超过就病史、身体检查、实验室发现所能预期的程度。

（4）这些症状并非有意制造或假装的（如存在人为疾患或诈病）。（DSM-Ⅳ-TR，2000）

由 DSM-Ⅲ 开始建构起来的躯体形式障碍实际上是以"躯体化"解释模型为核心，将其他零散的类似障碍包括进来而建立的一个分类。这一诊断分类将过去针对此类躯体疾痛的不同视角解释融合、拆解并重新组合在一起。曾经以癔症为代表的精神神经症解释，和以神经衰弱为代表的介于心理和生理之间的解释，现在都按照一种源于精神分析却又去精神分析的心因性解释被躯体形式障碍包括在内。同时，以往那些范畴背后的复杂历史渊源和疾病原型也都被削减掉，规范为我们前面不断提及的两个基本条件：心因性的慢性躯体痛苦及医学无法解释症状。从 DSM 这种诊断手册的编制来看，如此形成的规范化诊断分类显然是比过去尝试使用的心理生理性自主神经和内脏障碍或心理生理障碍这种仍然在心理和生理解释之间摇摆不定的诊断类别更加成功。这两个条件其实就明确地体现出了 DSM 给予这类问题的定位：它们归根结底是心理问题，而不是生理问题。

但是，以"躯体化"的解释作为一个诊断类别的核心在临床中还是遇到很多困境，而不少争论也恰恰在于这个诊断标准给"躯体化"的定位。虽然诊断标准将生理解释排除在外，但并非来自实证证据的定论，而仅仅是一种观点。"躯体化"现象究竟是心理障碍还是生理问题仍然是存在争议的（Creed & Gureje，2012）。其结果就是，躯体形式障碍的诊断标准在临床实践中遇到的诸多问题在很大程度上直接关系到其核心特征的这个定位。"躯体化"的病理成因一直不明确，而且存在较大的争议。尽管身心间具有互应关系从古代起就为医生们所知，但是今天的精神病学和医学仍未能阐明所谓躯体形式症状的病因学原理。其实，躯体形式障碍的形成原因争论仍然还是心理学和精神病学发展之初的两种主要模型的竞争，即分别代表主观和客观两种互补的观点的心理动力学模型和神经生理模型。源自心理动力学的解释认为"躯体化"现象是出于自我防御机制，当社会和情感压力达到一定程度时，精神就无法承受，转而呈现躯体反应。另外，在压力之下，个体对内部身体变化的敏感性也可能会提高，将轻微的身体不适放大为痛苦。虽然上述理论缺乏足够直接的病理学证据加以证实，但有些学者仍然认为在躯体形式障碍这个领域，精神分析理论是迄今为止最好的解释（Kandel，1999）。而神经生理模型则着重强调引起躯体形式障碍的生理性身心交互作用，不过相关研究也仍然没有得到一个公认的解释（Browning et al.，2011）。但是，患者不可能等着医生研究出一个可信的结论再去看病，因此目前临床上也只有采用一些暂时的解释策略。

而躯体形式障碍对此的解决方法就是回避从病因、病理上给出一个解释（"它是什么"），而是从反面的角度（"它不是什么"）来给出定位。也就是说，它倚重医学无法解释症状（MUS）来表明自身的立场。可问题是，MUS可以用于描述一种症状，但却难以支撑一个独立障碍的诊断。但对于躯体形式障碍（或者"躯体化"现象）的本质，精神病学界却缺乏一个确定的解释，因此才不得不按照一种相对表面化的标准对其进行定义，即用症状表现上的相似性和医学无法解释作为标准（APA，2011）。从理论上说，此标准看起来不想强调或依赖任何一种理论解释，但它实际上隐含地表达出心理和躯体的二元论，将医学能够解释的状况和其他非医学的状况对立起来。医学无法解释症状不是基于疾病的确诊，而是基于一个负面条件——临床证据的缺少。这条标准似乎将躯体形式障碍本身都划为了一种"剩余诊断"：当现有的医学检查不能发现器质性病变，就将其抛到这种以"无法解释"作为标准的疾病范畴中。无论对于研究者、医生还是患者，这种诊断标准作为一种疾病的解释都确实有些值得怀疑。

另外，由于性质和定义模糊、依赖"医学无法解释症状"等原因，躯体形式障碍的诊断和其他类型的精神障碍有着相当大的重叠和冲突，临床中很难准确分类，造成诊断的不准确和混乱。例如，躯体形式障碍经常和抑郁及焦虑障碍共病（Hanel et al.，2009）。躯体形式障碍的诊断重叠问题也体现在其内部亚型的分类上，这些亚型之间存在着很大的概念混淆。在一项针对精神科和非精神科医生的访谈调查中，52%的被调查者指出不同的躯体形式障碍诊断标准存在很大的重叠，如疼痛障碍和躯体形式障碍（非特定），38%的人认为这些诊断标准存在"部分重叠"，只有2%的医生感觉它们是明显不同的障碍；而总共有超过三分之一的医生认为这些标准没用（Dimsdale et al.，2011）。诊断上的重叠在疑病症上体现得尤为明显。一项基础护理研究发现，20%的"躯体化"障碍患者同时具有疑病症（Escobar et al.，1998）。反过来，"躯体化"障碍在疑病症患者中的常见度是非疑病症患者的5倍（Fink et al.，2004）。同时，疑病症本身又和其他精神障碍存在各种重叠。疑病症患者可能有两种不同的表现：一种以躯体症状和身体痛苦占主导地位，非常接近躯体形式障碍中的其他亚型；而另一种实际上很少感觉到躯体痛苦，只是错误地认为自己生病了并因此而焦虑。如果按照现行的定义，即躯体形式障碍是以躯体症状为主要特征之一，那么后者似乎不能归入此类障碍，而是更接近于强迫症型障碍或焦虑症。但在临床中，大部分患者却是兼有两种表现，而且具有高度疾病焦虑而较少躯体主诉的患者也并不算少见。

理论根基的不稳定造成躯体形式障碍在现实中存在种种问题。第一，以"躯体化"为主要症状的多种精神障碍在调查统计中展现出的患病率非常不一致，这主要是因为其诊断标准在实践中难以应用。Creed 和 Barsky（2004）对 10 项"躯体化"障碍研究进行了系统回顾，发现符合 DSM-Ⅳ标准的"躯体化"障碍患病率从 0.03% 到 0.84% 不等，中数则为 0.4%。根据 APA 的统计，DSM-Ⅳ躯体形式障碍各个亚型的患病率都不高，其中地位最重要的"躯体化"障碍也相对少见。根据 APA 在 2000 年的统计，"躯体化"障碍患病率在美国女性中为 0.2%～2%，男性则约为 0.2%（Koopman et al.，2000）。不仅"躯体化"障碍表现出如此低的患病率，几乎所有躯体形式障碍都不易于临床评估，这导致很多大样本精神卫生统计中极少涵盖此类障碍，甚至上述 APA 的统计也只包括"躯体化"障碍，而没有其他躯体形式障碍。总体而言，在西方社会，"躯体化"类的障碍似乎是不太引人注目的一种诊断分类。

但有研究发现，此类障碍其实在临床中可能并不少见，特别是如果将调查范围扩大到初级卫生保健服务中，而不是仅限于精神病学领域。有研究者认为，躯体形式障碍可能是普通人群中第三常见的精神障碍，仅次于心境障碍和焦虑障碍（Baumeister & Härter，2007）。只是在初级卫生保健服务中，这些患者的症状很多时候并不会与"躯体化"这个标签相联系。在这一点上，躯体形式障碍具体诊断标准的设置也成为问题。一方面，按照 DSM-Ⅳ标准，作为躯体形式障碍核心诊断的"躯体化"障碍的诊断门槛过高，在精神病学临床实践中其实很难遇到。而躯体形式障碍整体的诊断门槛却又较低，导致在诊断中占最多数的是原本作为补充的未分化躯体形式障碍或其他未注明之躯体型疾患（Kuwabara et al.，2007）。例如，一项对 119 名基础临床患者进行的调查发现，符合 DSM-Ⅳ"躯体化"障碍的患者小于 1%，而符合 DSM-Ⅳ未分化躯体形式障碍的则高达 79%（Lynch et al.，1999）。研究者怀疑，正是"躯体化"障碍等主要的躯体形式障碍在 DSM-Ⅳ中标准设置的不合理导致了流行病学调查中其患病率低的假象（Fink & Schröder，2010）。如果按照其他诊断标准，则可能得到不同的调查结果（Simon & Gureje，1999；Mangelli et al.，2009）。特别是对于儿童和青少年来说,"躯体化"障碍的很多条件并不符合临床实际情况(Schulte & Petermann, 2011)。因此,不少精神科医生和健康机构可能由于统计原因忽视了造成患者极大痛苦的精神障碍(Saxena, 2005; Creed, 2006)。DSM-Ⅳ标准的躯体形式障碍等与"躯体化"相关的障碍缺少流行病学资料的现实也使研究者难以找到标准统一的数据来分析此类障碍的人口学特征及相关因素,而标准依据各异的研究结果也难以合并分析(Dimsdale et al. , 2007)。

另外,在临床诊断的实践中,躯体形式障碍所依赖的 MUS 标准也会由于社会经济状况和医疗检查条件的不同而产生很大的地区或阶层差异。如果医生不能使用合适的医疗诊断仪器或检查手段,他可能就不容易发现症状的潜在源头,轻易地做出躯体形式类障碍的诊断(Rief & Rojas, 2007)。而在很多发展中国家,MUS 的模糊性还会因为医疗水平有限而进一步扩大,因为医生可能更多地依赖经验的判断而不是医疗仪器和检验,很容易导致误诊(Kroenke, 2007)。医学状况或神经学疾病被误诊为躯体症状类障碍(包括各类躯体形式障碍或者过往诊断标准常用的癔症、神经衰弱等)的情况并不少见(Ghanizadeh & Firoozabadi, 2012),特别是在一些医疗条件相对比较落后的地区或具有特定疾病和医疗文化的国家。很多此类患者确实有真正的医学并发症。MUS 在患有普通医学疾病(如癌症、心血管和呼吸道疾病)的患者中的常见程度是正常人群体的 3 倍(Härter et al. , 2007)。可见,"无法解释"是一种有赖于医疗条件和技术发展的说法,而不是一种界限固定的标准。

对于临床实践中的医生和患者来说,躯体形式障碍也不是一个受欢迎的名称。首先,由于诊断中一些具体标准过于严格,很多未达严重程度的患者被诊断为未分化躯体形式障碍或躯体形式障碍(非特定)。患者厌恶此类模糊不清的文字,他们会感觉医生也不知道他们患了什么病,由此对医生的能力产生怀疑。一项调查显示,有45%的患者认为躯体形式障碍(非特定)概念不清,51%的患者不愿意使用它,只有6%的患者认为它是有用的诊断(Dimsdale et al. , 2011)。与此类似,躯体形式诊断标准中的"医学无法解释症状"也会让患者产生不信任。其次,很多患者不喜欢"躯体化"或"躯体形式"等用词。因为这些名称似乎具有歧视性,进而暗示着患者具有心理问题,而躯体症状的患者一般更愿意以生理病症而非心理或精神障碍作为原因解释自己的症状。由于污名会发生在大部分精神障碍中,这些患者可能就更愿意选择用医学状况而不是心理问题来对自己的症状进行归因。躯体形式障碍甚至在精神障碍范畴内部的诊断竞争中也不占优势。躯体形式障碍经常与其他心理障碍共病，如抑郁、焦虑；而在某些典型的精神类障碍（如精神分裂症）中，也常会出现躯体主诉（Rief & Isaac，2007）。在这些状况下，医生的诊断就面临一个躯体形式障碍和其他重叠障碍的选择。由于躯体形式障碍诊断的不流行，它在这种选择中一般不占优势。也就是说，如果一个患者在躯体症状之外显示出了某种特征明确的心理症状，如抑郁或者焦虑，医生一般都更倾向于做出后者的诊断。在医学领域之外，诊断标准的模糊性和误诊也可能连带影响某些依赖严格疾病诊断和鉴定的法律状况，造成更重大的损害（Mayou et al.，2005）。

（三）DSM-5 中的躯体症状障碍

由于躯体形式障碍面临的诸多问题，DSM 在第五版修订中放弃了这一诊断分类，同时又创造了一个新术语，即躯体症状障碍，它可以说是一种大幅修改过的新"躯体形式障碍"。DSM-5 于 2013 年 5 月正式出版发行，其中归属于"躯体症状及相关障碍"分类的核心障碍即躯体症状障碍，其诊断标准如下：

（1）一个或多个的躯体症状，使个体感到痛苦或导致其日常生活受到显著破坏。

（2）与躯体症状相关的过度的想法、感受或行为，或与健康相关的过度担心，表现为下列至少一项：

A. 与个体症状严重性不相称的和持续的想法。

B. 有关健康或症状的持续高水平的焦虑。

C. 投入过多的时间和精力到这些症状或健康的担心上。

（3）虽然任何一个躯体症状可能不会持续存在，但有症状的状态是持续存在的（通常超过六个月）。

主要表现为疼痛（先前的疼痛障碍）：适用于那些躯体症状主要为疼痛的个体。

持续性：以严重的症状、显著的损害和病期长为特征的持续病程（超过六个月）。

严重程度：

轻度：只有一项符合诊断标准（2）的症状。

中度：两项或更多项符合诊断标准（2）的症状。

重度：两项或更多项符合诊断标准（2）的症状，加上有多种躯体主诉（或一个非常严重的躯体症状）。（DSM-5，2013）

　　该诊断标准的核心特征是具有非常痛苦或导致重大功能损伤的躯体症状［标准（1）］，同时具有关于这些症状的心理症状［标准（2）］。从这个新的定义上可以看出，躯体症状障碍最引人注目的修改在于：第一，诊断不再需要医学无法解释症状（MUS），即不再强调对真正的躯体或生理疾病的排除；第二，在躯体症状之外，加入一系列心理和行为特征的阳性标准。这个新诊断标准旨在明确此类障碍的定义，去除原来躯体形式障碍中的二元论暗示，同时减少诊断重叠。而在临床上则要提高诊断的敏感度和特异性，尽量不遗漏患者。

　　不再依赖 MUS 是新诊断标准中最重大的改变，它直接抛弃了自DSM-Ⅲ以来对"躯体化"类型现象的分类依据。因为"医学无法解释"本来是躯体形式障碍中一条核心的排除条件，这项改变可以看作是对之前诊断标准中隐含的生理–心理二元疾病观的修正（Creed，2009；Löwe et al.，2007；Dimsdale & Creed，2009）。新的障碍名称和标准都要比过去更加中立，并不特别偏向普通医学或者精神病学领域。这些举措都显示出，新诊断标准更强调此类障碍在症状表现上的特征，而回避在诊断中对病因学或致病机理的假设，即不再试图对病因做出任何明确或暗示性的解释。新标准认为，躯体症状障碍和医学状况并不矛盾，它也可能出现在患有心脏病、癌症等医学疾病的人身上，就像抑郁症会出现在很多严重疾病患者身上一样。在这种情况下，是否做出躯体症状障碍的诊断不仅取决于患者的躯体症状多大程度上是真实的，还取决于症状有多大程度上是过度的，而这就要将对患者心理和行为的评估与其医学状况进行共同判断。从临床上说，去除 MUS 还暗含着对整体性医疗护理的提倡。但是，不依赖 MUS 似乎会让本来就比较模糊的躯体形式诊断标准变得更单薄，因为此类患者大部分首先出现在普通医疗系统中，而不是精神病科，普通医护人员应该怎样识别躯体症状障碍呢？这就要求医生更关注躯体症状造成的主观痛苦、心理困扰、生活质量下降等心理和行为表现，对患者的状况做出整体性判断，而不是依靠单一的医学检验结果。

　　为了不让去除 MUS 之后的诊断标准看起来过于单薄，DSM-5 工作组决定使用具有诊断效度和临床应用性的心理标准，因为此类障碍的共同特征是在临床中表现躯体症状或者对躯体疾病的担忧（Martin，2011；Jensen et al.，2012）。新标准（2）就描述了躯体症状障碍的心理社会症状，这些症状主要表现在对医学状况的过度焦虑，以及在求医问药上消耗过多的时间或精力，包括对躯体症状严重程度的不恰当且持续的思考，对健康状况或躯体症状持续高水平的焦虑，在症状或健康担忧上消耗过度的时间和能量。在 DSM-5 中，躯体症状障碍的诊断标准除了强调患者要具有躯体症状之外，还要求患者存在认知扭曲，后者可以通过临床观察或直接询问患者进行评估。可以说，新诊断标准用患者的心理状态代替了原本的MUS。重视这类障碍的患者在认知方面的表现是一个重要的改变，这一标准从本质上反映患者在长期遭受躯体痛苦的同时，思维、感受以及行为方面受到的困扰。从临床上看，这本就是诊断和治疗应该关注的症状。

在 DSM-5 的修订过程中，对于哪些心理社会症状能够作为躯体症状障碍的诊断指标，研究者曾提出了各种不同的修改意见。有学者提出并加以研究过的一些指标包括器质性疾病归因、健康焦虑、患者对医疗护理的使用、灾难化恐惧，或者衰弱的自我概念（Rief et al.，2010；Martin & Rief，2011）。其中，对躯体形式障碍患者进行的心理研究已经证实，对症状的器质性疾病归因在临床过程和结果中都具有预测价值，将其加入诊断标准，据推测应该能够增加诊断的预测效度和临床功效（Martin，2011）。虽然新的躯体症状障碍诊断不再和病因学挂钩，但从标准（2）的措辞中还是可以看出对患病原因认知的评价。按照此标准诊断出的患者，认知上普遍具有将躯体症状归因于器质性原因的特征，并且有一定的灾难化倾向，后者似乎是对诊断为躯体症状障碍特别具有预测性。因此，增加这个标准也许会扩大诊断的预测效度（Martin & Rief，2011）。

亚型的简化也是躯体症状障碍的一个重要特点。现在作为诊断条目的躯体症状障碍囊括了 DSM-Ⅳ 中的"躯体化"障碍、疑病症、疼痛障碍和未分化躯体形式障碍。之所以将这些过去分开的障碍合并到一起，正是因为它们的核心症状具有很大的相关性，而互相之间又存在不少重叠。有研究显示，躯体形式障碍标准中将症状分成多组在临床中实际没有必要（Rosmalen et al.，2011）。而躯体类精神障碍主要出现在普通医学护理系统中，过于复杂的类别和用语不利于非精神科的普通医护人员使用，因此尽量进行合理的简化在 DSM-5 的修订中是始终不变的方向。相对地，原来躯体形式障碍大类中与上述障碍不那么类似的障碍则分别得到了其他一些不同的处理方式。转换障碍（同时标注为功能性神经症状障碍）最终还是被保留下来，与躯体症状障碍同属躯体症状及相关障碍的大类别；而躯体变形障碍则被转而放到了强迫症类别下。总体来说，合并和简化之后的躯体症状障碍标准相对宽松。在 DSM-Ⅳ 中要求最严格的"躯体化"障碍需要起病于 30 岁前，具有持续多年的多项躯体症状，并且要导致不断求医和心理社会损伤。确诊"躯体化"障碍一共需要四个特定症状群中的八项或更多 MUS，其中包括至少四种疼痛和两种胃肠症状（DSM-Ⅳ-TR，

2000）。而新的诊断标准只需要持续至少六个月的身体症状，并没有对症状或症状群的数量做出要求（APA，2012）。

当然，DSM-5大部分修改的效度还未经大规模的临床检验，现在仍不清楚这些改变将如何影响"躯体形式"或"躯体症状"这类障碍的患病率调查数据。一方面，由于某些原本是躯体形式障碍的患者现在可能会被诊断成其他心理障碍（如适应障碍），DSM-5中的躯体症状障碍的诊断比例比起组成此障碍的DSM-Ⅳ中躯体形式障碍相应的几类障碍可能会有所下降。但由于DSM-Ⅳ诊断标准模糊不清和不受欢迎等问题，过去很多医生有意不去使用那些诊断。因此，新诊断标准也有可能使诊断率上升。目前已有的一些针对新标准的临床研究发现，DSM-5对诊断标准的修订，特别是加入标准（2）及相关的心理社会等多维度的症状描述能显著提升诊断的效度（Voigt et al.，2012；Wollburg et al.，2013）。

但是，自从APA公布修改草稿开始，就一直存在着对DSM-5中躯体症状障碍的意见和批评。直到最终定稿发布的版本，也仍有学者持反对意见。其中最为典型的论点是反对扩大诊断范围。除了去掉MUS的条件，DSM-5对作为诊断标准核心的躯体症状的要求也降低了，合并与简化使躯体症状障碍在核心症状标准上更接近于躯体形式障碍（非特定），而不像"躯体化"障碍那样具有很明确的症状描述和严格的数量要求。新诊断标准用以作为补充的症状，即对痛苦和长期躯体症状的过度反应及相关的心理行为表现，则相对模糊，如何测量和评估这些心理症状，以及如何确定其在诊断上的意义都还有待研究。反对者认为，诊断标准过于宽松，可能导致较高的假阳性等诸多问题。根据对新诊断标准的估计，躯体症状障碍可能将包括15%左右的癌症或心脏病患者，26%左右的肠易激综合征或纤维肌痛患者，甚至在普通健康人群中也有大约7%的假阳性率（Frances，2013）。虽然精神障碍在普通内科门诊患者中的比例没有明确的数据统计，但是假阳性率如果确实达到如此水平似乎还是有些过高了。

躯体症状障碍的确可能会比过去的诊断标准包括更多患者，实际上这正是修订工作的目标之一，试图改变过去躯体形式障碍应用性不高的问题。去除MUS这个条件，模糊和医学状况之间的明确界限，就可能会扩大精神障碍的范围，将患有医学疾病的人群包括进来。虽然这样做可以尽量不遗漏患者，但却可能让过多的人被贴上"精神障碍患者"的标签。其实，在新版本的修订过程中，编制者就曾担心这种宽泛的标准可能被错误地使用，特别是在比较匆忙的基础临床护理中，而这将导致精神障碍的误诊，及随后使用不适当的医学处理和治疗程序（Dimsdale，2011），可能会有大量人群被错误诊断为躯体症状障碍，而它又属于容易引起污名的精神障碍。假阳性的精神障碍诊断会伤害患者，还可能导致潜在的医学状况被忽视，并会影响他们的自我感知和家庭、社会关系。如何在临床实践中避免这些错误是 DSM-5 使用者必须考虑的问题。近年来，一些基于临床调查的证据显示，过度诊断（over-inclusive）的风险确实存在。研究发现，DSM-5 的躯体症状障碍会比 DSM-Ⅳ（Xiong et al.，2017）及 ICD-10（Hüsing et al.，2018）的躯体形式障碍诊断纳入更多的患者。甚至有研究者倡议不如恢复原有的躯体形式障碍诊断，以避免潜在的医学问题被错误地诊断为精神障碍（Scamvougeras & Howard，2020）。

从过去躯体形式障碍诊断标准的问题和争论，以及 DSM-5 的相应修正可以看出，所谓"躯体形式"或"躯体症状"的障碍分类基本上是一种对表面症状表现的描述。那么在严谨的医学定义中，这些躯体类型的精神障碍究竟能否归为一类疾患就成为一个问题。原本 DSM-Ⅳ 标准在一些细节上似乎显示其承认这些疾痛在病因和病理上存在一致性，如"医学无法解释症状"等术语中隐含的生理心理二元疾病观等。但是，由于临床中误诊等问题，DSM-Ⅳ 对此类疾痛现象的定义和诊断标准被认为不够合理。而 DSM-5 修订的一个重点就在于不再试图解释患病原因，而是承认诊断就是通过表面症状来进行分类。研究者们认为关注治疗方法等因素比关注疾病分类等问题对患者而言更有意义（Dohrenwend & Skillings，2009）。

不过，从根本上说，对于这种以躯体症状为特征的精神障碍，精神病学和心理学始终没能完全明确应该根据什么条件将它们归为一类疾病。此类障碍的病因学机制至今仍不明了。虽然已有一些研究者通过脑成像等医学或神经科学方法对"躯体化"现象的病因学进行了研究，但目前仍不能对这个问题做出很明确的回答（Browning et al.，2011）。而所谓的"医学不能解释"的表达，既不实用也不够合理。目前在临床实践中此类障碍能够依赖的确定标准基本只有躯体症状这一疾病表现上的相似性，这似乎也是目前最稳妥的分类依据。但问题在于，其他很多精神障碍也会表现出躯体症状，如较常见的抑郁症、焦虑症等。而将躯体类障碍和其他障碍区开的重点就在于躯体类的障碍是以躯体症状为主导，即它在躯体症状之外，相对缺乏其他精神障碍中典型的心理症状。从这个角度上说，躯体类障碍本身就是一种"剩余诊断"，它的特征似乎不能很好地整合到 DSM 等试图建立的标准化分类体系中。

（四）ICD-11 中的躯体不适障碍

躯体形式障碍被 DSM 抛弃之后，再没有出现一个被各类诊断标准的共同使用的诊断名称。DSM-5 创造了躯体症状障碍，而稍晚开始第十一版修订工作的 ICD 则采用了其他的名称——躯体不适障碍[①]。它与"身体一致性烦恼"（body integrity dysphoria）等术语被共同列入"躯体不适或躯体体验障碍"这一分类中。"躯体不适障碍"这一诊断名称的来历也颇为曲折。在 DSM-5 和 ICD-11 修订过程的早期，曾出现一个类似的术语，即躯体不适综合征（bodily distress syndrome）。它主要是指患者不断重复出现医学不能解释的躯体症状，并且在没有医学证据支持的情况下仍持续求医行为。Fink 和 Schröder（2010）针对 978 名初级卫生保健患者所做的研究发现，他们所谓的"躯体不适综合征"能够涵盖其中所有的纤维肌痛患者、慢性疲劳综合征患者、换气过度综合征患者（hyperventilation syndrome），98% 的肠易激综合征患者，以及至少 90% 的非心血管性胸痛患者、疼痛综合征患者或躯体形式障碍患者。由此，他们得出结论，认为这个新概念可以将躯体形式障碍和大量医学功能性综合征统一归类到一类障碍名称之下。虽然这样大幅度的革新有待商榷，但这些研究者与 DSM 和 ICD 修订工作组的成员多有合作，他们所推动的"躯体不适综合征"实际上也符合 DSM-5 工作组的统一化思想（Creed et al., 2010）。但躯体不适综合征的另一个特点却不符合 DSM 工作组的需要：其所假设的病理模型虽然包括了很多的医学状况，但仍然非常强调"医学无法解释症状"的排除条件，即只要存在任何生理疾病，就不能做出躯体不适综合征的诊断。这是 DSM 修订组希望避免的（APA，2011）。

ICD-11 的修订晚于 DSM-5，双方的修订进程有很多重叠，互相影响也是不可避免的。虽然自 DSM-Ⅲ开始 APA 就大力推进躯体形式障碍这个诊断类别，但 ICD 却比较谨慎，直到第十版还仍然保留神经衰弱这一诊断名称。DSM 将与"躯体化"病理假设相似的转换障碍归为躯体形式障碍，但 ICD 则将转换障碍归为分离性障碍。此后，DSM 决定在新版本取消这个名称，以躯体症状障碍替代之。而在 ICD-11 修订版的分类列表中，躯体形式障碍的替代者却是和躯体不适综合征名称类似却又有些不同的躯体

---

① 躯体不适障碍的英文名称为 bodily distress disorders，其中使用的 bodily 和 somatic 其实是有所区别的，因此，尽管将这一术语翻译为"身体不适障碍"似乎更为合适，但为了与国内 ICD-11 推广和使用的主流译名保持一致，这里还是采用"躯体不适障碍"的名称。

不适障碍。在 ICD-11 的修订中，躯体形式障碍部分由两个小组负责，其中一个小组的人员组成和 DSM-5 工作组非常类似。他们在 2012 年提出，将 ICD-10 中的躯体形式障碍及神经衰弱全部统一在一个独立类别中，采用"躯体不适障碍"的名称（Creed & Gureje，2012）。在最终正式发布的 ICD-11 中，其描述如下：

> 躯体不适障碍的特点是存在令个人痛苦的身体症状，以及对症状的过度关注，这可能表现为反复与医疗保健提供者接触。如果另一个健康状况引起或促成了这些症状，那么相对于其性质和进展，关注的程度显然是过度的。过度关注不能通过适当的临床检查和调查，以及适当的安抚来缓解。身体症状是持续的，在大多数日子里至少持续几个月。通常情况下，身体不适障碍涉及多种身体症状，这些症状可能随时间变化。偶尔会有一个单一的症状（通常是疼痛或疲劳）与该障碍的其他特征有关。这些症状及相关的苦恼和关注至少对个体的功能产生了一些影响（如人际关系紧张，学习或职业功能的效率降低，放弃特定的休闲活动）。

从这段描述中可以看出，躯体不适障碍在名称上类似于躯体不适综合征，而在实际诊断标准上它则更像 DSM-5 的躯体症状障碍。采用"躯体不适障碍"这个名称的原因包括不应强化心身二元论、能推动医学和心理学的多学科合作、在不同文化背景下含义类似、缩写合适等。当然，工作组也承认"不适"（distress）一词的使用仍然有其局限性（Gureje，2015）。而在实际诊断标准上，它的两个基本特征"躯体不适症状"与"过度注意"分别对应于躯体症状障碍诊断中的躯体症状和心理症状。类似躯体症状障碍，它可以和其他生理疾病诊断共存，只要患者表现出对身体症状的过度心理行为反应就可以被诊断。这些都和 DSM-5 的修订思路具有一致性，同样是以期解决原本躯体形式障碍临床效力不高的问题。

在 ICD-11 中，疑病症和躯体变形障碍都被放到了强迫及相关障碍的类别下，而不是像 DSM-5 那样被合并到躯体症状障碍以及同属一类的疾病焦虑障碍中。另外，躯体不适障碍的排除诊断列出了十几种生理和精神障碍，包括 Tourette 氏综合征等神经性的抽动障碍、慢性疲劳综合征，以及疑病症、分离障碍、拔毛症等多种其他精神障碍（ICD-11，2018），这也可以视为是意在限制躯体不适障碍的范围，避免过度诊断的问题。不过，ICD-11 在 2022 年正式生效以来，这个新的诊断单元究竟带来了什么影响还有待进一步的观察和研究。

从解释模型和分类框架的角度来说，躯体不适障碍其实与 DSM-5 的躯体症状障碍具有很高的相似性：首先，它们都以某种相对宽松的条件为基础，将很多过去分散在不同类别的障碍全部囊括进来。其中不只包括各类以"躯体化"为主要特征的心理障碍，甚至可以涵盖很多医学上的功能性综合征。其次，它们都不再用"躯体化"这种暗示了病理机制的名称，而是用"躯体症状"或"躯体不适"等指出主要症状表现的疾病名称。这似乎是现代精神病学对"躯体化"现象的一种解释趋势：在这类状况中，躯体的痛苦虽然被分类为精神障碍或心理问题，但它基于一种不同于抑郁、焦虑等典型心理障碍的机制，因此能成为一个独立的诊断单元。在这一点上，躯体不适障碍面临和躯体症状障碍一样的问题，就是为了避免"身心二元主义"造成的争论和批评，甚至不敢去对这个独立的机制做出假设。

虽然自 DSM-Ⅲ躯体形式障碍类别开始，APA 就大力推动以"躯体化"概念为核心建立独立诊断单元的尝试，但是在学术界与实践领域仍然一直存在相反的观点。在完全心理化的疾病模型下，"躯体化"并不足以定义一个独立的障碍类别，它只是抑郁和焦虑造成的症状之一。虽然在"躯体化"现象中，心理痛苦似乎并不明显，常被躯体痛苦掩盖，但其根本机制和抑郁、焦虑其实没有明显区别，都是由心理应激和情绪失调引起的。像抑郁、焦虑这类典型的心理障碍，其名称是对于根本病因来源的一种暗示。按照这种命名方式，"躯体化"就可以被称作隐匿性抑郁（masked depression），而没有必要使用躯体形式障碍、躯体症状障碍、"躯体化"障碍等独立的疾病分类。凯博文于 20 世纪 80 年代在中国的研究似乎也支持这种观点，他认为中国人以躯体症状为主要表现的"神经衰弱"实际上就是西方抑郁症的一种"躯体化"形式。不过，凯博文所说的这种等同性，更多地是指中国的"神经衰弱"和西方的"抑郁症"在大众用来对心身痛苦进行文化诠释时具有类似的地位，而"躯体化"作为一种疾病行为和病理机制并不等同于抑郁（Kleinman & Kleinman，1985）。

要判断"躯体化"是否只是抑郁、焦虑等典型心理障碍范畴中的症状表现，就涉及一个长期存在的问题，即躯体痛苦是否能够作为与抑郁和焦虑明确区别的心理维度（Gillespie et al.，1999）。一个解决此问题的方法就是检验躯体痛苦、焦虑和抑郁的相关性。有研究发现，躯体症状与焦虑和抑郁只有中度相关，而焦虑和抑郁之间的相关度则相对较高（Goldberg，1996）。另外，在以躯体痛苦为主要症状的受试者中，只有大约一半能够达到某类精神诊断的标准，如抑郁或者焦虑（Kelsall et al.，2006）。此类统计发现虽然无法揭示造成这种差异的原因，但多少为躯体和心理痛苦处于不同轴向的观点提供了一定的支持，而这也是 APA 从 DSM-Ⅲ开始就努力推行的一种区分。

实际上，在精神病学实践中可以将患者分成两个组，第一组是具有某种精神障碍的个体，其躯体痛苦模式完全可以用其他精神障碍来解释；另一组则相反，躯体疾痛是一个独立的痛苦元素，其他精神障碍可以被认为是共病。在现有的诊断体系中，前者接近于抑郁、焦虑障碍中的"躯体化"，而后者则更接近各类躯体形式、躯体症状障碍。虽然在现实中，这两者有时其实很难区分，主要看以何种方式评估患者。因为心理和躯体的疾痛通常是交织在一起的。当然，DSM 修订工作组坚持的是躯体主诉具有特殊的病理机制，他们也一直在努力维持"躯体形式障碍"这一诊断分类的独立性。这样做的主要目的就是强调躯体痛苦维度。因为如果把"躯体化"彻底归为抑郁或焦虑等障碍的症状之一，完全取消独立的诊断分类，那么在过去历史中被辨认出的那些特殊模式（神经衰弱和精神分析观点下的"躯体化"）就可能被掩盖在抑郁症或焦虑症等精神障碍当前的典型印象下。

当然，专注于疾病客观真理的科学研究反而不会遇到这种问题。对于自 18 世纪就开始存在的生物精神病学思想来说，无论心理症状还是"躯体化"这种具有心理因素的躯体症状，完全还原到脑神经机制上才是其本来的目标。在现代脑科学和心理学的研究中，包括抑郁症在内的很多精神障碍被认为是生物介导的疾病，但"躯体化"有时仍然被认为是没有生物基质的功能障碍（Fu et al.，2019）。这可能恰恰是"躯体化"定位模糊的又一个体现。虽然躯体症状在精神疾病中很常见，但在不少情况下，其被认为是疾病症状或治疗副作用的一部分，因此单独关注躯体症状的神经病理学的研究相对于抑郁、焦虑等症状的较少（Fu et al.，2022）。不过，当前已经有不少研究逐渐推进对"躯体化"生物机制的理解，如在脑机制方面就包括从"躯体化"患者大脑的结构变化（Atmaca et al.，2011）到功能性变化（Wang et al.，2016；Su et al.，2016）的研究。

第三节　西方现代医学解释模型中的历史遗留问题

自西方现代临床医学的框架开始建立以来，对原因不明的可能具有心理因素的躯体病痛就有着不断变化的各种解释模型，最终似乎汇聚到了以"躯体化"为核心的一系列类似却又不完全相同的具体解释中。在当今的精神病学学术研究中，基于现代心理学和脑科学对抑郁症、焦虑症等精神障碍相关脑机制的研究，已经建立起对"躯体化"症状的一套相对稳定和主流的科学解释模型。但是，在如今的诊断分类体系中，"躯体化"解释复杂的历史发展过程仍然存在不少"历史遗留问题"。与对中国本土解释模型的总结不同，这些遗留问题不能被称为解释模型的特点，因为现代医学解释模型本身在具体症状的解释和分类上并不是一脉相承的。此处对这些问题的分析，意在讨论西方现代医学对"躯体化"的具体解释在发展变化中显现出的对精神疾病认识的发展变化。而"躯体化"概念的发展变化中的核心问题则是其在生理和心理解释之间不稳定的二重性，以及躯体化者在诊疗实践中的种种现实麻烦。虽然近年来精神病学研究已经探索出了更新、更准确的病理机制模型，但是以往长期存在的解释倾向仍然在诊断分类及相应的诊疗实践中留下了处理"躯体化"问题的某些"惯性"。从这个角度说，这些问题在今天也仍然具有一定的讨论意义。

一、历史中心理和生理解释的分界问题

"躯体化"解释的历史发展映射出了生理和心理解释逐渐清晰的分界。回顾医学无法解释的躯体疾痛在启蒙运动之后的历史可以发现，在临床医学及其后诞生的精神病学中存在一种解释模型的反复、循环和摇摆不定的现象。实际上，这种反复就是对于精神障碍的本质的争论。而如果将视野进一步扩展，就会发现这种摇摆实际上并非仅仅发生在"躯体化"这个问题上。在西方精神病学的历史中，有两种对于精神疾病的见解不断争夺地位，也在不同的时期分别占据上风。其一强调神经生物学，试图在大脑中发现精神性痛苦的根源；其二强调患者生活的心理社会方面，将他们的症状归因于社会问题或个人压力。18世纪，精神病学诞生时代的医学家们相信精神疾病的原因在大脑皮质，也很强调遗传的作用。这个时期的第一次生物精神病学运动区别于以前理论之处并非它将精神疾病归因于某些内在的神经结构（这种观念并不新颖），而是要通过实证研究去揭示心智与大脑之间的关系（肖特，2007）。而当18世纪倡导理性主义的启蒙运动与18、19世纪之交强调感觉和情绪的浪漫主义运动发生碰撞，精神病学内部也开始产生紧张。后来被戏称为"浪漫主义精神病学"派别的医师们对脑机制和遗传兴趣不大，相反更热衷于和患者探讨主观体验。不过，后

者的力量相对薄弱，生物精神病学在 19 世纪支配着精神病学（肖特，2007）。

第一次生物精神病学运动的终结并非因为其本身的失败，而是因为一种新的思考精神疾病的方法出现，替代了人们对大脑解剖的兴趣。这种新方法就是由德国精神病学家克雷珀林（Emil Kraepelin）发扬光大的精神疾病分类法。这一历史过程实际显示出了引发观念变化的原因是相当复杂的。虽然克雷珀林也同意精神疾病本质上是一个生物过程，但他引入的新方法是用精神测定而非生理测定的结果来区分不同的疾病，与试图将症状与尸体解剖时的神经和大脑发现联系起来的生物学研究不同。这一取向既有其个人兴趣的原因①，也和当时生物精神病学的发展态势有关。第一次生物精神病学运动更多是一种科学研究的运动，而不是一种在病房里的运用。因为其所依赖的方法，如动物实验、解剖学研究等，都难以在日常事务繁杂混乱的收容所（精神病院的前身）中实现。研究者的主阵地是大学和研究机构。在克雷珀林之前，研究者们大多只是提出了一些基于临床症状的杂乱标签，并主要致力于探究其中的生物学病因和病理机制，而从未关注建立一个系统（肖特，2007）。而克雷珀林则认为应该创造一个基于病程和结局来归类和确定疾病实体的体系，以让患者和家属对疾病的发展有所预期。从疾痛解释的视角上看，这实际上就是要给实践领域提供一种基于归纳的解释模型。1893 年，克雷珀林从自己编撰的教科书第三版开始，不断完善这一观点，并引发整个精神病学界越来越多的关注。1896 年的第五版中，克雷珀林宣称没有必要根据生物原因去进行精神疾病的分类。1899 年的第六版正式发布了克雷珀林的分类系统，将繁杂的症状表现归入几个大类之下，而这也在日后成为 DSM 分类的基础（肖特，2007）。随着第一次生物精神病学运动消退而来的就是精神病和神经症诊疗体系，收容所和心理诊所临床实践等各方面更大的分裂，并在各种因素推动下迎来了精神分析统治精神疾病治疗的时代。

17 世纪，威利斯对癔症的分析一度在欧美占据主流并影响巨大，巴甫洛夫对神经衰弱等神经症的解释也在苏联和中国具有同样的地位。这些理论代表了对原因不明的躯体症状的解释中一种相似的路线：从生理角度将此类不明躯体症状归于一种神经生理系统的疾病。也正因为有了这种假设的生理基础，在医学意义上，它更加偏向于真实的疾病。在精神分析学

_____

① 年轻的克雷珀林在做住院医师时，因为视力等个人问题难以参与同辈的脑解剖学研究，而是对当时刚由冯特建立的心理学更有兴趣（肖特，2007）。

派逐渐开始占据主流的美国精神病学领域中，癔症和神经衰弱的解释同样经历了一个相似的转向：由真实生理疾病变成无中生有的心理障碍。

传统的子宫冲动理论对癔症的解释暗含了一种关于整体性身体空间混乱的观念：下部的气血力量向上冲，激起整个身体的动荡，引发痉挛等症状。在近代临床医学的解剖学和生理学发展之后，人们不再认为子宫是气血来源的器官，这种解释也就由此被舍弃。在这个时代，由大脑主导的神经系统被认为是身体各种整体性混乱的中介，便由此产生了各类神经生理学的解释。不过，这些解释其实仍然没有改变此类疾痛是植根于客观身体变化的基本观念，仍然属于医学解释。而在 18 世纪，这个主题却经历了一场更关键性的转变，即从身体空间的动力学变成了神经心理的伦理学，使癔症和疑病症进入了精神病学的领域（福柯，2005）。

19 世纪比尔德对神经衰弱的经典定义虽然强调其作为神经系统疾病的本质特性，但这里的"神经病"实际上已经带有相当强的社会文化性质（即前文提及的"美国病"），而且其中的主观体验部分也越来越被重视。随着 19 世纪末到 20 世纪初心理学和精神分析理论影响的日渐扩大，神经衰弱也被逐渐纳入精神分析的情感冲突框架中。虽然最初弗洛伊德的性冲动解释还带有生理性的味道，但后来的"躯体化"概念却将这类慢性躯体疾痛反应与弗洛伊德认为的转换性癔症等精神性的神经症归为一类。其中，引发症状的潜在情感因素比表面上的躯体症状更加重要。也就是说，这些症状并非"真正的"（医学意义上的）神经疾病。神经衰弱的很多症状表现逐渐开始被看作纯粹的心理问题。由于神经衰弱的典型症状和其后越来越细化的多种心理障碍（如焦虑症、抑郁症）发生重叠，它们在诊断上就必然形成竞争。在精神分析和心理解释盛行的情况下，基于功能性神经系统疾病模型的神经衰弱逐渐被精神病学实践抛弃。

这些事实表明，在医学科学的疾病分类一直到精神病学理论观念建立之初，医生首先会尝试从神经系统疾病的角度解释医学无法解释的症状。像威利斯和比尔德等研究此类问题的医生最初会从神经系统疾病的角度解释这些问题。而后更多非科学因素（如临床实践中患者身上的社会文化影响）的渗入才会让实践者进一步考虑在治疗等方面做出一些适应现实的补充（如为无法对患者解释的部分提供非医学的解释）。在现代的医学系统中，医生也是首先从他们自身所属的医学专科考虑能否对躯体症状做出解释。而当疾痛和症状被医学排除在外，它们才最终落脚于心理学和精神病学的领域。由此可见，被认为是医学无法解释的这些躯体症状与其他典型的心理问题或者精神障碍不同。按照医学科学的身心二元观念，这些主观的躯体症状和疾痛体验最初进入的应该是非精神科的普通医学话语体系。

20世纪70年代，精神分析在精神病学中的地位已然衰落，第二次生物精神病学运动又让精神疾病的解释整体上再度回摆，即否定精神分析的心因性解释，重返医学专业。这一时期的潮流强调精神疾病的生物学归因，如大脑异常化学过程与发育，不再那么强调养育模式或社会环境的决定性，承接了第一次生物精神病学运动的观点。生物学范式给心理治疗留下的空间仅是内在于医患关系的非正式疗法，而非精神分析编织的一整套理论和实践体系。1980年发布的DSM-Ⅲ终于摆脱了精神分析的影响，带回了19世纪克雷珀林倡导的分类理念。这一变化看似是第二次生物精神病学运动的一部分，但实际上克雷珀林与第一次生物精神病学运动在观点上的分歧在新时代仍会导致新的问题。第二次生物精神病学运动的成功是源于20世纪后半叶神经病理学和精神药理学的飞速发展。但DSM分类体系从根本上说无法摆脱克雷珀林最初创建分类学的目的，即在生物学的病因暂时未明的情况下，也要回应诊疗实践中对解释的要求。这也让DSM不可能摆脱社会文化问题的影响，甚至有时不得不成为一种意见表达（肖特，2007）。

二、"躯体化"解释的二重性问题

"躯体化"最终仍然被归为一种精神疾病，而不是生理疾病。但"躯体化"现象和其他心理症状存在一个关键性的不同，也就是其表现上是躯体的。那么，要让它可以合理地存在于精神疾病的世界中，就必须突出其中存在心理成分，并且要从"躯体化"概念建构的基础上对其病因进行心理取向的解释。但是，这种心理解释却不像抑郁症、焦虑症或精神分裂症这些典型的精神障碍那样稳固，而总是给人一种"不完全"的感觉。简单来说，虽然对"躯体化"现象的某种解释会在生理和心理解释之中选择站在一边，但又似乎总是有一只脚若即若离地踏入另外一边。

"躯体化"最初的理论解释基于心理能量转换的水压隐喻。如果高级符号处理过程被阻塞（无论是有意选择、无意识防御，还是本质缺陷），等量的心理能量将具现为新皮层中心的活动，通过边缘系统转移至下级中枢，提升生理唤起，随之造成常规功能紊乱（这种紊乱可能具有真实的结构损伤基础，也可能没有，如胃溃疡和消化不良）（Nemiah et al.，1976）。几乎没有实证证据支持这种心理能量的概念，也没有突触功能或神经通路水平的内在逻辑说明为什么神经能量会这样保存。心理动力学理论的现代认知版本强调思维水平的效应，较低水平的思维（更实际的，较少抽象和自省的思维）削弱了解决情绪冲突的能力，随之导致压抑持续情感冲突及造成躯体痛苦。受到心理动力学理论和更普遍的西方对待身体的文化态度的影响，很多理论家和实践者将用躯体症状表达痛苦称为更单纯、原始、幼稚或退化的。躯体痛苦的这个主题作为心理原始性的一个标志出现在很多心身文献中，并且经常被用于贬低进行心理疗法的躯体症状患者（Kirmayer，1989）。将"躯体化"等同于原始思维或沟通是基于一些可疑的前提：更伟大的心理洞察必然导致较少的躯体症状；心理习语本来就比躯体习语更高级；躯体习语更少区分性和笨拙；最后，心理（类推到文化）发展沿着单一维度的连续体从原始发展到高级。事实上，使用身体习语表达更多可能是由于社会和文化背景，而不是认知限制或者个体的心理防御。

如果将"躯体化"视为抑郁症、焦虑症等的一种特殊的（或者"低级"一些的）表现，而不将其视为一个独特的疾病类别，倒是直接解决了如何给予其合法心理解释的问题。不过，这也让"躯体化"症状成为心理症状的附属品，因为心境、情绪状态等心理变化才是这些疾病实体中的核心因素。而如果将以躯体症状为主要表现的疾痛归为一种独特的精神障碍，就必须额外去强调其病因解释是心理问题的转换。但这种强调必然使其和抑郁症等已有的、更为稳固的心理解释联系在一起。在 DSM-Ⅳ 之后，将"躯体化"作为一个单独障碍类别的支持者为了保持其独立性，在定义中越来越回避对其进行病因解释：将诊断名称从明确来自"转换"概念的"躯体化"一词改为"躯体形式障碍"和"躯体症状障碍"，从依赖精神分析的病因理论到单纯只提出"医学无法解释"，突出它和其他精神障碍的不同之处。但这种回避心理解释的结果只是让作为一个独立障碍类别的"躯体化"变得越来越模糊。

为了让"躯体性心理障碍"获得独立性而进行的逐步改造最终无法回避一个根本问题，即"躯体化"这个概念是心理化概念的取反，是心理问题的副产品。因为正是转换的模式决定了此类障碍的本质属于心理，而不是身体。DSM-5 和 ICD-11 中的新诊断标准试图回避转换障碍的解释模型，一方面让此类障碍和抑郁、焦虑有所区分，获得了在精神病学和心理学领域中的独立性；另一方面，却也让此类障碍的心理属性被削弱，失去了和医学身体障碍的区别。这正是躯体症状障碍和躯体不适障碍面临的争议。

"躯体化"的定义、定位和相关诊断分类的不断变动还会造成其在精神病学研究中的不稳定地位。过去流行的神经衰弱等概念或疾病类别和精神分析的心因说相适应。当精神分析败给生物精神病学的再度崛起，这些疾病类型也因为逐渐不能适应精神病学本身的科学化发展而被舍弃。精神疾病分类学在那之后带来的"躯体形式障碍"等概念，因为前述的种种原因，最终成了不太受欢迎的诊断。其后不断涌现的各种与"躯体化"有关的新名称、新概念几乎没有哪个获得过往神经衰弱等疾病在其顶峰时期的地位。这个时代精神病学界的"明星"是抑郁症。同时，关于一类现象过于纷杂的术语称呼（如不同研究中可能用到的"躯体化"、躯体形式、MUS、躯体症状、躯体不适等）也不利于聚集起一个有着足够大体量成果，并相应地带来足够关注度的统一的研究领域。这些都会让相关问题受到的关注变得更少，或者更容易被视为主流或热门研究问题（如抑郁症）的附属。

直到现在，"躯体化"到底属于身体还是心理的问题仍然很重要。因为此类症状不明确的位置将会导致对其在医学上合法性的不安。随着医学科学的发展，越来越多的症状、疾痛和障碍的病因能够得到明确判断，但始终还是存在一些医学不可解释的症状，而如果解释和定义它们的任务交给了精神病学，那精神病学就必须拿出某种心理解释。对于精神病学来说，最合法的解释或许还是抑郁或焦虑的模式。"躯体化"这个概念虽然也产生于相似的需求，但不可避免成了一种过渡产品。当科学发展的水平不足以支持现有的医学分类时，就会有一部分患者的症状和痛苦处于原因未知的状态。在这种认识框架下，"躯体化"就是对当前医学无法解释的躯体症状的最好的解释。

如前所述，脑机制等方面的研究或许最终将引领精神疾病的诊断和分类走向一个新时代。但也像之前提到过的，克雷珀林的分类体系出现在第一次生物精神病学运动时期，部分是因为即使在生物精神病学的研究还难以给出疾病实体的病因学支持时，也仍然要为实践领域的需要给出一个用来解释的框架。在复兴了这一观念的DSM-III时代，用躯体形式障碍等独特的诊断分类对"躯体化"进行解释或许最能体现这种作为"权宜之计"的无奈，因为其目的之一就是试图去强调这类无法解释症状的独特性，不想让它完全变成抑郁症等精神障碍的附庸。这可能就是"躯体化"解释为何尤其受到心理和生理解释二重性的影响。随着生物精神病学的进一步推进，还可能发生的一种趋势是，连抑郁症和焦虑症等障碍都最终会被赋予生理取向的解释，如同从第一次生物精神病学运动起就受到期待的观点，即认为精神疾病从本质上都可以还原到脑机制等生物层面。如果真的实现了这一目标，那"躯体化"就将在很大程度上成为以生理机制来解释的躯体病痛。随着二重性不再存在，或许这一概念也就没必要再存在了。那么所谓的"历史遗留问题"也许就会得到最终的解决。

三、"躯体化者"在诊疗过程中的现实问题

"躯体化"在现代医学中的历史遗留问题并不仅仅涉及科学观念层面，还有很多是关乎医学的诊疗实践层面。而对于作为社会行动的医疗实践，一种必不可少的影响来自时代文化因素。即使在西方科学主义的医学中，精神病学问题和各种医学无法解释的综合征也是最具有文化特征的。"躯体化者"（somatizers）的推波助澜创造了符合各个时代特点的丰富的"流行""躯体化"类（转换）症状（Shorter，1992，1997）。科学本来应该是超越文化的普遍规律，但文化特征很大程度地反映在患者对症状和疾痛的解释和应对上，并由此反过来影响了科学普适性在实践中的表达。在医学史中，"时尚"的精神或心理综合征一直是一个引人注目的主题。

生活的医学化使和人类生命密切相关的事务都交由医学来处理。在医学科学的体系下，生命的各个重要阶段（如怀孕、分娩、死亡）几乎都有法律规定必须由医生处理或开具证明。个体的生与死必须通过科学专业和法律的确认，才具有被社会认可的效力。人类生活中的其他很多行为、情感也都被置于一个类似的分类系统中，一些在传统社会可能被称为恶习或非道德的行为被重新定义为疾病、障碍和功能失调，如酗酒被归为一种物质滥用。文化观念下的疯狂也通过这种理性规训的过程转变为科学观念下的精神病（福柯，2005）。这种转变让医学专业的科学化扩张到非专业领域的社会生活和文化中。

正因为医学知识和现代医疗系统牵涉从生到死的社会生活各个方面，医生之外的人们也开始学会利用它们。由此产生的一个现象就是"躯体化者"对特定疾痛解释的利用。正是患者和社会文化的共同推动使得某些具有"躯体化"现象的疾病成为时代性的流行精神疾患或"时尚病"。在过去的两个世纪中，神经衰弱、惊厥及癔症等名词层出不穷，描述了一系列病因不明的躯体问题和疾痛。Shorter（1997）认为，正是这些"躯体化者"使得这些虚幻的疾病变得如此流行，这些"患者"无意识地从一系列广泛的症候中选择了有利自己的"流行"躯体表现。

在治疗层面，18 和 19 世纪已经有很多医生认识到治疗中心理因素的重要性。为了让治疗有效，必须使用一种和患者对自身疾痛的躯体观点相协调的方式。在沙可和比尔德的时期，虽然神经衰弱的治疗是由神经学家

而不是精神科医生进行，而且物理性疗法占了很大比重，但内科医生和神经疾病专家也很重视调整心理和改变生活习惯的疗法。例如，Mitchell（1904）提出了著名的饮食与平和处方，建议患者保持健康的饮食，注意休息，从家庭中独立。他认为卧床休息对这些功能性疲劳的患者具有负面效果，应该让他们更多地参与各类活动。瑞士医生 Dubois（1904）进一步在医学背景中使用此类方法处理功能性神经障碍，他将此类涉及心理社会因素的方法称作"理性说服"。理性说服的准则包括：第一，医生应该获得患者的信任，并展示对他们感受的同情；第二，医生应该耐心听从患者的病史；第三，医生要使用医学权威和治疗关系说服患者相信他们会康复；最后，医生和患者之间应该是协作关系，治疗方法应该向家庭成员解释。虽然其效果未经过随机性检验，但至少患者欢迎这种方法。这时期的发展实际上已经暗示了后来心理治疗在此类问题上的实践有效性，以及其随之而来的流行。

在 19 世纪初，癔症是非常典型的一种女性疾病。其名称来源于希腊语的"子宫"，此疾病本身就暗示着它是专门属于女性的。在 19 世纪西方上流社会中，神经官能症和抑郁症患者层出不穷，且以年轻女性患者居多。19 世纪中后期，神经衰弱的概念提出之后（Beard，1881），且以疲劳、衰弱、神经痛及情绪低落为主要症状的患者就更多地被诊断为神经衰弱。而那个时代的男性身上可以与之对应的则是疑病症，其表现类似于现在的各种疼痛障碍的特征性疼痛。

在维多利亚时代家庭的封闭环境中，只有极端反常的激情表现才能够引起人们的注意，因此癔症发作在那个时代的妇女中颇为流行。在某种程度上，她们是在用这种戏剧性的激烈表现作为对她们无法逃离的压抑生活的一种反抗。而到了 20 世纪，惊骇的癔症发作渐渐转变为更加安静的神经感官症状，如头痛和疲劳感。疾痛和痛苦的呈现都变得更加私人化（波特，2007）。

"躯体化者"生病后，他们与医生之间的互动关系就变得尤为重要。患者和医生之间会展开对症状真实性的严肃讨论，患者的疾痛是否真正客观具有重要意义。如果患者的问题被解释为器质性的，或者说是医学模式的，那么其躯体疾病就是真实的，需要医药和手术治疗。同时，患者本身也不必对疾病负责，因为病原的侵入不是患者所愿意的，患病后患者也不能靠主观意愿治愈，而只能处于一种需要得到帮助的状态，所以不应责怪患者为什么得病，而应尽可能地使其从患病状态中解脱出来，恢复原来的健康状态，并回到正常工作之中。但除此之外的症状就有可能是虚假的

（伪病）或欺骗性的（诈病），患者在伦理道德和社会责任上都会受到批评。

而从这段历史出发，再去看神经衰弱之后精神分析心因性解释的流行，也能观察到这种并非源于科学研究对客观真理的追索，而是来自实践乃至社会诉求的因素。20世纪早期，一些对医师来说是生物精神病学的东西，对患者来说则是神经症（"神经质"）。这里部分是因为疾病污名化，神经症给人的感觉比"疯病""精神失常"要好，因为它不像精神疾病那样在当时的观念中一般是遗传性的，或者本质上的。正是在这个时代背景下，比尔德定义出了"神经衰弱"，它在生理解释中也属于似乎不那么"严重"的，而心理社会因素的解释自然就更受患者欢迎。特别是中产阶级的患者更接受某些看起来较为体面的解释模型及相应的治疗实践（如心理环境疗法）。同时，这也让更多精神病医师倾向于给出这些解释，因为如此一来，他们就可以绕过垄断精神病治疗的收容院，来从事面向中产阶级患者的私人诊疗（肖特，2007）。此时，精神病学摆向心理解释，一定程度上是要摆脱器质论假设的束缚，为学科生存争得更大的地盘。

另外，对于被称为"躯体化者"的这一类患者，部分医生认为他们中的大部分人其实并没有什么问题，他们只是在寻求安慰，或者试图吸引注意力，或者利用医学专业化后社会为保健系统提供的资源。社会学家帕森斯曾研究过"患者"的社会角色问题（Parsons，1975），他认为患者和社会之间存在一种特定的行为模式。患者可以暂时免除社会职责和义务，可以不用工作，躺在床上养病，享受别人的照顾，其程度根据所患疾病的严重程度而有所不同。某些重症患者甚至还能免除父亲、工人、丈夫等基本社会角色的职责。患者虽然不用为疾病负责，但也有一些必须要承担的义务：进行适宜的锻炼，放弃很多消耗性的娱乐活动（如吸烟、喝酒、寻欢作乐），为了康复积极寻求帮助（如寻求专业的医疗或护理，积极配合其工作）。可以说，这是一种和正常工作状态不同但仍具有责任与义务交换的社会角色。

帕森斯的病人角色理论展示了社会对患者的态度。但这种模式也暗示着个体能够通过有意扮演患者的社会角色，进入一种和正常工作状态及单调生活不同的步调。有些社会成员也许在利用患病的借口休假，虽然这种"假期"假定上应该是痛苦的。在心理性疾病的认知程度还较低的时代，主诉躯体症状是扮演患者角色有用的一种手段。可见，有关疾病的概念和处置相关的策略实际上都是非常模糊的。对"躯体化者"来说，疾病是表达对社会及自身生活状态不满的方式之一。但"躯体化"在精神病学体系中的解释与心因性躯体病痛患者进入的临床实践并不能很好地匹配。因而"躯体化者"不知自己在临床系统中应处于何种位置。一方面，现实中"有用"的心理社会取向治疗面临关于疾病本质的问题，难以获得疾病分类背后的医学化解释模型的认可。另一方面，生物精神病学急速发展的一个时代性的副作用是对患者感受和情感的关怀相对缺失。这一点和对监禁主义的恐惧结合，在20世纪60年代后引起了反精神病学运动（肖特，2007）。作为精神病学史上的一个不幸的插曲，这一大众文化思潮也反映了科学解释与常人对精神疾病的解释之间存在的落差。在"躯体化"现象中也是如此，即使专业人士知晓新的研究进展推动下的更科学的解释模型，但"躯体化者"本身或者他们身边的人却可能仍然停留，甚至固守在符合他们自身期望与定位的文化解释模型中。

让我们再次回到疾痛解释的理论框架中来看，现代医学的精神病学对"躯体化"现象的解释似乎不像传统医学那样"从容"，而是处于不断的纠结与矛盾之中。疾病分类学在现代医学疾痛解释过程中起到的"压舱石"作用不言而喻，其核心就是按照事物（疾痛现象）的本质类属（疾病）来进行解释和分类。这套分类体系既追求表现关于疾痛现象的客观真理，又追求对科学的、标准的诊疗实践的指导作用。或者不如说，在科学理念中，真理的彰显与正确有效的实践本身就是相互匹配的。虽然"躯体化"现象如何归入这套分类学系统中似乎始终没有定论，但无论DSM还是ICD的编者们显然都试图忠实地依据科学的分类学标准进行分类工作。如果严格标准化的疾病分类学本身没有问题，那么问题就有可能发生在这种分类学与相应医疗实践的匹配之中。接下来，本书将分两步来详细分析这种困境的具体来源：第一步，通过对两种解释的结构分析和比较来发现所谓"中西方差异"的本质；第二步，通过分析精神疾病分类学与医疗诊断实践的关系，来揭示"躯体化"概念遭遇如此困境的本质原因。

第五章 "躯体化"和精神疾病分类学的困境

第一节 中西方解释模型比较的不同层次

正如前面不断强调的,中国人的"躯体化"问题其实是由不同层次的多种问题堆叠在一起形成的。同样,中西方对原因不明的疾痛现象的解释,也不仅仅是表面看起来一个更偏向"躯体化"、一个更偏向"心理化"这样单维度的结果。之所以二者最终给人造成"躯体化"和心理化相互对立的印象,实际上也是多个层次、大小不同的差异结合在一起所形成的。在观念层面上,现代医学"躯体化"概念的两个特征显示出中西方解释模型理论基础的两个重要分歧点:第一,"医学无法解释"反映的生理心理二元疾病观和中国传统医学的整体论形成冲突;第二,源于精神分析理论的心因性解释和传统中医的以意象化的"身"为核心的病机解释形成冲突。但是,这些差异很多并非中西方的文化观念差异所带来的,或不能简单地赋予"中国"还是"西方"的标签。这也就引出了最后一个层次的讨论:在"躯体化"问题上显现出来的诊断数据和疾痛解释上的"文化差异"在多大程度上是由科学主义的现代临床医学解释和分类框架创造出的独特现象吗?这些问题又如何反映在诊疗实践过程中,产生了哪些在调查统计和流行病学数据上可见的文化差异?因此,本书在接下来对中西方解释模型进行对比时,不仅会分析二者间的差异,还会进一步关注二者在某些特定因素上的相似点和联系。

一、文化观念基础的比较

首先,在"躯体化"现象的中西方解释模型分歧中,最容易被研究者注意到的就是它们在文化观念基础上的差异。也有研究者提及这是源于中西方哲学观念从根本上对身心问题持有的不同看法(汪新建、吕小康,2010)。不过,从文化观念基础上看,这种分歧或许并非那么泾渭分明,非此即彼。尚且不论在漫长的历史中,中西方思想都经历过相当多的变化；就算在同一个时代，也总存在不少和当时主流观念差异巨大的思想流派。如果分别追踪中西方身体观的脉络就会发现，在漫长的历史发展中，中西方在身心关系问题上的倾向虽然在具体层次上有很多差别，但也有不少可以互通之处。

从抽象的层面来看，中国传统的整体性身体观念把世界和事物的本原视为一个混沌未分的原始整体，万事万物都由这个本原分化而来。首先，这个整体具有本原性，没有整体，就没有部分，它是所有其他事物的基础和前提。其次，整体的不同部分又具有分化性。原始的整体分化出各种要素，而通过这些要素组合排列形成各个不同的部分。只有通过分化，原始整体才能变成可以认识的内部要素和表现出来的各个部分。中国的身体观之中也反映这样的整体观念，整体性的"人身"和宇宙万物融会贯通，而阴阳、五行等分化的要素表征了不同的身体力量，驱动着藏象等身体的组成部分。但这种整体观其实并非中国文化独有的特征，在古希腊的观念中，人的存在同样以整体性的身体为基础。强健的体魄、卓越的智识和高尚的道德都统一在"人"的概念中。虽然意象化的比拟不像中国的阴阳、五行学说那么精细，但也自成一套体系。其中四元素组合成干、湿、冷、热四种状态，驱动生命能量，主导精神和肉体的健康和疾病，与中医所依据的身体观念其实有着异曲同工之处。

中国传统思想观念中的整体观其实也并非"身心一元"就能简单概括。在中国传统社会，特别是民间生活中，肉体和精神层面的区分同样是存在的。虽然身心并非并行的两个系统，而是具有交互作用的统一体，但两者之间仍然有所不同。例如，医家不时借用的道教"三魂七魄"的概念，其中的"魂"指能离开人体而存在的精神，与"神"具有一定的对应关系；而"魄"则是指依附形体而显现的精神，与"形"具有一定的对应关系。前者具有明确的精神性，而后者则需要依附于肉体。肉体和魂、魄两个整体系统互相交织，不同的魂、魄在人的状态上起到不同的作用，形成了本土独特的形神关系系统。魂魄和形神的关系其实和古希腊亚里士多德灵魂学说中的植物灵魂（主管纯肉体性质的营养生长功能）、动物灵魂（具有感觉运动功能）、理性灵魂（主观思维理智的最高级灵魂）的划分也有一些异曲同工之妙。"中西方"的标签很容易让我们注意到这些观念系统在具体内容上的诸多差异，而忽视其中蕴含的逻辑结构相似性，即依据功能表现对人的肉体和精神进行分层、分类的思想路径。

综上所述，身心整体或是身心二元并不是一个单纯的观念，其差异也不单纯因为是"中国的"或"西方的"。不论在哪一种文化中，身、心既可以是整体，也可以是二元或多元的。在本体上，人可以被视为一个整体；在功能上，精神和肉体的不同也总会被注意到。能够脱离肉体、独立存在的灵魂观念广泛存在于各种文化之中。在前科学时代各种文化的疾痛解释中，灵魂的异变、恶魔的附体等出自宗教、道德观念的非医学解释也是不少精神障碍的主要解释。

因此，如果要分析原因不明的躯体疾痛现象的解释，需要追究的并不是中国和西方哲学基础的差别，而是现代科学主义的医学观念和传统观念之下，医生和患者如何看待疾病中的身心关系。有一点应该注意的是，中国传统医学观念中的整体论是"身体的整体论"，其本体是"身"，而不是"心"。因为传统的疾病观认为疾病本来就是和身体有关的，"心"并不是不重要，而是不属于医疗和疾病这个领域。在传统社会，道德伦理、情感情绪、家庭困扰等问题均有其各自的领域，而和疾病无关的精神层面因素很多时候甚至属于宗教或超自然因素。因此，科学主义出现之后的机械身心二元主义对疾病和医学观念的分歧产生了很大的影响，而其主要表现形式就是精神病学和心理学的出现。

科学的理性主义和机械论使心灵能够成为客体被人们分析和研究。机械身心二元主义将身体看成自我心灵之外的某种系统，躯体出现的种种问题在正常情况下应该是纯粹物质性的，躯体与心灵是两条不直接关联的路径。如果身体这台机器并没有物质性（器质性）障碍，而是由于心理反应引起的，那这就是一种偏离正轨的表达方式。从 somatization（躯体化）的用词上也可以看到，它是一个动词的名词化，也就是说，它所表述的反应本质是源自心理的，只是"转化"变成了躯体的反应。个体由于社会心理问题而产生的情绪状态可以不再受传统社会中那些主观的道德、伦理、宗教规则来判定，而是通过客观中立的普适性科学法则来确定其"健康"还是"患病"。心理的解决方法不被认为是思想意识的教化，而是一种科学的治疗。由此，"心理问题—心理治疗"的模式就能够进入医学的领域。这也就是凯博文等学者所说的现代西方社会"心理化"现象。

与此相反，中国人的疾病反应本质就是身体性的，而"心"相对而言只是一种功能上的定义，本体上的一切功能都是基于同一个"身"。在中国人的传统观念中，并不会将疾病区分为心理疾病和生理疾病。这一点也反映在中国传统医疗活动中，患者的症状表现可能包括情绪或心境上的不适，那只是有关"心"的身体功能出了问题，与肺、肾等其他身体部分的功能出问题并没有什么本质上的区别。对于患者来说，其通过症状表达最直接的现象来理解自己的不适或痛苦，而并不主动将这些现象具体的来源分成心理的或生理的。在行为上，患者将中医的医疗系统作为一个整体看待，寻找同一个医生来诊治整体性的疾病，通过成系统的中医药治疗来调理整体性的身体。中国人并不是没有心理问题，只不过那些情绪情感的痛苦可能不被称为"心理问题"，不通过"治疗"来解决，而是采用延续自传统的思想教化模式。

中国传统身体观与现代西方的文化观念存在差异，是否代表"现代文明"的观点就更"好"或更"健康"，也许很难得到简单的结论，它们更多的只是看待问题的角度不同。但这种差异随之引发了情感表达的差异。中国人将情感问题表达在缺乏现代医学、科学性质的传统领域，而在健康和疾病领域则更多地表达"躯体性"或"身体性"的体验。在医学领域，附属于身体症状的情感表达只是身体变化的一种表现。而现代西方人则已经比较熟悉通过"心理问题"这一解释反映类似问题。从这个角度上说，我们可以认为中国人的疾痛体验更具有"躯体性"或"身体性"。

二、前科学与科学模型的比较

前文对文化观念基础进行对比时，双方是传统"中国"和现代"西方"，重点似乎是后面的文化标签。那差异是否有可能源于前面的定语，即"传统"中国和"现代"西方呢？或许我们从疾病和医学观念的历史发展中可以找到一些端倪。

首先，中国文化中对身体的重视其实并非独有，世界各地原始民族的身心交感的巫术、古印度的禅修和瑜伽，都暗含着类似的身体观。这种共同性可能由于身体是人类认知发展过程中最先接触和认识的事物之一，是人类与外部世界联系的桥梁。因此，传统身体观念可能是人类认识自然发展的产物，其存在有着深厚的基础。但重视身体的观点在现代西方世界的强理性主义下被斥为"原始"和"落后"，这种观点随着现代文化和科学主义的扩张也获得越来越多的认同。理性被视为"普适"的同时，各地民族文化中类似的身心交互观念和疾痛解释则更多被分隔地视为各自本土的独特文化现象。

这种前科学时代的思维共性与东西方文化的思维差异属于不同的维度。一般认为，西方医学起源于古代地中海地区的传统医学，那里的医生从一些更加古老的文明，如古埃及和美索不达米亚吸取知识。如果比较传统中医和古希腊医学的差异，肌肉、经络理论等均有很多差异；但如果将比较的视野推至更早的时代，如希波克拉底时代，对应于中国大约是马王堆文化时期，中西方的差异却并非那么明显（栗山，2009）。任何医学体系和观念的发展并非古今不变的恒常看法，而是历史演进的结果。

自柏拉图开始的理念说提倡灵魂高于肉体，这一观念就延续到了其后的基督教哲学之中，并与宗教观念相互融合，奠定了中世纪二元身心观的基础。但在古希腊社会，流行的观念是重视身体的。希腊精神最典型的特性之一就是整体性。基督教一般将身体和灵魂、肉体的与精神的东西明确地区分开来，但至少在苏格拉底和柏拉图时代之前，这种观念对希腊人来说还是陌生的。"在希腊人眼里，绝对只有作为一个整体出现的人。"（基托，1998）柏拉图为了其关于理念和不朽的学说，将肉体和灵魂截然分开，但那其实并不是典型的希腊式观念。希腊人将身体锻炼当作教育的一个重要的组成部分，但并不只是作为一种对肉体的训练，而是因为身体锻炼就是对整个人的锻炼。希腊人追求的 arete，英语中一般被翻译成"virtue"（德性），但这个词其实并非完全为道德方面的词语，它更接近"卓越"（excellence），所指称的是人整体性的优秀，包括道德、心智、肉体、实践各方面。

希波克拉底学派的医学有三个主要特征："对症状要观察入微，理论上要博采众长，而对病因则要追本溯源。"（波特，2007）希波克拉底学派认为，疾病是由身体系统的不平衡造成的，它可能源于组成身体（及宇宙）的元素的不平衡，也可能是体液的不平衡，或者"能量"及这些成分运动的不平衡。希波克拉底认为，身体中存在四种体液：胆汁、黏液、血液和黑胆汁（即"抑郁质"）。躯体是体液运动的战场，精神状态也受到体液的影响，四种体液分别对应了四种"气质"。体液理论之后又更加哲学化地扩展为和四种元素（水、火、风、土）、四种物质状态（干、湿、冷、热）相互关联，从更广阔的宇宙角度理解人的身体和疾病。可以看出，在这个时候，古希腊医学的很多理念和传统中医均有一定的相似性。

在治疗手段上，古希腊医学在草药学上的成就可能没有传统中医那么高，也许是受到地理环境等因素的影响。希波克拉底提到的治疗方法只有很少的几种，如手术、烧灼、放血、开泻药，而最主要的还是"摄生法"，也就是调整饮食和锻炼。在古希腊医学中，健康通常被认为是相互对立力量之间的平衡，特别是四种体液的均衡。医生首先要尽最大的努力维护患者身体的这种平衡。当平衡遭到破坏时，治疗主要依靠患者自然的自愈过程，而医生则把努力集中于运用生活调养的方法，促进患者的自愈过程（劳埃德，2004）。

古希腊医学的一个转变发生在公元前 4 世纪以后，与理性思辨推动的观念有着密切的关系，这就是当时解剖知识的发展。古希腊的解剖学家开始用机械论的方式描述人体的结构，以及运动和感觉的产生。这很大程度上是出于研究的目的，而不只是单纯为了医学治疗。最初脱离人体解剖的禁令时，解剖学家仍然会和部分医生产生对立。许多医生还是持传统的经验主义观点，认为解剖学和医疗实践关系不大，他们认为医学的主要目的是治疗，治疗应该建立在类似病例的成功疗法的基础上，而解剖学的纯粹理论探索和研究是与此无关的。之后，随着解剖学获得了很多对治疗有益的知识，医生们才开始接受使用解剖的方法。但这些解剖知识并没有从总体上改变医学观念。公元 162 年，从希腊来到罗马的医生盖伦（Galen）写作了大量医学理论书籍，这些基于成熟医学经验的观念主宰了西方世界之后很长一段时期的医学发展。直到启蒙运动之后，完全基于理性的机械论观念才开始真正成为包括医学在内的各种学科的主流观念。

实际上，在中国人"躯体化"问题中所见的传统或本土的心身疾痛解释，在世界各地的传统医学和疾病观念中都可以见到。在非西方文化的社会、西方国家的很多来自其他文化群体的患者群体中，以及某些西方发达国家中保持着较多传统性的地区（如地中海地区），心理和躯体性问题之间的界限并不是那么明确（Weiss et al. , 1995）。因此，将躯体和心理症状相互混合的诊断分类在很多国家仍然非常流行，具体就反映在一系列的文化相关综合征（culture-bound syndrome）上，也就是 DSM-IV 中附表 I 的内容（APA, 2000）。很多此类综合征都以躯体性症状为主，并且在疾痛解释上可以被视为"躯体化"的一种特殊形式，例如，火病（hwa-byung），脑疲劳（brain fag），达特（dhat）综合征，肾亏（shenkui），恐缩（koro），以及神经衰弱（表 5 - 1）。有趣的是，英文版 DSM-IV 将 shen-jing shuairuo 和 neurasthenia 分别列于其中，暗示着中国的"神经衰弱"与其西方版本具有不同的意义，这一点在凯博文的经典研究中已有探讨（Kleinman & Kleinman, 1985）。在很多此类综合征中，躯体性症状与情绪痛苦共存，且都可以归因于心理上的应激。

表5-1 DSM-IV中以"躯体化"现象为核心的文化相关综合征

名称	流行地区	主要症状	文化病因
bilis and colera（胆汁病）	拉丁群体	神经紧张、头痛、颤抖、尖叫、胃部不适、失去意识、发作后的慢性疲劳	强烈的愤怒扰乱了身体系统的冷热平衡
brain fag（脑疲劳）	西非地区	注意力难以集中、记忆和思维能力下降。围绕头部和颈部的疼痛、压力感和紧张感、视力模糊、发热	脑疲劳或用脑过度
Dhat syndrome（Dhat综合征）	印度	严重焦虑、疑病、虚弱	因失去精液（性交或自慰）导致的"生命力"流失
hwa-byung（火病）	韩国	失眠、疲劳、死亡恐惧、烦躁不安；消化不良、厌食、呼吸困难、心悸、上腹部压抑感	过度压抑愤怒
mal de ojo（邪眼病）	地中海文化圈	睡眠不安稳、无原因的哭泣、呕吐、发烧	诅咒
rootwork（巫毒病）	美国南部及加勒比地区	广泛性焦虑；胃肠道躯体病诉、虚弱、眩晕、特异性恐惧	巫术
shenjing shuairuo（神经衰弱）	中国	心身疲劳、眩晕、头痛、睡眠障碍、易激惹和其他多种躯体功能性症状	自主神经系统失调
shenkui（肾亏）	中国	眩晕、背痛、易疲劳、虚弱、失眠、多梦、性功能失调病诉	肾气亏虚
shin-byung（心病）	韩国	焦虑和躯体病诉（虚弱、眩晕、恐惧、厌食、失眠、胃肠道问题），分离性症状	祖先灵魂附体
susto（着魔惊恐/失魂）	美国拉丁裔和墨西哥、中南美地区	食欲不振、睡眠障碍、悲伤、缺乏动力、低自我价值感或肮脏感；肌肉疼痛、头痛、胃痛和腹泻	受到惊吓导致的灵魂离体

例如，出自韩国文化的"火病"被视为由于压抑愤怒而产生的躯体症状（Lin，1983；Pang，1990）。火病在韩国文化中具有其特定的意义，因为此词其实是韩国传统民间社会常说的具有特殊概念的俗语，而并非传统韩医的正式病名。在西方国家的韩国移民中，火病由于频繁出现而引起了研究者的注意，而 APA 也将其列为一种主要的文化相关综合征。火病主要出现在社会经济水平较低的已婚中年妇女身上，常见症状包括上腹部的沉重感、烧灼感、聚集感、头痛、肌肉酸或疼痛、口干、失眠、心悸和消化不良，也包括抑郁症状（悲伤、负性思维、丧失兴趣、后悔感、负罪感、自杀念头）、焦虑情绪、易怒、发脾气倾向，以及注意力不集中等。

火病并不是一种严格按照症状归类的综合征，而是一种疾病归因和解释。人们认为其主要病因与所谓的"内火"密切相关，因此称之为火病。内火则是由于压抑已久的愤怒和怨恨积聚于胸中而形成的，因此也有研究者称火病为愤怒综合征（Park & Lyu，1997）。韩国传统的心身医学观念将火病和本民族文化中特有的社会道德情感——"恨"联系在一起。在韩国文化中，"恨"就代表没有发泄出来的愤怒，被认为是与过往的受压迫历史有着紧密关联的一种民族感情。对个体来说，这种愤怒和恨可能来源于对身边各种事物的不满，社会心理状况、人际关系问题、家庭失和、贫困等都可能造成愤怒压抑和内气郁滞，而最终导致火病。而患者通常能够自己意识到引起症状的愤恨的来源，包括自身和社会方面的原因。

同样，在尼日利亚也有一种常见的躯体综合征，即脑疲劳。其症状包括和努力学习有关的头部沉重或发热感。它可能和重度抑郁、焦虑障碍或适应障碍（Guinness，1992；Jegede，1983；Prince，1960）有关。此综合征往往出现在家庭中第一个受教育的学生身上。在非洲社会，教育的普及率并不高，家中第一个享受到受教育权利的孩子将面临跻身一个不同世界的机会。他一般都要离开家乡，来到较为发达地区的学校，这种学生很容易与他的家庭和出身社区产生地理及心理上的分离感。他们所感受到的心身疾痛某种程度上就是他们所面对的更大社会困境的一个缩影。

一些传统文化将很多生理和心理症状归因于随精液流失而丧失的生命活力。在印度，这类心身疾痛解释表现为 Dhat 综合征（Bhatia & Malik，1991；Mumford，1996）。由于文化中存在着精液丧失的病因解释模板，Dhat 综合征的患者相当关注尿液混浊，经常在主诉中提出此类问题，并且他们还常会表达对夜间遗精或手淫等问题的担忧。

以上这些文化相关综合征表现出各种文化中有关身体的心理观念如何导致具有本文化特征的身体症状和躯体主诉，其中典型症状包括头部发热，尿液中的精液丧失，以及特殊的转换症状。虽然这些症状的解释机制类似于精神病学的转换障碍，但现代西方医学体系的分类中很少直接提到这些症状，因此，除极少的一部分综合征由于出自较大文化群体或者表现非常突出而受到注意外，其他的基本上都没有进入官方的各种流行病学调查。

在类似以上这些"疾病"的一类文化相关综合征中，痛苦的躯体习语经常将躯体、情感和社会意义融合在一起。对临床实践者来说，求医者主诉的躯体症状看上去似乎是某种综合征的证据，但实际上表现的却是一种民族医学话语体系中的特定模式。因此，患者对其疾痛的叙事可能包括一个重要的副文本，即将其生理疾痛联系到社会困境、道德感受及其他未被表达的情感。

西方医学现行的疾病分类方法倾向于将"躯体化"视为一种独立的障碍类型，或者是一种以心境、焦虑及其他主要心理障碍为潜在内核的疾病行为变量。但是，研究中不断凸现的躯体综合征模式，以及其中躯体痛苦和情绪痛苦的高相关却表达了另外一种更直观的疾病分类模式。这种分类模式根据躯体形式痛苦在其本身文化系统中的意义进行分类，而不是简单地按照躯体形式、心境障碍或焦虑障碍的症状类别进行分类。也就是说，脑疲劳或dhat综合征不应该被简单地视为抑郁或焦虑的"躯体化"形式（Mumford，1996）。这些综合征有它们自身的病因学、预后和治疗意义，而这又很大程度上源于它们自身的社会背景。它们或许应该和那些在西方社会更普遍的其他独立诊断名称获得同样的地位。

在这个视角下，"躯体化"现象的不同文化解释实际上已经跨越了DSM的单独分类。普通躯体症状也能被理解为一个或多个痛苦的维度，它们和抑郁及焦虑高度相关，但对心理生理和社会过程也起到独特的作用。这也能够解释为什么这些文化相关综合征不能很好地整合于现代医学的疾病分类框架中。如果某种综合征反映了特定文化的思维风格，类似的症状就可能会发生于此文化群体中很多不具有潜在可识别标准诊断（如DSM、ICD障碍）的人身上，而综合征本身可能就是一系列对身体和个人问题的解释。如果医生不熟悉"火病""肾亏"等词语的社会意义，他可能只会关注患者的躯体痛苦及身体关注。这种情况下，实际上是医生而不是患者在进行"躯体化"解释。

不只中国传统文化，很多民族文化的传统身体观念和生理观念也将不同的身体症状和行为置于同一个系统中。在一项基础研究中，Good（1977）研究了"心痛"作为一种身体的情绪表达习语在印尼文化中如何显示其意义。与中国文化类似,印尼人的"心痛"也指个人或社会对丧失和悲伤的反应。与此类似的还有在中东,和"心"有关的表述通常是一系列感情的自然隐喻。类似的隐喻植根于主诉胸闷的土耳其女性的身体感觉和民族生理观念中,希腊人所说的 stenohoria 症状也有类似隐喻意义(Mirdal,1985)。传统的身心系统同时具有健康和道德维度的意义和功能。例如,墨西哥的 nervios,希腊的 nevra 等都以"神经"这个词根描述一类综合征。他们经常用此类实际意义为"神经病"的词语描述抑郁和焦虑等情绪的"躯体化"(Davis & Whitten,1988;Guarnaccia,1993;Lock & Wakewich-Dunk,1990)。与此类似,认为特定的体液在身体健康中处于核心地位的观念也存在于很多不同的文化群体。通过不断流动的体液可以将不同的症状联系在一个意义网络中,同时包括身体健康和社会道德观念(Kirmayer & Sartorius,2007)。例如,在中国和西方的医学传统中,在对血液的具体理解上虽然有所差异,但血液都具有重要意义。

不同的文化解释可能引发一些独特的症状和躯体症状主诉,如 Dhat 综合征中的"精液流失",恐缩症中的"生殖器收缩"(缩阴),或脑疲劳中的"头部发热"。疾痛解释和疾病原型的流行程度可能也会影响特定症状和综合征的临床表现。特定的文化解释能够帮助个体确定自身症状的重要性和严重性,决定了身体症状是否会引起焦虑、求助和失能。某些特定的躯体症状因为符合本土文化解释框架而被特别关注,并成为之后求医中疾痛叙事的主要内容。例如,印度人可能会将尿液中的精液流失联系到 Dhat 综合征中精液聚集生命能量的观念,韩国人可能认为上腹部的烧灼感是火病中"火"和愤怒失衡的表现,赤道地区的非洲人可能将头部发热的症状归于人体核心发热的观念,等等。如果特定的症状能够成为某个疾痛原型的一部分就可能变得更流行。例如,意识丧失在波多黎各流行病学汇集区域研究中报告就比北美其他地区更频繁,而这是因为一种叫作 ataque de nervios(西班牙语的"神经病发作")的文化模板,它和很多症状有关,包括喊叫、哭泣、分离性行为(如失去意识)(Interian et al.,2005)。

其实,这种前科学时代的疾痛解释可以说是隐喻思维模式的产物。在隐喻性的疾病观中,疾病实际上就是本书中所说的"疾痛"。它的本体只是体验和直观现象,而并非现代医学话语体系下的某种"实体"。它作为"疾病"所呈现的其实是以隐喻类比的方式创造出的一个个独特的图式或原型,或者正如第三章分析的传统中医解释模型,是意象化、隐喻性的"疾病"。而隐喻思维本身不是文化特异的,而是人类普遍存在的思维方式，是人类用既有认知图式来理解复杂事物的心理本能。通过对文献的梳理也能发现，有关疾病的概念隐喻遍布于各种文化和各个时代。甚至当现代临床医学诞生之后，人们仍不时地用对身体、疾病、健康和医疗活动的隐喻来"转述"严格的医学专业概念，如身体的机械隐喻、医疗的军事战争隐喻等，仍经常出现在今天的医疗叙事中（陈子晨，2020）。

疾病的概念隐喻和医学专业的解释常常在同一个社会语境中不断产生交互：有些医学解释可能促生新的隐喻，也有些医学解释本身就发展自隐喻性的思维模式，社会文化的变迁同时也会影响概念隐喻系统和医学观的发展。在这种交互作用下，疾病的概念隐喻实际上已并不仅是对"疾病"一类事物的隐喻，而是将身体、疾病、健康和治疗实践的隐喻都包含于同一个概念系统中。与不同医学观相呼应的隐喻也会采用不同的结构和功能类比方式，但它们归根结底都是源自一种和临床医学观念建立的客体化的"疾病"概念完全不同的思维路径。18 世纪，临床医学的转向建构了一种新的疾病分布方式，使患者的身体成为医学的客体，取得了控制其身体的"权力"。同样，对普通人来说，在谈论疾病问题时，也可以存在其他解释模型，建构不同的概念和现实。隐喻性的疾痛模型或许就是非医学专业的普通人所熟悉的认知图式和概念框架之一，对于他们建构疾病或医学等概念是具有意义的。

同样，在医学科学出现以前，人类对某些伴有精神状态变化的躯体性现象的解释实际上存在着很多共同点。首先，宽泛而论的身心对应，或者用身体来描述心理作用，在很多不同的文化体系中多少都有所体现，而不仅是中国文化所独有的。这种观念将身体器官或整个身体系统的异化和灵魂、生命等精神方面的异化相互类比，认为精神异常和身体异常可以相互影响。同时，精神力量也并不只是概念，而是不同于物质和肉体的另外一种"实体"。虽然在精神力量的具体体现上各种文化都有自己的解释，如中国传统意象化的"气""火""神经"都属于人类对当前还未能认识到原理的"力量"的隐喻。这些力量也许是直接从外界侵入，也许是身体受到外界刺激后而从内部产生。它们扰动了身体系统的整体平衡和正常状态，导致了各种非正常状态，也就是"症状"的产生。

其次，各种传统医学都立足于对所有问题都能够给出解释，实际不存在本质上的"无法解释"的症状。与中国传统医学一样，前科学时代的各种医学体系实际上都不需要因果证据。当提出一种观点的时候，只要经验中存在符合此论点的个案就能够证实其有效性。因此，各种传统医学中几乎都不存在所谓的"无法解释症状"，大部分疾痛体验可以被置于本文化的一个统一解释体系之下，用前科学医学观念下的一些假定的原因来加以解释。即使在西方文化中，虽然源自古希腊的西方医学体系很早就提出过以精神症状为主要表现的疾病，但对于病因的认定，基础仍然来自身体。在这些传统社会中，"疾病"是专指整个人的问题，并没有一个专门的医学专科来处理所谓的"精神疾病"。将涉及"思想"和"灵魂"的问题科学化、理性化是接近近代的事情了。

最后，前科学时代各个文化中具体的疾痛解释虽然呈现许多具体细节上的差异，但最终都与它们所依赖的传统医学解释模型所植根的本土医疗实践紧密相关。在传统社会，大部分医生并不是以体系化的机构作为自己工作的场所，而是更近似于"游医"。他们接受患者的邀请，进入患者的家庭生活领域，解决患者的疾痛。这种传统社会的"疾病"更多属于患者及其家庭的事件，而不是属于医生或医学家的理论对象。医疗则更多地依赖于经验和技艺。因此，这个时代的疾痛解释取决于其对于治疗的意义。正如在各个文化的例子中所看到的，心身疾痛解释恰恰和这种经验化的治疗风格及模糊的病因学相适应。对于病因而言，没有什么是"无法解释"的；而心灵、道德也自然是任何疾病事件的重要组成部分。

总体而言，现代和传统这两种不同的疾痛解释某种程度上也可以对应于知识社会学家马克斯·舍勒提出的人类为了克服"内驱力"带来的苦痛所发展出的两种"技术类型"：西方式的技术通过抽象化与概念化世界来实现认识和控制世界，从而消除由作为现象存在的世界"抵制"内驱力所带来的痛苦；而出自亚洲（东方）神秘主义的技术，则试图通过精神性的"忍耐"，通过支配内在本性、消除内驱力来实现一种对世界的"现象学还原"（舍勒，2014）。"躯体化"的现代科学解释正如西方式的技术，通过理性主义的认识过程对疾痛现象进行命名和分类，使其成为客体化的"疾病"，将其作为带来苦痛的外部原因进行排除。而各种前科学、非科学的解释方式则通过与疾痛现象融通的内在精神性理解来面对"躯体化"问题。后者并非完全不寻求"解释"，只不过这种解释并非科学意义上的、客观的外部因果联系，而是统一于现象的内在体验和精神行动的一部分。

三、诊疗实践模式的比较

本土医学传统的观念基础与西方科学观念造成的差异，以及其后引发的情感表达的差异最终造成中国出现广泛的"躯体化"现象。但这种影响并不是直接的作用，而要通过它们在实际医疗活动中的渗透和应用来发挥作用。中国传统文化和西方现代文化的不同观念反映在具体临床实践中所造成的心身疾痛解释差异是非常明显的，但同时也是动态的和易变的。

在各种传统医学观念之中，不论文化习语反映的是精确的模式或暂时性的局部隐喻，问题的根源基本都被归因于躯体。很多具备躯体性痛苦的文化习语的患者如果能找到一个可以共情的倾听者，他们就能说出导致他们症状的社会问题（Kirmayer et al.，2004；Salmon et al.，2005）。但是，在西方的生物医学卫生保健系统中，患者可能轻描淡写或否认自身疾痛的社会维度。这也许因为他们认为不应该和医生讨论这些问题，或者他们害怕被污名化。因此，现代西医的临床实践者很可能忽视了疾痛潜在的社会情绪维度而主要关注躯体性解释，随之导致医源性的"躯体化"。也就是说，当医学检查无法提供解释时，医生可能就会认为患者产生了"躯体化"现象。但事实上，患者自身可能从一开始就意识到了他们身体痛苦的社会和情绪前提，只不过在西医的诊疗过程中无法将此表现出来。

因此，中国患者强调躯体症状的行为方式与传统中医的实践活动相适应，但是当其遇到当代中国所采用的西医体系时就会产生种种问题。西医必须要为患者的症状寻找一个严格固定的病理学源头，并且将其划归为特定的病症概念范畴，才能确定治疗手段。这也就是要将中国人的模糊而浑然一体的症状表达进行拆分和重新诠释。由此可见，不论是凯博文的中国研究中的"神经衰弱"现象，还是现在的"躯体化"现象，与这种强制划分都不无关系。

不只是对患者个案的诊断会受到文化的影响，一种诊断标准在某个文化群体中的总体应用也会受到影响。诊断标准虽然是固定的，但是在具体诊断中强调哪些症状和表征，又忽略哪些症状和表征，是和特定时代、环境的医学体系及医疗系统有关的。这样的状况就引出了一个问题：在不同的文化环境中诊断出来的同一名称的疾患到底是不是一样的，神经衰弱和抑郁症在中西方的差异正是这个问题的一个具体表现。凯博文在1980年于湖南进行的研究中，共对将近100名已经被诊断为神经衰弱的中国患者按照DSM-Ⅲ等美国流行的诊断标准进行了再诊断，结果发现其中大多数患者都可以满足抑郁症的诊断条件。针对这种现象，凯博文提出了一个非常重要的问题：中国患者的"神经衰弱"究竟是不是美国患者的"抑郁症"？这个问题也可以这样说：中国患者的"神经衰弱"究竟是不是美国患者的"神经衰弱"？或者在中国诊断的"抑郁症"和在美国诊断的"抑郁症"是不是同一种障碍？

从第四章对神经衰弱历史的回顾中可以看出，自比尔德创造这一概念以来，人类对其的定义和理解就已经经历了诸多变化。不同学派、不同国家、不同时代的学者对其看法都不一致。这样一个本就并非出自某个统一的精神病学体系的概念在中国的发展也同样难以保持稳定不变。从民国开始到抗日战争前后，通过在海外留学受训的医生和来华教学的国外医学家和精神病学家，现代医学体系下的精神病学（特别是美国的精神病学知识体系）开始在中国，特别是在大城市中慢慢传播。在这个过程中，中国的精神病医生接受了来自美国的神经症和神经衰弱等诊断，也追踪着它在诊断分类系统中不断的变化。在这个时期的中国，神经衰弱没有也基本不可能得到统一的分类或诊断标准。而中华人民共和国成立后，学习自苏联的精神病学获得了统治性的地位，在神经衰弱问题上也是一样（Liu，1989）。神经衰弱，或者神经官能症（神经症）是作为一种神经系统的功能性疾病被理解的，而不是纯粹精神性的精神障碍。

在新中国的医疗卫生体系发展中，传统中医和现代西方医学均被赋予了同等重要的地位。20世纪七八十年代，很多神经衰弱的诊断是根据现代西方医学的诊断标准做出的，但症状的具体模式却是根据八纲辨证的原则识别的，主要包括阴虚型的阴虚肝旺、心肾不交，阳虚型的心脾两虚、肾阳虚和痰气郁结等（湖南医学院，1981）。每种症状模式基本都包括多个生理系统的病诉，实际上也就是中医病证的整体性特征。此外，如果将神经衰弱的这种中医辨证模式和西方精神病学的诊断分类拿来对比，就会发现另一个很有趣的"异"与"同"。第四章介绍过，从DSM-Ⅲ开始，原本的心理生理障碍被重新定义为本质更接近生理问题的心理因素影响的生理状况，而躯体形式障碍的本质则更多被认为是心理问题，也就是说其症状在医学上并非"真实"。这两者的另一个重要区别就是前者按照症状发生的单一部位进行了亚类型的划分，而后者则更多涉及整体性躯体病诉。而中医辨证模式也多是整体性的症状组合，也就是说，在症状辨别上，中医解释模型本身就更接近于西方现代医学中非生理状况解释模型的症状表现。中国的神经衰弱实际上在当时已经成了一种中西方解释模型的结合物。

凯博文最初的研究报告认为，中国人以躯体症状为主要表现的神经衰弱实际上就是西方抑郁症的一种"躯体化"形式。他在后来回顾湖南这项研究时提到了一个有趣的现象：他的研究报告在不同的学术群体中得到了不一样的解读（Kleinman & Kleinman，1985）。研究报告中提出神经衰弱和抑郁症可能是同一种心理生理状态在不同文化下的医学建构，这是一种医学人类学视角的观点。美国精神病学专家认为，神经衰弱在中国已经成为一种"文化相关综合征",它其实完全能够被抑郁症的诊断替代。而对于中国的精神病学专家来说,凯博文的结论则引发了一场争论,由于当时神经衰弱是中国精神科医生做出的最常见诊断之一,这个结论似乎说明中国的精神科医生忽视了抑郁症这种非常重要的精神障碍。而当时抗抑郁药物正迅速发展,且研究逐渐证明其对此类疾痛都具有良好的治疗效果。这更让精神科医生感到没有诊断出抑郁症,耽误了患者的治疗。可见,对于精神病学界来说,采取一种最有利于患者的治疗和处置的诊断是最为重要的。

从理论角度来看,原本美国化的神经衰弱和抑郁症,实际上都属于现代精神病学的疾病模型,这两种概念对于中国来说都是外来概念。它们在中国因为引入时间的区别而产生了很多不同的状况。但从更为宏观的解释和分类方式上看,它们又具有很大的相似性。从诊断类型上看,它们都属于综合征式的诊断,虽然它们的病因理论解释不同,但无论哪种解释,在当时都是假定的。无论"功能性神经疾病",还是"心理冲突的'躯体化'",从医学科学的角度来说,都缺乏实际证据的支持。对于"躯体化者"来说,他们全身可能出现各种不适能够感受到哪些、表现出来哪些、在求医时又主诉哪些,都完全是不确定的。其后在中国流行的更加中国化的神经衰弱,和精神分析最初关注的癔症一样,都是被赋予了时代意义的"躯体化"病痛。这种"时尚"的"疾病"已经成为一种文化性的疾病角色和行为模版。中医精神病学把神经衰弱诊断和中医辨证结合起来一样,从严格的科学角度上看,和民间化的"肾亏""上火"模式背后的逻辑没有多少本质区别,都是文化性的病痛解释。身体的五行和脏腑理论不能得到科学证据的证实,或者说还没有得到证实;实际上,神经衰弱等西方"时尚""躯体化"病的假定病因学,如精神动力学理论,也一样并没有因果性证据的证明。因此,医生提供哪种诊断、患者接受哪种诊断最终几乎只能通过治疗效果来进行判定。

现代医学研究和分析的对象是客观化的"疾病"。但是从诊断的解释逻辑来看,认为社会生活背景中的困境和痛苦、疾痛、疾患之间并没有建立科学意义上的严格的因果关系。而在传统社会中,患者仍然是医疗活动的主体,每一个病例都有其独特性,也有其特定的原因。将个人健康置于一种个体—家庭—社会的关系背景中来处置是传统医学的一个重要特征。无论神经衰弱还是慢性疼痛的诊断,其本身并不像其他解释路径更明确的诊断那样导向某些有针对性的治疗手段和结果。在这些原因不明的慢性疾痛问题上,对处理痛苦最有帮助的常常是解决个人或社会的问题,以及生活状况的改善。因此，虽然传统医学的具体疾痛解释可能并不都适应现代社会，但传统医学以治疗而不是研究真相为目的建立疾痛解释的观念似乎更适合用来处理此类痛苦。

第二节　不同解释模型的交融和变迁

本章第一节讨论了导致中国人"躯体化"问题的解释模型差别中包含着东方—西方文化和前科学（传统）—科学（现代）等不同的层次，而它们又影响了具体诊疗中的各种因素，体现为更具体的不同问题。同时，不同的解释模型不仅有差别，也有很多相似性。而本节要讨论的则是由诊疗实践的时代变化带来的医学模式及相应解释模型的交融和变迁。

一方面，西方医学也有传统医学和现代医学之分。对于西方工业文明的发源地欧洲而言，现代医学和工业化、资本化的进程相伴随，和社会文化的发展相适应，因此可以说，西方世界的医学体系变迁是渐进的。而对于世界其他地区而言，当现代医学随着西方世界的扩张而出现，某种程度上也属于一种文化观念和社会行为方式的"入侵"。其实几乎所有非西方国家都拥有自己的医疗传统，对很多长期处于传统社会的文化群体来说，现代医学几乎完全是"舶来品"，它作为一种医学解释体系，是要进入传统社会的医疗实践之中的。而在资本主义扩张时代，西方临床医学、实验医学的思想和实践模式就和其他西方思想与生活方式一样伴随着贸易和交流，人员（学者、传教士等）和货物一起进入传统社会。之后西方现代医学要在传统社会扎根，则要和传统医学的理论和实践体系产生一个碰撞、交流的过程。

另一方面，中国的传统医学也并不是一成不变的。经络学说、病因学说都是在中国长期历史中逐渐发展起来的。在近代之前，中国的传统社会相对而言比较稳定，朝代的更替并没有大幅度改变传统社会的生活方式。在西方工业文明开始发展之后，中国通过各种交流渠道接触了部分西方的科学知识。但因为传统社会的稳定性，对西方科学知识的理解和接受也不会导致本土的医学观念出现巨大变化。因此，在较长的一段时间中，中医体系的发展和变化也是渐进的。

在明清之际，传统中医学仍然占据主导地位的时代，中国医疗实践者已经开始接触到西方医学思想。其中医学科学的观念对心智本体的讨论，即认为脑是主宰心智及机能活动的中枢对中医的身心疾痛的解释造成了一定的影响。在中国传统的身体观中，"心"是整个身体系统最重要的部分，常用来代指脏腑对心理状态的统领作用。但是，心的地位又不能直接与西方医学中脑的地位相对比：在西医中，脑是作为统领神经活动的中枢器官；在中医中，心虽然被称为"君主之官"，但心脏并非心理状态的主宰者，所有脏腑都分担不同的情感情绪活动（栗山，2009）。近代以来，随着文化交流和医学文献的传入，西医脑说的相关知识开始进入中国（皮国立，2008）。从人体解剖学而言，心脏只是供给血液循环的器官，和思考并没有关系，这对自古代而来的传统中医理论是一个冲击。传统中医理论虽然具有庞大完整的思想体系基础，但也并不是一个始终不变的封闭系统。尤其自明末清初以后，越来越多的中医学者开始关注传入中国的西医理论，对心和脑的讨论也是其中的一个重点。有些学者接受了西方的生理知识，开始倡导脑说的合理性，批驳心说的缺陷。而经历了心脑的争论，近代中医的主流采取的是一种中西融合的观点，即心脑二元论述：西方脑说的生理知识是正确的，但心仍然是身体之主（皮国立，2008）。因为脑对心智功能的影响只是在形质的层面上起作用，但在生命本源性的"气"化体系之中，心才是身体功能的主宰（皮国立，2008）。

从心脑问题的中西融合上，也可以看出中医如何理解和接受源于科学观念的知识。实际上，在医疗实践还保持传统模式的时代，中医学者虽然很大程度上能够理解并接受西方医学的部分研究成果，但没有对传统医学的框架进行大修改。这种做法也符合那时的士人对西方思想和学术持有的"中学为体，西学为用"的大原则。中医的体系其实可以接受很多来自西方科学的解剖学和生理知识，将其中合适的元素纳入已经成熟的意象化身体观和气化理论体系中。具体的科学生理机制在形质层面起作用，而传统的意象化本土生理学则在本质层面起作用，两者并行不悖。现实中，究竟哪种疾痛解释占优还要看其在治疗实践上的效用。如第四章所述，脑说所依据的神经生理学虽然解释了不少器质性的心智或精神问题，但在医学无法解释的躯体疾痛上因为没有证据而最终输给了心理化的解释。在相应的治疗方法中，精神类药物的作用只是在近些年才取得较大发展。在西方流行"癔症"和"神经衰弱"的时代，最有效的方法除了精神分析疗法，主要还要以生活调养为主。而无论是心理疏导，还是生活调养，对于传统中医来说都不稀奇，虽然具体的方式可能不同，如心理疗法可能是通过家庭、宗族的教化来实现，但解决的都是患者在社会心理背景方面的问题。

中国医疗卫生行业走向西方现代化和科学化的模式是从清末民初开始的。很多中国学者、医生到海外留学或接受训练，同时也有大量外国科学家、医生和相关专业人士来到中国进行教学或开办教学和医疗机构。1898年,美国医生嘉约翰(John Glasgow Kerr)在广州创办了中国第一所西方式的精神病人收容所(也是精神病专科医院的前身)。此后,类似设施在北京、上海、南京等大城市陆续建立。这些大城市的精神病医生通常在西方国家,特别是在美国接受医学训练,也有些是在本土受训于美国来华教师或从海外留学归来的中国人。由此,现代精神病学,特别是美国体系的精神病学,开始在中国的一部分大城市中传播。但受限于当时社会历史环境,这些发展都是缓慢而碎片化的。中华人民共和国成立之后,中国精神病学进入了大发展时期,精神病院等专业服务机构和精神科医生等专业人员的数量都快速增长。但与同时期的西方精神病学发展形成对比的是,在美国精神病学追捧弗洛伊德理论的时候,中国的精神病学则正处于巴甫洛夫学说的统治下(徐韬园,1989)。这也就导致了当时中国对神经症或神经衰弱的总体解释像苏联一样更偏向其器质性、生理性的一面。20世纪60年代之后,由于中苏关系的恶化,中国对苏联精神病学的学习也随之结束。

而在现代中国的精神病学实践中,另一个风潮却又逐步兴起,那就是对传统中医资源的利用。其实,自中华人民共和国成立之后,传统中医学就和西方医学一样受到国家的重视。几乎每个学西医的学生都要学习传统中医知识。受训于传统中医院校的医学生也同样要系统地学习西医学,特别是一些西医理论不可或缺的课程,如解剖学、生理学、病理学、药理学、微生物学和西医诊断学等。在大城市之外,特别是农村地区,民众接触到的精神卫生服务资源也更有可能来自传统中医而非现代西方医学。神经衰弱等疾病的中医辨证模式也正是中华人民共和国成立后中医精神病学广泛发展的一个表现。

改革开放又带来了一个新时代,中国精神病学领域开始重新接受西方观点,也更紧密地跟上了精神病学发展的国际趋势。中国在1981年编制出了第一个正式公布和采用的精神疾病分类,命名为"中华医学会精神病分类——1981"①。此后又经过多次紧锣密鼓的修订工作,最终形成了CC-MD的诊断分类体系(杨德森,1989)。本书在前面对中西方文化下不同

---

① 需要注意的是,这里说的只是第一个"正式公布"且提议全国采用实施的分类体系。其实,在这个分类体系之前,我国也有过编制全国统一的现代精神病学分类标准的尝试。早在1958年,全国精神病防治工作会议就提出过一个精神病分类草案。该草案也获得了一定范围的使用,并且是1981年分类标准编制的基础之一。

的躯体疾痛解释模型进行分析时，并没有直接将中国的 CCMD 和美国的 DSM 或国际的 ICD 作为两种文化的代表进行分析，其原因就在于，CCMD 虽然是针对中国人和中国社会编制的诊断手册，但其整体逻辑和分类学匹配的是现代医学的诊疗实践，基本完全属于西方医学体系。当然，从学术研究和交流的角度上说，任何一种诊断分类标准都最好与现代精神病学的国际主流保持一致。CCMD 也是如此，正如其第三版引言部分所说："CC-MD 的分类兼顾病因病理学分类和症状学分类。分类排列次序服从等级诊断和 ICD-10 分类原则……CCMD-3 的分类主要向 ICD-10 靠拢，但因 ICD-10 有不尽满意之处，因此目前仍基本保持 CCMD-2R 的分类和编码，仅做必要修改。"（CCMD-3，2001）因此就解释和分类方法而言，CCMD 还是跟随着西方现代医学和精神病学的大趋势。

CCMD-3 中也存在"躯体形式障碍"这一诊断条目，只不过并没有像 DSM 一样积极推动其作为诊断分类的独立性，而是相对谨慎地将其归入仍然保留的神经症类别之下。CCMD 的躯体形式障碍条目中包括"躯体化"障碍、未分化躯体形式障碍、疑病症、躯体形式自主神经紊乱等。这种亚类别的划分与 ICD 基本一致（表 5－2）。而对 CCMD、ICD 和 DSM 的具体诊断标准进行对比则可以发现，虽然在具体症状表现上我国实施的诊断标准和 DSM 标准存在一定的差异，但在主要的几条标准上并没有本质的差别：第一，对躯体症状或身体健康过分担心；第二，反复就医或要求医学检查；第三，多个生理系统的躯体症状。从诊断标准的发展来看，自 DSM-Ⅲ在 1980 年推出"躯体化"类型的障碍后，ICD 也选择加入这一编码。随后，2001 年我国公布 CCMD-3 诊断标准时，剔除了抑郁性神经症和癔症，增加了躯体形式障碍的诊断。CCMD 的总体趋势是向 ICD 靠拢，由于 ICD 在精神障碍这一部分经常采用来自 DSM 的内容，CCMD 实际上是在通过和 ICD 保持一致而间接地向由 DSM 主导的趋势靠拢。

表 5－2　DSM-Ⅳ躯体形式障碍分类和 CCMD-3、ICD-10 相关分类的对比

DSM-Ⅳ 分类	ICD-10 分类	CCMD-3 分类
"躯体化"障碍	"躯体化"障碍	"躯体化"障碍
未分化的躯体形式障碍	未分化的躯体形式障碍	未分化的躯体形式障碍
疑病症	疑病障碍	疑病症
无	躯体形式自主神经紊乱	躯体形式自主神经紊乱
疼痛障碍	持续的躯体形式的疼痛障碍	持续的躯体形式的疼痛障碍

续表 5 - 2

DSM-Ⅳ分类	ICD-10 分类	CCMD-3 分类
躯体形式障碍，未特定	其他躯体形式障碍	其他或待分类躯体形式障碍
	躯体形式障碍，未特定	
转换障碍	解离（转换）障碍	癔症（不属于神经症）
躯体变形障碍	（包括在疑病障碍中）	（疑病症中有相关内容）

但随着 DSM-5 和 ICD-11 的出版，状况又发生了一些变化。DSM-5 和 ICD-11 对“躯体化”类障碍的名称修订并不相同。两种新诊断类别或者仍存争议（Frances，2013；Scamvougeras & Howard，2020），或者也没有信心完全解决过去的问题（Gureje，2015）。而 CCMD 基本上不会在近期进行和 DSM、ICD 类似的新版本修订工作（王祖承、廉彤，2011）。一直以来，中国研究者也不断追踪“躯体化”相关障碍国外诊断标准的变化，并对其在本土的临床应用进行了研究和探讨（李凌江、周建松，2009；许又新，2011；甄龙、徐改玲，2012；罗夏红，2018）。不过，无论 CCMD 是否还会修订新的版本，我国的精神病学诊断体系大概还是会与 ICD 和 DSM 所代表的大方向保持一致。实际上，这种统一化的趋势也符合科学的普适观念。科学医学所要发现和依据的是人类健康与疾病的普遍规律。也就是说，不论患者来自哪个民族，其身体（或精神）上出现的客观问题是相通的。这也是现代医学实践发展的必然。

从中国精神病学的历史发展，特别是中医精神病学的存在来看，本土传统的疾痛解释模型是可以在一定程度上与现代医学的框架并存或相互融合的。但最终在一个特定时期，哪种疾痛解释模型占据主导地位，却并非仅由这些解释模型本身的特点来决定。很多时候，传统疾痛解释真正受到的冲击其实是来自社会医疗服务体系及实践模式的整体性改变。现实中，中国的医疗实践模式所经历的其实并不是融合，而是逐渐整体转换到了西方现代医学的模式下。现今中国主流医疗模式的西化是一个世纪以来历史发展的必然结果。这种结果也并不是因为西方文化压倒了中国文化，而是任何国家走向现代化的过程中必然的一面，西方社会在现代临床医学诞生后也同样经历过。正如福柯所说，18 世纪之后的新医疗实践模式通过圈定一种疾病，对其进行干涉，最终以医院体制为基础形成对疾病的制度性空间化，也由此成为一种社会规制的手段（福柯，2011）。这种医疗模式在 19 世纪与社会发展的大潮相结合，促成了公共卫生事业的兴旺（波特，2000）。以疾病而非具体的患者个体为对象的现代医学模式与社会性的医疗卫生体系相契合。相反,专注于个体患者疾痛的传统医学模式则无法支撑这种"医学的社会化"。传统医学的身—心—家庭—社会的整体化模式让医生能够深入考察疾痛背景,较好地应对患者个案的特殊情况,以及那些还不能被还原到的器官生理的"躯体化"类或功能性的疾痛。但是,这种比较缓慢的诊疗过程适应的是相对稳定的传统社会和相对慢性的生病过程。工业化和现代社会的很多不同于传统社会的特征都间接影响着所需要的医疗体制。流动性的增加和产业化区域的人口高密度让传染病的发生更加普遍,生活节奏的加快要求治疗过程的规模化和体制化。这些都是传统医学模式所不能适应的问题。随着整个社会的工业化进程,医疗体系整体必然要发生相应的改变。

虽然传统中医在国家层面上一直受到重视,但从整个社会的角度来看,当今中国的健康和疾病问题主要还是在西方现代医学的体系下进行处理,这一点从近十几年来综合医院和中医医院的诊疗人次数也可见一斑(图5-1)①。同时,现代的中医在实际运作之中多数也是采用西医的体制,可以说是一种"西体中用"。近代以来,通过建立大量的医学院校和医院,西医的医疗和教育体制在中国逐渐传播,在西方受到教育和"规训"的中国医学生回到中国大力传播西医的科学观念,而更加具有效率的西医治疗也使其能够获得更多的社会资本,由此导致的中医教育的西化则使得现代中医变得"西医化"(田静,2013)。医疗卫生的整体制度和运行模式已经西方科学化,而传统中医的相关知识只是作为分散的元素放置到西方医学分科的大系统之中。例如,建立高效率的现代医院、大学模式的医学院,更重中"药"而不是中"医"。在这样的模式下,即便存在解释模型的融合,也同样是将中医的一些元素拆分后装入西方现代医学的大框架下。就如同前述神经衰弱的中医精神病学解释,症状的具体模式(或者也可以当作某种意义上的"亚型")可以根据八纲辨证的原则来识别,但诊断本身仍然遵循着来自西方精神病学体系的名称和分类。

---

① 当然这种简单的对比仅仅只能用来说明质性的问题。因为诊疗人次数的统计中还包括很多复杂的因素,如中医医院的诊疗人数未包括中医门诊部、诊所等中医类机构的诊疗量。不过,即使加上这些,中医类诊疗量也只占总诊疗量的16%左右(国家卫生健康委员会,2019),仍然远低于非中医类的,主要也就是西方现代医学体系下的诊疗量。

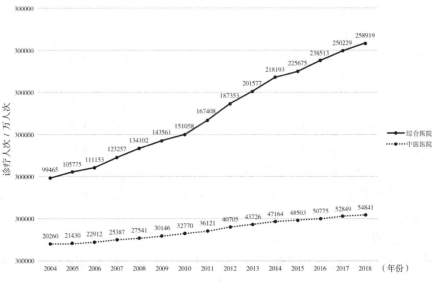

图5-1　2004—2018年综合医院与中医医院年诊疗人次数对比

资料来源：《中国卫生健康统计年鉴》（国家卫生健康委员会，2019）。

进一步说，医学的疾痛解释模型和医疗体系及实践模式是难以分离的。认识和解释的最终目的是行动。科学观念下的医学对认识和分类一切疾痛现象有着强烈的要求，这是因为现代临床医学和公共卫生事业的实践模式需要将所有自然的疾痛体验和现象变成理性知识的客体，并将这些客体放置于符合逻辑和规律的框架之中，最终实现对健康世界的管理。当然，这也不是说临床医学观念就是有意识地为了这个目的而革新的，只能说观念和实践模式是在同一个社会背景下，同步并相互交织着发展的。现代医学模式的发展甚至开始慢慢造成社会的"医学化"，即现代医学话语在个体身心状态之社会定义过程中的"看不见"的强势影响凌驾于社会之上（韩俊红，2020）。在这种趋势下，和人类生命、健康问题有关的很多领域都可以被医学科学的框架重新定义和划分，一些"新"的疾病分类也可以随之诞生。

很多精神障碍概念的创造来自精神病学开始更详细地区分所谓精神或心理障碍的内部界限（各种精神障碍分类）和外部界限（精神障碍和普通医学问题的区别）。不仅是"躯体化"的概念，心理化的障碍实际上也并不是"原生的"，哪些情绪和思维是不恰当的、病态的、应该被诊治的都是由科学的定义和分类规定的。"躯体化"也是产生于这样的过程，是对于某些现象的重新认识的结果。理性化有时候并不是让人们的情绪反应发生变化，而是让医生和患者对这种反应的认识发生变化，让人们所使用的解释模型发生变化。例如，凯博文在湖南湘雅医院的研究推动了那里的诊断更加西方化和现代化，改变了医生和患者对疾痛性质的认识。

正如前面所讨论过的，在任何一种文化中，由身体观而始的医学理论（包括医学观、疾病观、健康观，各类关于疾病和疾痛知识，如症状识别和疾病分类等）和相应的医疗实践（包括如何诊断、干预、治疗，如何建立和维持医患关系等）都是相互匹配、交织发展的。第三章论述的关于心身疾痛的本土解释和相关的医疗实践模式，在没有"躯体化"之类的疾病模型和诊断分类之前（如"神经衰弱"等诊断名称）可以自洽地解决很多疾痛问题的有效模式。但西方现代医学体系和模式的进入使这一套体系在从理论解释到医患关系的各个层次上都遭遇了强烈冲击。现代医学和精神病学的体系并不能理解原本具有适应性的疾病表达方式，与之匹配的传统中医诊疗和医患关系模式也被新的现代综合医院模式替换。由此而来的是，本土传统的心身疾痛解释原本具有的复杂结构无法再与实践相匹配，它只能被"拆解"。一部分突出的特征被简单地理解为西方理论中已有的相似概念所指称的现象，如由传统身体观所衍生出的高度身体关怀就被简化为"躯体化"。虽然二者的概念内涵与外延有着很多差别，但因为在与现代医学模式所匹配的概念和观念系统中，前者无法理解为一类现象，所以只能将其相关的经验重新分割。因此，在某种程度上，并不是"发现"，而是"创造"了中国人"躯体化"的问题。

下一个问题则是，这种医疗模式和相应解释模型的变迁和融合过程，除了影响医学专业，是否也会影响常人的观念呢？实际上，精神诊断的确不难得到改变。1983年，凯博文等（1985）在湖南针对慢性疼痛患者进行的为期3年的跟踪研究得出了一个引人注意的结论。虽然和1980年一样，很多患者仍然认为他们的疾病是神经衰弱，但对于神经衰弱的性质却有了不同的看法。1980年时，几乎所有患者都认为神经衰弱的病因来自躯体，而1983年却有52%的患者接受了心因性的解释。这恰恰得益于凯博文等西方心理学家和精神病学家在此地进行的持续研究和实践工作。1983年的患者虽然仍坚持神经衰弱的诊断解释，但已经接受了神经衰弱属于一种情感性的问题，进而也接受了精神病学和心理学的治疗干预手段，即使这些解释和疗法可能与中国传统文化有着一些相抵触的地方。凯博文认为这个过程就是本土临床诊断西方化和现代化的一种体现，并且也是一个将持续发展的过程。由于社会和医疗体制的整体变化而使常人精神障碍观念产生时代性变化的例子也可见于对德国人抑郁症社会表征的研究中：1990 年，东德和西德国民的抑郁症常人观念存在巨大差异，而到了 2001 年，东德受访者的观念已经被西德受访者同化了（Beck et al.，2003）。当然，这种现象背后的原因是复杂而多层次的，但不可忽视的一个因素就是在东德、西德合并的十年间，东德苏联式的医疗卫生模式及相应的观念逐渐被以美国为代表的西方主流模式和观念替代。因此，常人对疾痛问题的解释通常会受到时代背景和专业解释的左右。

从凯博文研究至今，中国社会的大环境发生了巨大变化。在凯博文研究中的"神经衰弱"与其说是一种疾病问题，倒不如说是作为一种社会文化现象而显现出来的问题。神经衰弱在 20 世纪 80 年代的中国作为一种"流行""躯体化"类型疾病存在，其意义和西方社会中世纪晚期的忧郁症，19 世纪到 20 世纪初的癔症等"时髦"疾病的流行具有一定的相似性。在专业疾病分类学的意义上，这些疾病的确具有明确而严格的定义，还有按综合征模式给出的症状清单，以及病理学支持的病因解释。但是，这些对于疾病的描述基本都限定在医学专业领域之中。而对于直接使用这些诊断来解释疾痛的人（其中既有患者也有医生），这些疾病却包含着更多医学和健康问题之外的意义。在一个社会的潜在意义体系中，人们可能将具体的躯体疾痛作为当时社会一系列普遍的生活状态不适的一部分。在不同的时代，这种生活状态的不适可能包括经济形势变化导致的工作问题、社会动荡造成的生存困难、社会观念造成的关系问题等。在这种语境中，当说到某人"得了神经衰弱"，说者和听者都不仅仅是指一种客观意义上的疾病，他们会根据这个名词在当时社会的流行意义和自己的理解形成包括关于患者社会生活状态各方面的想象。由此，一个"流行"的疾病名称就能帮助人们更容易地理解自身的状况，并和同一社会文化背景中的其他人相互沟通。

在当今中国，像抑郁症这类诊断名称和许多心理健康知识一样，通过 21 世纪以来的大众媒体等渠道的传播，已经开始被普通大众了解和接受。例如，2017～2018 年，一项来自全国 14895 份样本的国民心理健康素养调查发现，在调查涉及的 15 种常见心理疾病中，抑郁症的知晓率最高，达到 99.3%。虽然知晓率仅仅代表被调查者听说过其名，不一定意味着该疾病的识别率也高，但至少说明"抑郁症"的名字在当今中国几乎是无人不晓（陈祉妍等，2019）。而在同一调查中，曾属于躯体形式障碍的疑病症知晓率仅为 50.3%。在其他调查中，抑郁症的识别率则从 30% 到 50% 不等（李飞等，2009；李凤兰，2015），但在同一研究涉及的各种精神障碍中都是识别率最高的障碍之一。而"躯体化"类别的精神障碍因为使用率较低，几乎没有出现在任何此类调查中。

虽然民众大多知道抑郁症，认为抑郁症属于心理疾病。但是，当一个普通人遇到按专业标准可以诊断为抑郁症的疾痛表现时，能否准确地将其识别为抑郁症就不一定了。而对于"躯体化"类的疾痛现象，问题则更加麻烦。因为这类原因不明的慢性心身症状不像抑郁症、精神分裂症等典型精神障碍一样有着稳定的诊断分类标准，医学专业人员都可能给予其不同的诊断，普通人会如何分类和归因就更加不确定。当前对精神障碍识别率的研究多是以已确定的疾病分类为框架开展的，将其作为一种有对错之分的心理健康知识来进行调查，而如果以分类不明确的疾痛个案为材料，则能更明显地反映出大众解释和分类的模糊性。例如，在中国综合社会调查（Chinese General Social Survey, CGSS）2011 年 B 卷中包含一段情境材料，是关于虚构的患者 X 的症状的，内容如下：

> X 一直有呼吸问题。她晚上经常咳嗽，连觉也睡不好。她家里人和朋友发现她在遇到困难、剧烈活动和春秋两季时，问题尤其严重。X 过去喜欢打乒乓球，但最近由于这些问题不打了。X 的呼吸问题越来越严重，她觉得这很不好，她希望能像其他人那样生活。X 和几个朋友一起参加了几项业余活动。

被调查者阅读材料后回答包括疾病感知、归因和分类在内的一系列问题。分析 5620 个有效样本的回答发现，认为 X 有可能正在经历生活起伏或心理疾病的比例要大于认为她正在经历生理疾病的比例，但同时选择了生理和心理疾病可能性的比例又远高于认为仅存在生理或心理疾病的比例。在主要人口学变量中，年龄与受教育程度影响将个案材料分类为生理疾病的倾向，而户口类型影响分类为心理疾病的倾向。在对病因的回答上，除了超自然类的病因（如着魔、巫术），其他生理、心理、社会病因都有较高的认可度（陈子晨，2019）。这些似乎都说明，普通中国人对这种原因不明的躯体疾痛的判断既没有明确的模型，也不是在各种专业分类间进行非此即彼的划分，而是将心理、生理、社会的各种解释和判断混杂在一起所做出的。

总而言之，在"躯体化"现象这个领域，无论专业解释还是常人解释，都仍然呈现一个多种解释共存、互相竞争的状态。因为在西方的医学体系下，对此问题也仍然争论不断。而随着中国社会的现代化和"西方化"，在中国社会关于"躯体化"现象的解释竞争也开始越来越类似其在西方社会的特征。在医学领域，如果此类患者进入初级卫生保健服务，其症状通常会被各种功能性综合征的诊断解释。除非患者自身有着特别明确的心理主诉，主动前往心理门诊或由医生转介，否则甚少能够进入心理疾病的分类之中，这和前文所述 DSM 诊断在西方社会遇到的问题有很大的相似性。因此，在中国现代化进程不断发展的今天，中西方在"躯体化"现象上面临的现实问题实际上越来越趋同。

从这个角度来说，无论中国人的"躯体化"还是西方人的心理化，都不能说是什么"问题"。它们都只是对某些特定的疾痛表现模式做出的有偏向性的解释。神经衰弱也好，抑郁症也好，在特定时代的特定文化背景下，只要有与之相匹配的医疗模式，能够根据这些诊断给予对应的治疗干预，它们就可以作为个体的疾痛解释而存在。对患者或者常人来说，诊断是医生赋予疾痛问题的一种解释。他们对这个解释的接受程度受限于他们自身的理解水平。现代医学诊断背后严格的医学逻辑常常是很多患者不能理解的。在多种解释模型并存的时候，如果医生能够用自身的专业权威说服患者，他们也能够接受不一定符合本身文化环境的解释。而决定哪种解释更容易被患者接受有一个非常重要的参考标准就是治疗或干预的效果。诊断是对患者问题的解释，但其最终目的并不只是解释，而是要指导治疗和干预的方法。

传统中医在处理医学无法解释的疾痛上或许并没有明显的弱势（特别是原因不明的慢性疾痛），但在医学可以解释的大量疾病上却无法和西方医学相竞争。在上述凯博文研究回访中，在西医的医院里，医生给出的合乎逻辑的解释也许和传统文化的解释并不一致，但在中国社会整体现代化和西化日趋明显的今天，这些解释对患者来说并不是难以接受的。患者对病因解释的接受度很大程度上受到治疗效果的影响，如果医生按照治疗抑郁症的方式对患者进行诊治，最后患者感到自己的痛苦减轻了，那么抑郁症的解释自然就是正确的。对传统中医疾痛解释也是一样，大部分患者只要看到中医治疗方法能够起效，即便只是个案，也会认同相应的疾痛解释。因此，在不明原因的慢性躯体痛苦这个领域，对于那些西医已经能够成熟而有系统地进行处理的问题（找到了医学原因，或者说变成了医学可以解释症状），多数情况下还是西方现代医学的科学化解释胜出；而对于现代医学科学难以分类和定义的问题（即医学无法解释症状，包括本书中所讨论的以"躯体化"为名的原因不明的心身疾痛），传统中医也许能够按照几千年来的经验提出一些有益的处置方法，那么也就可以为自身的解释模型提供实践意义上的合理性。从这个角度来看，在"躯体化"这个西医目前仍然难以通过科学途径完全解决的领域，中医的疾痛解释和处置方法也许仍然能够发挥很大的作用。

第三节　精神疾病分类学在"躯体化"现象上的困境

在当今的中国社会，由于生活方式和社会体制的变迁，人们已经很大程度上接受科学观念，现代医学的疾痛解释在很多领域都可以替代传统模式，不只普通医学领域如此，在精神病学领域，抑郁症等的概念也已经被大众接受。但是，仍然有一些问题围绕在"躯体化"的概念上。一方面，如果说无论"躯体化"还是心理化，疾痛表现及其解释不是非此即彼，也没有高下之分，为何中国人更偏"躯体化"会在很长一段时间内被认为是个"问题"？另一方面，作为和神经衰弱、抑郁症等概念基本来自同一个科学知识体系的"躯体化"，即使被认为是描述了在中国文化群体中更常见的疾痛表现，为何却似乎并没有被广泛接受，反而和它在西方社会的表现一样，是一种使用率较低的精神障碍诊断？这些问题都暗示着，"躯体化"的概念和其他的精神病学或现代医学的概念有着不同之处。它本身就具有某些特性，导致它在很多不同语境中都存在许多问题和争议。

实际上，"躯体化"概念的本质缺陷性充分地表现在西方医学、精神病学和心理学一直以来围绕"躯体化"现象的争论中。"躯体化"解释的核心一直延续着源自心理动力学的心因性解释的路线，也就是心理原因导致的慢性躯体症状。但是，从实验医学的标准来看，这种解释的病因学基础是未被证明的。此类障碍的病因学机制至今仍不明了，而在具体症状表现上又具有文化、民族、时代等各种差异。这就导致精神病学和心理学始终没有足够坚实的依据将此类问题归为一类疾病，也就是说，"躯体化"作为一个独立的精神障碍分类，面临着在科学体系中的合法性危机。

一、不明原因躯体疾痛的普通医学诊断

在美国《精神障碍诊断与统计手册》（DSM）对"躯体化"问题进行定义之后。对所谓的原因不明的躯体疾痛体验或者说医学无法解释的症状仍然存在各式各样的说法。对于如何解释各类原因不明的躯体疾痛体验，普通医学、精神病学和心理学界的争论持续了几十年。争论的一个核心问

题在于，当临床中遇到医学无法解释的躯体痛苦时，究竟应该按照何种标准来决定它到底属于医学状况还是精神或心理状况。其实，对于很多被心理学家或精神病学家视为心理问题"躯体化"的疾痛现象，临床医生可能更容易从普通医学的角度加以解释，因为这种解释角度具有其稳定的专业历史基础。

很多原因不明的躯体症状实际上都能被普通医学领域已经存在的功能性综合征涵盖。这些容易识别的综合征由某一专科的躯体症状子集组成，如慢性疲劳综合征、纤维肌痛、肠易激综合征等。作为医学综合征，确立这些诊断概念的合理性需要一个关键条件，就是看这个诊断是否具有核心症状。如果症状可以因为来源于某些近期事件或暴露于某种病因媒介而重新分类，那么它就不能成为一个独立的疾痛分类。现在的各类心身综合征中常常存在一些共通的常见非心理问题，如疲劳、肌肉疼痛、头痛、眩晕、睡眠问题、记忆力衰退、注意和执行功能受损等（McFarlane et al.，2008）。用这些医学概念解释患者的躯体疾痛所面临的问题时，以上这些共通症状不可避免地缺乏医学诊断所需要的特异性，无法作为某种疾病实体存在的指示物。医学中典型症状的集合应该能够用来确定诊断标准的改变在特定症状的特异性和敏感度上有何影响。例如，对于疼痛障碍，需要确定阳性特征，而不只是排除条件。诊断的区分只有在达到了特定症状标准的时候才是合理的。

在医学领域最能够被广大内科医生接受的可能还是应用已久的神经症体系。现在，中国一些年龄较大的内科医生在谈及特定"躯体化"类型的患者时也仍然会提到"神经官能症"的说法。但是，对于内科医生来说，这些"疾病"的意义恐怕也和典型的精神障碍有所区别。这些神经症在内科学的专著中并没有按照其在 ICD-10 中的分类，放在精神障碍的躯体形式自主神经功能紊乱类别下，而是根据特定症状放在其所属的生理系统中分别论述（陈灏珠、林果为，2009）。也就是说，内科医生认为这些问题更多的是发生在各个生理系统内的一些功能性障碍，而不是属于一个统一类别的精神障碍。例如，心血管医生诊断"心脏神经官能症"的时候，并不会将其分类为"躯体形式障碍"，而是将其作为属于循环系统的一种神经功能紊乱。这种理解和 DSM 体系中的"心理因素影响的生理状况"有着类似的逻辑，也就是将疾病的本质划分到生理问题的范畴中。这种诊断逻辑下的"神经症"实际上包含了两种不同的解释和分类：神经生理功能障碍和心因性精神障碍，而它们又多少有些类似于"医学无法解释症状"在历史中得到过的两种相互竞争的疾痛解释。可见，在精神疾病分类学不断创造"躯体形式障碍"等新鲜的诊断单元时，临床医学实践可能仍在很大程度上将带有神经生理意味的解释作为"无法解释"躯体疾痛的主要诊断模式。

例如，慢性疲劳综合征（CFS）就是一种主要针对医学无法解释症状建立起来的疾病范畴。CFS以持续性的极度疲劳为主要表现，其部分症状和"躯体化"现象有些类似，都包括多项医学无法解释的慢性躯体痛苦。有研究者就发现，很多CFS患者和"躯体化"患者其实可以符合同一种诊断标准（Fink & Schröder，2010）。以症状学诊断作为核心的CFS在病因解释上是模糊的，曾因为症状表现上的相似而部分被视为一种类似神经症的疾病，在ICD-10中神经衰弱的编码下（F48.0）就包含疲劳综合征的名称。但同时，对此类慢性疲劳症状的更为主流的解释是病毒感染导致的神经系统疾病。早在20世纪80年代中期到90年代，CFS一度被称为"慢性Epstein-Barr病毒（简称EB病毒）感染"，因为当时推测EB病毒感染是其主要病因。不过，后来随着检验技术的发展，EB病毒感染在大部分慢性疲劳病例中又被排除，使CFS的症状又成为医学无法解释的（Straus，1991）。但病毒感染的解释仍一直存在，也体现在CFS的其他名称上，如肌痛性脑脊髓炎（myalgic encephalomyelitis，ME）或病毒感染后疲劳综合征（post-viral fatigue syndrome），后者则编码在ICD-10中神经系统疾病分类下（G93.3）。分类系统中的双重性并未持续，虽然病毒感染等解释还是没有得到足够的实证支持，但已有证据足以让CFS被学界归类为一种研究不足的生理疾病，而非心身疾病（Institute of Medicine，2015）。在ICD-11中，慢性疲劳综合征这一名称也只出现在神经系统疾病分类下的病毒感染后疲劳综合征（8E49）中，而原来出现在精神障碍分类下的疲劳综合征则随着神经衰弱的弃用也不再被提及。

这个例子显示出，在医学无法解释症状的问题上，类似CFS的医学诊断分类在其发展过程中也可能遭遇疾病解释上的问题。医学无法解释症状意味着至少在诊断时，症状的推测病因往往不能通过科学手段加以验证，而只能根据某一特定医学分支研究者或临床医生的经验和观念立场来进行推定。医生自然会以他们本身所属的分科为基础来推定症状的边界和可能的病因，以及随后的治疗方法，这也是各类功能性综合征的思路。但如果是像CFS这样，依据病毒感染等模式来解释原因不明的躯体疾痛，很多时候就面临着和心因性解释同样的争议。在一段时期内，假设性医学解释的证据并没有达到足以确定病因的水平，这就让诊断名称中的"病毒感染"等说法仅仅成为一种根基并不牢固的病因学假设。这导致有着严格标准的普通医学领域比精神病学领域更难以接受具有推测性病因的障碍名称。例如，英国皇家医学院在 1996 年就建议使用 CFS 而不是 ME 称呼此类综合征，因为到那时为止，在肌肉和中枢神经系统中都还没有发现 ME 所暗示的脑脊髓炎的病理学证据（Evengård et al., 1999）。

不过，这种困难在医学的视角下其实也不算么特别，而是医学发展过程中经常出现的情况。单纯从医学科学的角度来看，医学暂时无法解释并非一个根本性问题。对于医生和医学家来说，这些病例当前会作为谜题存在，或许在患者有生之年也未必可以从医学意义上发现真相。但随着医学知识和技术的发展，有朝一日，其真正的原因可以被发现，这一类问题就会成为医学可以解释的症状。在这种医学科学知识发展的过程中，处于核心的正是疾病，而非某些患者个体。而从临床实践角度来看，让医生可以放心、彻底地排除掉医学解释，进而将病例置于精神病学的领域其实是非常困难的。更多医生可能只愿意承认病例是医学暂时无法解释的状况，并进行一些对症性的干预。而这种判断的主要原因或许可以从医学诊断的基本逻辑中看到。在医学的视域中，这种基本逻辑也决定了心理因素更多可能被认为是一种影响因素，而非决定性或本质性因素。也正因如此，具有医学无法解释这一特性的症状会引发关于"躯体化"能否算得上是真正客观疾病的争论，或者反过来说是关于其是否只是一种"主观"疾痛或障碍的担忧。就像历史上的很多例子一样，随着进一步的研究，CFS 这类综合征可能会被证明其实根本不是一种单一的疾病实体，而是一系列具有类似表现的不同疾病，而这个诊断范畴最终也会随之消失。下面我们具体来看，在医学诊断逐步推进的逻辑脉络下，心因性解释的"躯体化"如何因类似原因而成为一种地位有些尴尬的诊断范畴。

二、医学诊断的不同模式及其诊断逻辑

在被认定为"躯体化"的个案中，患者最初其实是以"身体的疾痛"为主诉进入医学专业的视野，医生应该首先以普通医学而非精神病学的方式来进行诊断。那么，在什么情况下，医生最终反而会断言患者的症状是"躯体化"？或者站在医生的未知视角上看，当医生面对的患者具有某些令人困惑的症状，他如何确定这些症状是源自某个未明的生理过程，还是某些心理过程？

"躯体化"概念的吊诡之处在于，它所指称的明明是一些身体的感受和体验，但其隐含的意义却将这些体验归类为精神的问题。这种矛盾正是

来自建立"躯体化"诊断分类的医学方法论背景。虽然"躯体化"属于精神病学和心理学领域，但其定义和解释的过程都无法离开西方现代医学的基本观念。一方面，由于它以躯体症状为主要表现，和医学无法解释症状具有历史性的联系；另一方面，现代精神病学本身也属于现代临床医学体系的一部分，同样追求使用实验医学的科学方法来确定疾病的存在和意义。如果"躯体化"类型的障碍诊断想要具备科学合法性，它就必须遵守和其他诊断一样的科学原则。诊断就是对疾痛体验的一种解释和分类模式。为了做出准确的诊断，医生必须按照科学逻辑进行思考。

在西方现代医学的观念中，医学应植根于坚实的科学基础之上，而科学则植根于坚实的观察和推理之上。医生一般用病因学这个词指称原因，但其实它的意思是"对因果的研究"——简而言之，即研究为什么某件事情会发生。因此，对病因学的研究不能离开对认识论的研究，这个哲学分支关心的正是知识的本质和界限（范围），如我们能够认识什么，对我们认识到的事物有多确信等问题。在医学领域，则是如何知道患者到底出了什么问题，又有多确信。

从这种病因学的认识论角度上说，医学诊断可以分为三种不同的模式：症状学或临床（综合征）诊断、病因学诊断和实验室诊断。它们也可以被看作分别对应医学世界观的三个时代：床边医学、医院医学和实验医学（Jewson，1976）。一个诊断是一条传达意义的陈述，不同的诊断传达了不同的意义。例如，基于症状的症状学诊断是对疾患表现的特定模式的识别，而病因学诊断则是对于病因及其影响的识别。要理解医生对患者躯体疾痛模式识别和分类判断的过程，首先必须了解医学诊断的方式，分别传达哪些信息，然后再来分析"躯体化"的诊断属于其中的哪一种。

（一）症状学诊断

症状学是从症状角度探讨疾病现象与本质的一门学科，其内容包括症状的含义、病因、发病机理、临床表现、诊断和鉴别诊断等方面，是临床诊断的基本功（中国医学百科全书编辑委员会，1986）。这里的"症状"是广义上的，也就是指疾病的各种表现，其中既包括狭义上的症状（即指患者体验到的主观不适和异常感觉），也包括体征（即患者身体中出现的各种客观病变）。症状学诊断就是主要根据这些症状和体征对疾病做出诊断识别。从医学诊断依据的逻辑上来说，根据临床症状做出诊断是一种最早存在也最基本的诊断模式。

尽管西方医学的影像学和实验方法在近代之后迅速发展，但很大一部分诊断实际上仍然是用从古至今医学一贯使用的方法做出，也就是询问患者的病史和症状，做身体检查，然后判断得出的临床结果属于哪种医生已知的症状模式。这些已知模式就是所谓的临床综合征，以这种方法做出的诊断就是临床综合征诊断，或者根据其诊断依据，也可以叫做症状学诊断。广义上说，不只是名称中带有综合征的疾病诊断属于此类诊断，所有主要凭症状和体征的组合来确定患者疾痛分类的诊断方法都可以归于症状学诊断。多数传统医学的诊断模式都可以归为此类诊断，不论是希波克拉底时代的古希腊医学，还是中国的传统医学，大体上都是依据症状模式做出诊断的。

当医生做出症状学诊断时，实际上是在表达如下意义：由患者报告的疾痛体验或症状，以及由医生观察到的临床表征组成了一种特定的疾病表现，而这种组合符合某种已知的非随机模式。对于临床综合征的识别不一定会提供对疾痛原因的解释。例如，天花被不少古代文明识别为一种"综合征"，而作为预防手段的人痘接种在明朝就已经存在，1796年，牛痘接种方法也被开发出来。而这些都远早于疾病微生物学的出现，当然更要早于痘病毒科致病病毒的发现。另外，有时同样的原因在不同的患者身上会导致不同的综合征。典型例子就是风湿热，这种炎症有时会引发脓毒性咽喉炎，在成人中，它会轻微影响心脏，主要侵害关节；而在儿童中，它则会轻微影响关节，主要侵害心脏（Barnert et al.，1975）。在不知道确切原因时，如果按照表面的症状组合来对疾病进行分类，就可能将这些患者的反应归入不同的类别之中，而相应的治疗也主要是缓解表面的症状。

尽管识别各种疾病原因的技术不断发展，临床诊断在医学中仍然是最普遍的诊断方式之一。当然，如今一个病例的最终诊断很多时候不能仅仅依赖临床症状做出，但症状学诊断至少是最基础的诊断步骤之一。值得注意的是，在精神病学领域，很多最终诊断仍然是以症状学诊断的模式做出的。当APA编纂DSM-Ⅲ时，也采取了这种思路，在标准的描述中相对回避对障碍根本原因的思考，而更着重对患者的症状和临床表现做出清晰描述（Mayes & Horwitz，2005）。

（二）病因学诊断

病因学诊断就是通过医学检验发现在患者身上具有某种已知的能够导致其症状的病因，由此就可以直接确定其疾痛的来源和机制而给出相应的诊断。由于"躯体化"是对于原因和影响的陈述，因此用这个名字来定义的诊断似乎应该属于病因学诊断。我们稍加分析就会发现，病因学诊断虽然在很多医学分支中非常重要，但比临床综合征诊断更难做到，因为通常来说，证明作为本质的原因比识别作为表象的特定模式更加困难，对于"躯体化"现象这种精神或心理障碍来说尤其如此。

很多病因学诊断在还没有发现相应的病因之前都是以临床综合征的模式存在的。因为要确立一种临床综合征的效度，需要的只是其所包含的症状和临床表现同时非随机地出现，而且诊断概念具有一定的科学或临床效用。在医学领域，有很多从综合征诊断开始确定疾病的经典案例。例如，1866 年英国医生唐（John Langdon Down）（1867）第一次对一类儿童"精神残疾"的典型体征进行了完整的描述，如患儿相似的面部特征。这类综合征以其名字命名为"唐氏综合征"。直到 1959 年，遗传学的发展才最终证实唐氏综合征是由 21 号染色体的异常而导致。以这一病因命名的 21 - 三体综合征其实就是一种病因学诊断名称。在 20 世纪 80 年代，流行病学家注意到一些似乎由抑制免疫系统危险因子引起的特殊感染发作，但它们却发生在通常没有已知的此类危险因子的年轻成人身上。流行病学家将这些病例中收集到的症状集中为一种综合征，叫作获得性免疫缺陷综合征（acquired immunodeficiency syndrome，AIDS）。而改进 AIDS 临床综合征的诊断定义是发现其致病病毒——人类免疫缺陷病毒（human immunodeficiency virus，HIV）的第一步。最终，AIDS 的病例定义变得非常完善，以至于几乎不可能发现有患者符合病例定义（也就是符合 AIDS 的临床诊断标准）而没有感染 HIV（Gallant et al.，1992）。

病因学诊断合理化的条件比临床综合征要严格得多。临床综合征诊断只需要发现患者的状况符合一定的模式，而病因学诊断则必须要有足够可信的科学证据来建立确实的因果联系。在某些特别的病例中，这种证据并不难寻找。其中最常见的典型例子就包括食物过敏或不耐受。证据通过食物排除实验来获得，最好是盲测。如果疼痛、呼吸困难或其他食物过敏的症状在个体排除特定食物时消失，而当个体重新接触此食物时候又反复出现，那么就可以认为是这种食物引发了问题。这种撤回和再次暴露的方式是两种不同诊断的结合：一种是治疗诊断（diagnosis ex juvantibus），也就是依据治疗效果做出的诊断；另一种是激发诊断（provocative diagnosis），即通过激发试验确定的诊断。当一个病例中的某种状况可以被有意地激发出来或解除掉时，就可以判断造成症状的原因，做出具有较高合理性的病因学诊断。

在医学中建立因果联系有很多方法，各个分科可能都有适合自身的病因判断条件。在流行病学中，著名的科赫法则（Koch's postulates）就是典型的病因证明法则。它要求用四个条件来证明某种疾病是否由特定的感染源引起，其中实际上包括了证明病原体的操作过程：首先，在每一病例中都出现相同的微生物，且在健康者体内不存在；其次，要从寄主分离出这样的微生物并在培养基中进行纯培养；再次，用这种微生物的纯培养接种健康而敏感的寄主，同样的疾病会重复发生；最后，从试验发病的寄主中能再度分离培养出这种微生物来。当然，病因证明的规律也不是固定不变的。例如，麻风病就无法适用科赫法则中纯培养的条件，因为其致病微生物无法在实验室纯培养基中生长；而 AIDS 则不能执行重复发生的检验，是因为有意让健康人感染无法治愈的致命病毒是违反伦理的。其他医学病因证明的法则和条件通常是基于控制实验法来建立的（Evans，1976）。医学中的控制实验一般采取双盲法、安慰剂等来进行临床测试。此类方法一般更多地用于确定某种治疗方法的效果，但它也能用来确认疾病的原因。

（三）实验室诊断

19 世纪后期显微技术的发展引领了医学诊断的一种新方法：通过实验室发现的病理学证据来确定诊断。从诊断学逻辑上看，实验室诊断可以被视为病因学诊断的一种发展和延伸。医学中使用这种方法是为了将临床评估（如询问病史和身体检查）中获得的发现与解剖检验中获得的发现联系起来。分析化学的发展让医生有可能确认身体中化学物质的组成和结构，而医学影像技术的出现则让医生能够直接观测活体结构的活动，这些科学技术的进步都让临床病理学的方法变得更加有力、更加实用。正是这些实验室检测技术的发展，推进了医学对疾病的生物机制的理解，也确立了一种新的诊断类型，即实验室诊断。实验室诊断用在科学上更加具有确定性的实验室检验来提供判断病因所需要的因果联系的证据。

实验室诊断的一个典型是组织学诊断：医生将临床中获得的组织样本送到实验室由病理学家进行检验。在当今的医学界，肿瘤的分类就是依靠这种方法来获得关于肿瘤来源和可能反映的相关信息。肿瘤学家可以在组织学发现的基础上做出推断，因为过去的解剖检验已经提供了很多不同类型肿瘤的结构和反应。但实验室诊断有时候无法帮助个体的诊疗过程，一个典型的例子就是阿尔茨海默病的传统确定方式。这种疾病的确定诊断就是依赖于实验室病理检验在患者脑组织中发现特定的表征。但问题在于，这种组织检验通常要在患者死后才能实施。因此，对于一个活着的患者，阿尔茨海默病的诊断通常是假定的，即基于已知状况的已知概率做出的推测，也是对未来解剖发现的一种预测。

实验室诊断面临的另外一个问题涉及内科医学的一个基本原则，即不可能同时评估一种检测的有效性和一位患者的病因。作为实验室诊断基础的实验室检验必须经历一些分离的确认过程之后，才能将其结果用于患者；否则，医生就犯了循环逻辑的逻辑谬误。确认检验有效性的过程包括确定检验的敏感度和特异性，以及不同情况下的阳性和阴性预测值（Löwe et al.，2007）。反过来，实验室诊断是否通过这些确认过程就成为判断其在医学上是否具有合理性的重要标准。

三、"躯体化"的诊断逻辑问题

了解上述三种主要的医学诊断模式的逻辑后，我们就可以回到本节最开始的问题上了。医生依据哪种逻辑确定患者的躯体疾痛属于"躯体化"这个范畴？或者说，"躯体化"类型的诊断透露了哪些分类判别的信息？

首先，它是否属于症状学诊断？从表面上看，"躯体化"和精神病学领域所描述的大部分障碍一样，都符合临床综合征的标准。但问题在于，各个版本的"躯体化"诊断实际上都没有列出非随机的特异性症状组合，相反，几乎可以包括任何医学无法解释的神经学或普通内科学状况。例如，最初比尔德提出的神经衰弱概念就包括了涉及全身各个系统的几十种痛苦症状。而后来的各类"躯体化"类型的综合征概念也以涉及全身整体性症状为特征，这也是此类诊断和心理因素影响的生理状况具有的主要差别之一。例如，DSM-Ⅲ首次正式提出的"躯体化"诊断标准中共列出了37种症状，从吞咽困难、失声到背痛、关节痛，几乎涵盖了所有生理系统的痛苦。而要达到"躯体化"的诊断标准，要求患者具有这37种症状中的任意14种（女性）或12种（男性）（*DSM-Ⅲ*，1980）。前文已列出的DSM-Ⅳ标准也与此类似，分为多个系统的多种症状列表。

按照这些症状标准被诊断为"躯体化"类障碍的患者实际上具有千差万别的症状组合。某个患者可能长期受不明原因的慢性消化道痛苦折磨，另一个患者可能以医学无法解释的偏头痛顽疾为主诉，但只要他们在起病时间和病程上符合一定的要求，或者具有DSM-5所提及的相关的心理症状，也许都可以被诊断为"躯体化"。当然，"躯体化"在一个特殊的问题上确实具有特异性：它们都不包括说谎的患者（即"诈病"）或者有意造成自己患病的患者（即人为障碍）。"躯体化"类型的诊断更倾向于指明那些真的体验到躯体疾痛，甚至可以展现真实躯体疾病表现的患者。但是医生无法将这些症状和临床表现归类为熟悉的临床综合征或其他已知的疾病。相反，在做出"躯体化"诊断时，医生是在直接陈述他自己假设的障碍原因。因此，"躯体化"实际上无法形成症状表现的特定组合模式，也就称不上是严格的症状学诊断。

其次，它是否属于病因学诊断？"躯体化"是指被压抑的心理冲突转化为躯体痛苦，是对于症状原因和患病机制的描述，因此，用这个名字来定义的诊断似乎应该属于病因学诊断。但与典型的病因学诊断不同，"躯体化"的逻辑中没有清晰的包含或排除标准。特别是在 DSM 建立起来的相关标准中，类似"躯体化"障碍的定义都有着"废纸篓"诊断之嫌，任何身体状况暂时还无法得到医学解释的患者都可以被"扔"到这些分类中。它们甚至可能是一种"人造"的诊断，即为了患者管理上的方便或其他非医学的目的而被制造出来。但是，病因学诊断并不是无法做出临床诊断时的一种后备选择，由于需要证据支持的因果联系，病因学诊断在科学合理性的阶梯上按理来说还要更高于临床综合征诊断。

如果一个医生做出"躯体化"的诊断，并认为其属于病因的判断，随之就产生了一个问题，即这些症状是否能够通过某个已知的干预手段来激发或解除。如果没有这样的证据，做出这种诊断的医生就犯了一种逻辑谬误，即后此谬误（因为 A 在 B 之前，所以就判定 A 是 B 的原因）。问题恰恰在于，"躯体化"的定义中确实没有要求严格的因果证据。在"躯体化"或者心理问题的转换现象中，应激源早于症状发生 15 年前的诊断也并不少见（Evans，1976）。因此，"躯体化"现象不仅可以由任何临床表现组成，而且几乎能够通过各种心理学理论和所有假设有关的过往经历或社会心理因素联系在一起。

最后，如果想要使用病因学方法来确认某医学问题是否由某特定原因引起，医生或研究人员就必须为假设的病因和预计由其引起的症状提供清晰的操作性定义，否则就无法进行科学的验证。但是，心理能量的转换理论或"躯体化"概念从诞生之初，就几乎没有任何严格的操作性定义，DSM 创立的"躯体化"类型的几种诊断也基本上都没有此类操作定义。在这种情况下，临床实践者就无法实行能够证明因果联系的研究。换句话说，"躯体化"的诊断缺乏作为病因学诊断应有的效度（Löwe et al.，2007）。也正因如此，建立在尚未验证的病因学之上的是同样未经验证的病理机制假设，"躯体化"就更加不可能具备实验室诊断要求的条件。其实，DSM-5 和 ICD-11 希望将精神障碍诊断从症状学诊断逐渐转变为更能为医学所承认的病因学诊断。但是至少这种理想在"躯体化"上仍然遭遇了大量困难。最终，两个新版的诊断标准都去除了有着病因学暗示却无病因学之实的"躯体化"之名，而代之以躯体症状、躯体不适等名称，相当于承认了这类障碍的判断还是达不到病因学诊断的标准。

"躯体化"既达不到临床综合征诊断的标准，也不具备病因学诊断的条件。实际上，"躯体化"和"医学无法解释症状"作为诊断标准只能用于诊断排除的最后阶段。医学尝试做出诊断时采用的标准程序叫作鉴别诊断。医生列出能够解释患者状况的所有可能原因，然后尝试将这些不同的解释纳入或排除。排除诊断表明医生不能证明患者的状况出自某个假设的原因，但是由于他已经将能想到的其他可能性都排除了，最后只能接受这种解释。过去"躯体化"诊断最常见的依据实际上就是这种解释，即没有其他医学原因可以解释患者的症状，因此它只能是"躯体化"。但是，用排除来诊断是有很大风险的，并且导致得出错误答案的可能性不止一种。第一，有可能正确的诊断在判断过程中被错误地排除了：如患者表征不典型，也许会造成错误的阴性检测结果。因此，医生必须记住常见疾病的不常见表征（Smith & Paauw，2000）。第二，如果医生疏忽导致正确的诊断根本就没有被列入最初的鉴别列表之中，那么，无论排除过程如何严格也无法得到正确的结果。

诊断对医生来说通常是一种智力挑战，但"躯体化"和医学无法解释的诊断可能还会给医生带来一种道德挑战。"医学无法解释"这个术语包含着一个事实，"医学"只是一种抽象概念，实际上无法解释症状的并不是"医学"，而是处理此病例的医生。对于普通医学的从业者来说，将这些症状归于精神或心理因素能够很好地回避说出"我已经无法解释患者的症状"，回避自身能力的局限性。但这种回避只能起到暂时的作用，事后一旦有其他医生或医疗机构检查出患者的问题其实属于普通医学状况，那么轻易将其推给心理原因的医生很可能会被问责。出于这种担忧，很多非精神科医生不会轻易做出"躯体化"类型的诊断。

"躯体化"作为一种诊断具有的这些问题并不意味着否认精神和身体现象之间可能的联系。如果完全按照生物医学模型来解释，精神和情绪功能明显反映中枢神经系统的活动，而这些活动也受到身体其他部分的影响。以进化的视角来看，精神和情绪功能的发生是使有机体能够和环境互动的一种方式，如寻找光或食物、逃避危险等。每个人都能从个人的经验中得知，特定类型的思维能够引发特定的心理反应，而这通常是通过自主神经系统发生的。因此，"躯体化"并不是一种特殊的心理现象，只是神经系统运动的一种结果。因此，除非心理因素在引发问题或强化症状表现中能够得到科学的证明，大部分情况下，医生完全可以避免将这些"医学无法解释症状"归于心理因素。

四、"躯体化"分类的内在矛盾

（一）疾病本体论的二元分裂

"躯体化"问题的根源之一在于西方现代医学的生理和心理二元论导致的医学问题和非医学（或者"医学无法解释"）的二元分裂。"躯体化"的解释是西方医学、精神病学和心理学发展的产物，但它本身的地位却又颇为尴尬。机械身心二元论对"躯体化"现象的解释产生了根本性的影响。其中反映出的纯粹的心因性疾病本体论与医学问题之间的分歧，也是身心二元论的科学哲学基础在医学科学领域中的典型表现之一。

其实，东西方文化中都存在过某些形式的身心二元论，仅仅是二元论并不一定成为问题。问题在于，延续自西方启蒙时代以来的近代科学观念下的机械身心二元主义的理论有着和传统时代的身心二元论不同的影响。机械身心二元论不仅是二元的，而且对身体问题具有高度机械化、客体化的定位。这使其和科学认识论中对于定义与分类的强烈需求结合，导致了涉及现代医学分科的特殊问题。在笛卡儿的机械二元论之后，身体的机器隐喻使其成为专属医学的领域。科学观念中的机械身心二元主义对疾病和医学观念的主要影响之一就是精神病学从普通医学中分离出来，将身体疾痛留给医学，将精神疾痛留给精神病学。

而心灵在精神病学的发展下，又经历了另一种意义的转换。脱胎于普通医学的精神病学希望能够永远置身于医学大家庭之中，在人类心灵的问题上追求同等的科学化，即希望将心灵也客体化为一种类似生理系统、可以被分类和解析的"机器"。本来心灵作为理性的来源，是决定人类思维与意识的基础。但科学已将心灵作为认识的客体（有别于身体但并不必然高于身体的另一种系统和"机器"）来进行科学化。心灵丧失了原本具有的文化、道德和伦理意蕴，而变成与"躯体"对立的另一种客观存在。这个心灵被降格的过程也是心理科学和精神病学产生的起点之一。

在西方医学科学的体系中，精神病学诞生自医学，常常被当作一个医学专科来看待，但在很多语境中，它明显异于其他医学专科，甚至和其他医学专科对立起来。随着疆域不断扩大，精神病学越来越不愿像长久以来一样，只作为医学的一章存在。因此，它强调心理或精神疾病是独立的实体，而不是生理疾病（如脑病或神经疾病）的附带症状。这种两重追求就为 18 世纪建立的精神病学赋予了独特的视域：一方面，它利用了实验医学和生物医学的思维模式，将曾作为一种文化现象的"疯狂"纳入医学性质的专业知识体系，使得非理性的力量消失无踪（福柯，2005），并进而转变为各类需要被解救的心智疾病，在普通医学的领域之外为自己找到了一大块领地；另一方面，为了这块领域的独立性，它在临床实践方法上却又不愿意用实验医学的生物性路径解释精神疾病，而是依赖于各种未经实证验证的心理理论（如"躯体化"所基于的转化理论），这导致它在实务手法上具有浓厚的神秘性（福柯，2005）。

对于以生理解释为主体的现代西方医学体系来说，精神病学始终缺乏像其他医学专科同等的合法性。20 世纪中期，Szasz（1974）曾针对精神病学展开颇有影响力的全面抨击。通过分析癔症和精神分析这段经典历史，Szasz 声称精神疾病并不像癌症等医学意义上的疾病一样真实，因为没有生物化学检验或神经生理发现能够证实其存在。他认为，精神疾病是用来伪装道德伦理冲突的神话："严肃的人不应该将精神病学当回事——它只是对理性、责任和自由的威胁。"虽然 Szasz（2008）的批判过于极端和夸大，而且后期更因为带有过多的个人好恶和感情色彩而失去了说服力。但难以否认，在 Szasz 最初的主张中包含着一个不能回避的问题：精神病学分类中的疾病和障碍确实缺乏科学意义上的充足证据，特别是以躯体疾痛为表现的心理问题，如"躯体化"。

不过，精神病学和医学其他部分之间的边界从来都不是清晰明确的，也并非静止不变的，而是会根据医学科学的新发现和疾痛解释的潮流而变化。一旦前沿的科学研究发现了过去很难理解的症状的原因，精神病学的边界就随之收缩，而普通医学的边界则会随之扩张。在这方面的一个经典例子是精神病性一般麻痹（general paresis of the insane），这种麻痹症曾经被当作精神病造成的症状。而当螺旋菌被确定为因果中介的病源，它就从精神病学的领域转到了神经病学。

精神病学和医学之间的界限在躯体疾痛的领域则反映为"医学无法解释症状"（MUS）和"医学可以解释症状"（medically explained symptoms，MES）的划分。当一个患者因为感受到了身体上的痛苦而去求医问药，医生就确定其症状的性质，然后决定由普通医学还是精神病学来处理其状况。流行病学研究显示，在普通人群中多种躯体症状具有相当高的患病率，如最典型的各类疼痛症状（Kroenke & Price，1993）。但在临床实践中，它们中只有很少一部分能确定医学意义上的病因（Nimnuan et al.，

2001）。要将患者的身体主诉明确地分为 MUS 或 MES，即使对专家来说也是相当困难的。有研究发现，很多医生对患者症状是否可以解释的判断经常随时间发展反复变化（Sharpe et al.，2006；McFarlane et al.，2008）。现实中的诊断过程实际上比简单的"是或否"更加复杂，因为有些患者的主诉确实和医学疾病有关，只是严重性和相伴随的失能程度超出"预期"（Brown，2007）。在流行病学调查中，确认 MUS 和 MES 的患病率也非常复杂，需要确定哪些症状是具损伤性的，哪些导致了生活方式改变或引发求医行为，还必须进一步跟踪调查，哪些症状倾向于持续和慢性，而哪些会逐渐消失。

在 MUS 和 MES 的转变中，心理因素可能起到了关键作用。MES 可能转变为慢性 MUS，如椎间盘突出（disc prolapse）之后的背痛（最初是医学可解释的）可能由于患者有意回避身体活动的倾向而持续。除此之外，有证据显示躯体形式障碍的患者［即损伤性和（或）多样 MUS］经常表现出一定的记忆偏差，因此在疾病主诉中可能就会报告更多的症状（Martin et al.，2007；Pauli & Alpers，2002）。在针对 MUS 和 MES 患者的追踪研究中，很多单一症状的过程看起来相当短暂（Kroenke & Jackson，1998），有一些是因为症状已经康复，但也有很多只是在第二次评估时没有报告，而这很可能就是记忆偏差引起的（Leiknes et al.，2007）。

总体而言，MUS 和 MES 在临床实践中的很多方面都没有实质性的差异。MUS 这个术语看似和病因有关，其实并没有提出病因，仅仅指出其是"非医学的"（Creed et al.，2010）。但另一方面，完全放弃 MUS 和 MES 之间的区别可能也会产生别的问题。如果真是通过"具有躯体疾痛"和"伴随着心理因素的作用"来解释患者的病因，则很多状况可能导致混淆。例如，某个患者可能符合某种医学诊断的标准，但同时也符合精神科"躯体化"类型诊断的标准。在这种情况下，如何决定该患者的问题到底属于心理问题还是身体问题呢？由此可见，去除 MUS 的条件，不通过医学的方法来决定"躯体化"的存在可能会导致诊断分类丧失区分意义。因为离开这条标准，仅仅靠具有心身特征的躯体症状不足以支持一种精神障碍的诊断（Rief & Sharpe，2004）。

进一步说，围绕"躯体化"疾病分类和诊断逻辑的争论正是整个精神病学遭到批判的缩影。普通医学和精神病学在身心归属明确的疾病或问题上，两者分工明确，"合作愉快"。但在"躯体化"现象这种本体和性质模糊的问题上，两者似乎就产生了一些龃龉："医学无法解释症状"能够被精神病学解释，似乎在暗示着精神病学不属于医学的范畴。疾病分类体系对疾病体验的规训使得"躯体化"成为现代生物医学的"弃儿"（汪新建、王丽娜，2013）。从 Szasz 对"癔症"这个概念和精神分析理论的批判，到 Frances 对 DSM-5 尤其是其中躯体症状障碍的批判，都显示出对"躯体化"现象的心理解释本身具有难以化解的缺陷：它和确立其合理性的科学土壤实际上是不相容的。

按照现代西方医学体系的观点，生物医学作为所有疾痛解释的基础应该具有普适性。那么，为什么在无法解释的躯体症状这个问题上，精神病学和普通医学的二分法会造成如此多的问题和争论？这看起来并非生物医学观念本身的问题，因为可以看到关注于特定病理路径的生物精神病学研究大多并没有遇到"躯体化"问题这样的文化争论。答案或许恰恰在于"躯体化"本身在整个医学科学体系内自身具有的矛盾性。"躯体化"这个范畴在科学体系内的合理性要依赖身心二元主义的分野，但本质上却在跨越身心的界限，使用心理化解释去定义不完全属于心理和精神领域的现象。

如果完全在生物医学框架下进行分析，对躯体疾痛做出的有效的解释不应该将心理因素列入首要考虑范围内。因为如果确定案例中的躯体疾痛是"真实的"，其中心理因素的作用在理论上可以被还原主义的神经生理学解释。将心理活动还原到生理层次是在实验医学的逻辑上不会产生谬误的方法，将感知觉到情绪、认知的各个层次心理活动都通过脑和神经活动来加以解释，医学和精神病学就不会产生分裂。在这种观点下，不只是无法解释的躯体症状，包括抑郁、焦虑等问题从本质来说就都可以被归类为来源于躯体的反应。如果研究者可以发现确定的神经生理证据，确定哪些递质、哪些神经元活动决定了个体感受到的特定的痛苦，躯体疾痛体验就不再存在实质性的"心理"或"器质"问题的差异，只是问题出在神经系统还是某个器官的差异。这种观点从理论上来说是可行的，但现在却不可能完全实现。因为直到现在，现代医学还不能完整地提供支持这条路径的因果证据，否则也就不会有"功能性"这一说法。

以目前的临床医学系统来说，如果患者首先不是进入精神病学专业科室，而是进入初级卫生保健服务中，那么大多数主诉是"医学无法解释的躯体症状"的患者能够得到各个专科的解释：纤维肌痛、肠易激综合征、神经性胃炎……对于各专科医生来说，这些诊断能够被患者接受，而患者也能够得到处置，也就是说，这些解释在初级卫生保健服务中具有很好的适应性和"合理性"。对于内科各科室的医生来说，主诉躯体症状的精神障碍，如"躯体化"等，其合理性可能还不如各类功能性综合征。而精神病学界在越来越积极地应用"躯体化"解释和相应的诊断分类时，则不知不觉地跨过了精神病学和普通医学的界限，侵入了普通医学的领域。从症状上看，除了癔症等已经被识别的急性症状和行为异常，"躯体化"的概念主要包括各类慢性身体症状。而这些症状在医学的观念中可能存在其他解释方式及相应的诊断分类。例如，DSM 和 ICD 相关诊断中所包括的几种主要症状群，按照医学的划分方法其实可以分属于肠胃功能障碍、头痛综合征等不同的功能性综合征。

虽然"躯体化"的概念试图跨越身心二元界限，但实际上没有能力做到这一点。因为医学暂时无法对某些身体状况进行完全的解释，才让心理解释找到了空间。在心理动力学说兴盛之时，"躯体化"是一种时髦的理论，可以用来解释某些普通医学感到棘手的躯体痛苦。随着时间的推移，"躯体化"的概念似乎变得愈发有用起来。它如同一种万灵药，一旦身体的痛苦找不到原因，就能用它来解释。"躯体化"从对一种机制的总结，变成了一个完整的心理障碍，最后成为一个独立诊断单元的标签。但从始至终，其假设的病理都没有获得足够的证据支持。"躯体化"最终能够被医学领域接受的唯一标准只剩下用来排除的"医学无法解释"。但是这个说法恰恰更加突出地反映了生理和心理的二元主义，某种程度上反而破坏了"躯体化"试图从心理原因跨越到躯体症状的初衷，使其成为不受欢迎的"废纸篓"诊断。DSM-5 对躯体症状及相关障碍诊断标准的修改就是为了挽救这种精神疾病分类。但如 Frances（2013）等人的批评，不采用排除标准，承认"躯体化"与真实躯体疾病同时存在，实际上可能进一步扩大精神障碍的范围，占据普通医学的领域，有将一部分人误诊为精神疾患的风险。

现在可以来分析关于"躯体化"的一个核心问题：如果一个具有躯体主诉的患者走进医生的诊室，在不同的解释过程下，他会获得什么样的解释（表 5-3）。首先，现代医学和传统医学的疾痛解释具有一个共同点：它们认为病因的本体是身体。不论现代医学还是传统医学都是一种"医学"。医学的首要任务是解除疾痛，而"疾痛"在所有文化的医学体系发展的早期几乎都是纯粹指身体的痛苦。在现代医学领域，对疾痛原因的解释终究是以身体的生理学为基础的。对于传统医学来说，身心整体观也以"身体"为落脚点，只不过传统的"身体"概念更加复杂，其中包含着很多意象因素的阴阳、五行等学说。传统医学的生理学可以被视为一种假说性的"民族生理学"。

表5-3 "躯体化"现象不同解释的诊断逻辑对比

医学模式	身心观	病因本体	诊断逻辑
中国传统医学	身心整体论	"身体"	预设的病因,不需要"实证"
西方现代医学	身心二元论	身体	不预设病因的综合征诊断/需要因果证据的病因学诊断
"躯体化"	身心二元论	心理	预设的病因,排除诊断

　　在身心观基础上,"躯体化"概念确实是基于科学化的理论模型。但它将躯体疾痛的病因放在了心理领域中。这就造成了它和医学总体解释路径的矛盾。既然属于现代医疗系统的一部分,那么,"躯体化"的诊断应该属于现代医学的阵营,也就是说需要符合综合征模式的症状组合,或者由实证确认的因果联系来建立自身的合理性。但是,"躯体化"在这两点上都达不到要求,反而将自身的逻辑建立在一种病因假设的基础上,实质上成了一种"非医学"的疾痛解释,而这个行列恰恰包括了各个民族文化中早已存在的本土医学综合征。这样一来,在对躯体疾痛进行解释的时候,"躯体化"和中国传统文化下的各种本土综合征在科学合理性上的地位其实区别不大,"心理能量的转化"和"气血不调"同样都是没有获得实质因果证据的病理假设。对于非西方文化环境中的个体,若采用非科学的逻辑来理解躯体疾痛,"躯体化"就不如中国传统文化中已有的本土综合征;若抛弃本土观念,套用西医二元分科的逻辑来理解躯体疾痛,那么明确属于生理范畴的功能性综合征概念则显得更加"科学"。由此来看,定义"躯体化"作为一个独立问题的两个核心特征从不同方面导致了"躯体化"在实践中遭遇困难。"心理压力转化为身体症状"的观念依赖精神病学的独立分科,这种二元论在文化上具有不适应性。而"医学无法解释症状"的条件却又不足以支持"躯体化"概念在科学知识体系中的合理性,"躯体化"作为一种对心身疾痛的解释,并不比各个文化本土传统的心身疾痛解释更"科学"。因此,正是"躯体化"概念自身的内部矛盾决定了不论在中国还是西方文化环境下,它都会在诊疗实践中遭遇争议和问题。

　　从这层意义上说,中国人的"躯体化"之所以被视为一个问题,其根源可能并非在于中国文化,而是在于"躯体化"本身。在现代精神病学的典型心理化解释(如抑郁症)还没能够占据中国专业解释主流的时代,采取"躯体化"模型的解释(如神经衰弱)因为和原有传统解释模型相似而被广泛使用。而这种运用也依然受到现实影响：中国的"神经衰弱"（shenjing shuairuo）在实践中其实已经脱离了最初由比尔德创造的、适应美国社会的神经衰弱（neurasthenia）概念，而是逐渐变成一种适应中国当时社会现实需要的疾痛解释模型，暗含了类似传统医学解释模型的病因解释和诊断逻辑。但这种具有本土性的"神经衰弱"概念最终由于精神病学越来越生物医学化的要求而衰退。而仅留下的"躯体化"模型则导致此类心身疾痛体验失去了其在传统解释中本应具有的丰富意蕴，被视为一种和心理化解释对立的单层次疾痛现象，也就导致"中国人'躯体化'"被关注，并成为一个"问题"。随着现代精神病学的分类学及诊断标准开始普及，"躯体化"概念本身的"痼疾"就逐渐像它在西方精神卫生实践中一样表现出来。在西方，这一问题不会以"躯体化"文化差异的面目出现，而是表现为围绕着"医学无法解释症状"的种种困境。也就是说，随着时代发展，不论在中国还是西方，与"躯体化"相关的问题最终可能都会回到这一概念所希望指代的疾痛现象究竟应该如何处理上。而每个特定时期"躯体化"的特殊概念化方式总是最终失去它在所立足环境中的适应性。简而言之，不论以何种观念（身心一体或二元论，心因说或生物还原论……）作为建构解释模型的逻辑基础，只要最终的解释能够适应其所在的环境，那就不成问题。当病痛解释所依托的观念基础和它在实践中表现出的形态之间不够自洽时，最终就会根据矛盾出现的特定文化环境反映为"躯体化"遇到的这种复杂而多层次的问题。

（二）被医学观念分割的身体

"躯体化"的问题引出更深层的问题：为何在现代医学系统中，一定要对症状是属于精神病学还是属于普通医学进行如此明确的划分？普通疾病与精神疾病的分类学究竟在划分什么？其意义又应如何理解？疾病分类学的文化意义之一就是作为医学分割身体的工具。医学知识和相关文化观念的一个基本原则：所有医学知识和观念都升华自最早的医疗实践，而最初的医疗实践所指涉的最直接的对象就是人类的身体。一方面，身体是人类认识和理解其他事物的基石（通过感觉、类比、隐喻等方式）；另一方面，身体也是最初的用来定义自我存在的事物。身体的健康意味着自我的存在，而身体的生病和死亡则意味着自我的消亡。从这个意义上来说，身体就是生命，就是自我。医疗活动来自对异常身体状态的处理，而医学（医疗知识）则产生自对身体状态的认识。当身体上产生了非正常的，一般是痛苦的体验时，即出现了"躯体症状"时，就产生了对"什么是疾病"的认识问题。在这个意义上，医学视野下的身体是一个处于未定状态、有待解释的认识对象。疾痛的解释则是医学对身体进行认识活动的主要表现形式。

疾痛现象本身在自然中是没有边界的，相似性、关联、类属或范畴都是人类认识的结果。疾病名称和分类就相当于依赖于以往知识做成的"模具"，解释和分类过程就是行动者将模糊一团的自然疾痛现象塞入这个模具之中，将对于分类而言不关键的部分切除以建立一个简化的认识。实际上，无论是常人疾病观（常人对疾痛现象的个体解释），还是诊断标准和分类学（医学专业解释），抑或二者在具体的就医过程中产生的交互，疾痛体验实际上都需要在一定程度上被客体化，作为行动者的医患双方才能共同认识、理解和交流本来难以言说的体验。有一些疾痛解释（如东方的、前科学的或传统的）相对而言不会过于客体化患者的体验，相反要求医患双方都在一定程度上沉浸在体验中。这也决定它们不那么强求固定、结构化的分类，而只要求适应诊疗需要的、功能性的分类。但即使如此，它们仍然还是在一定程度上对现象进行了解释、命名和分类，因为这是能够使其成为不同个体进行共同活动的对象的必要条件。当医生说自己要向哪个问题施以处理，当患者声称自己需要先解决哪个问题的时候，一个共识性的名称都是必需的，无论它是依赖类比、隐喻，还是依赖严格标准的科学分类法所建立起来的。这也就是前文所述的，个体的疾痛体验脱离个人场域，成为被专业知识、社会和法律认可的合法化疾病的另一层意义。

在传统医学的时代，疾病的合理性其实并不完全依赖医学专业的认可。因为那时还存在宗教、民间信仰等解释疾痛的路径。躯体痛苦甚至可能和情感、道德相联系，并通过社会意义系统（如宗教仪式、道德训诫等）得到解决。最重要的是，这些模式和医学模式在总体上看并没有高下之分，在特定时代其合理性甚至超过医学模式。另外，由于还没有建构起完整的医疗系统和相关法律，个体也不需要等待一个诊断才确定自己病了。个体以得到自身体验认可的疾病状态进行求医，而医生的作用主要是解除痛苦，确定疾病也完全是为了这个目的。对疾痛进行定义和分类更多是具有功能性的意义，其本身并不一定特别重要。因此，很多传统的疾痛解释从逻辑上看，似乎犯了后此谬误，但它们其实本来就并非要揭示真理性的因果关系，更多地是为来自经验归纳的治疗方法寻找一个说得通的理由而已。这个理由（疾痛解释）只要能够在特定的个案中支持医患的沟通和合作就已经足够，因此我们今天在古籍中看到的大量相互交叉、重叠，甚至矛盾的对类似"躯体化"现象的解释也都有其存在的意义。

但在实验医学、生物医学和生命科学的观念下，疾病的定义和分类开始具有结构上的重要性。疾病已经不只是指代不适的体验，而是指自然界中人类和病原体互相争夺生存空间的一种生物现象。在这种解释中，疾病是客观存在的实体。有些疾病不一定在一开始就会让患者产生不适的体验，但是它仍然是存在的，可以通过病因学和实验室诊断得到确认。即使患者自己未曾感到身体有什么异样，在化学分析和显微镜下显现出来的疾病就已经得到了医学的确认。在这个状态下，个体已经不能再通过体验直接合理化自己的身体感受，身体成为医学科学的客体。现代临床医学就是这样通过专业的知识将人们对自己身体的直观认识转变为医学话语的。

福柯（2011）在《临床医学的诞生》中描述了这个医学向着科学主义和实证性的新结构所转变的过程，用一个鲜明的例子表达了其特征："这个新结构体现在一个细小但决定性的变化上（当然这种变化并不能完全代表它），18 世纪的医生总是以这样一个问题开始与患者的对话：'你怎么不舒服？'（这种对话有自己的语法和风格），但是这种问法被另一种问法所取代：'你哪儿不舒服？'"。

在这种转变中，身体经验的主体性被身体空间的客体性替代，作为医疗活动客体的身体空间在临床医学的新话语中受到了重新地规训和分割。这同样也是疾病分类如此重要的原因。疾病分类的结构实际上就代表着临床医学话语本身，如果这种结构被否定，那么医学作为一种知识的对象也就不复存在，身体经验也就回归到不属于医学的混沌状态。

医学、精神病学及其他和疾痛现象有关的学科现在都作为科学的一部分为人们所熟知。但是，多数普通人所了解的基本上都只是这些科学知识的现实状态，对于其在社会文化历史之中的脉络却所知有限。"躯体化"正如其他很多精神病学或心理学的概念，通过一定时间的学术研究已经成为一个成型的知识，或者说知识共同体的一部分。科学知识从其产生的要求来看应该是客观的，超脱时空限制的存在。当一个命题被知识共同体接纳，它就在某种程度上脱离了产生它的脉络。而在福柯之后，科学知识社会学开始挑战科学"客观中立"的观念。科学知识终究也是一种社会文化的产物，其本身的超脱性也恰恰是一种权力的表征。学术研究将科学知识与社会文化脉络分割开来，让科学世界超脱作为其建构基础的经验世界，将建构而成的科学知识变成比现实具有更高价值的超越性事实或真理。其结果也提升了科学本身的地位，对于"科学人"来说，这些只属于自己的"资源"也就形成了权力的来源。

在各种科学之中，医学和心理学也许最能体现知识的权力特征。关于自然的知识给予影响和控制自然的权力，而关于人类自身的知识给予影响和控制人的权力。通常来说，后者一般都是指社会科学，如社会学、政治学，人们很容易理解这些学科的知识对于社会的意义。而心理学和医学则一般被认为是自然科学的一部分。但由于它们研究对象的核心是人，它们就比其他自然科学更接近人类社会。心理学和医学的知识能够与其他自然科学知识一样超脱经验世界，成为一种客观中立的超越事实。科学知识作为权力运作的一个关键在于"我能解释你所不能解释的事情"。在关于身体、疾痛的科学知识成型之前，人们对于自身体验的理解是直接的，也就是说人的体验和理解是一体的；而在心理学和医学科学成熟之后，这些专业的知识就插入了人的体验和理解之间。人的身体不适、情感变化等，不只通过自身的认知过程来理解，还要通过个体之外的专业领域，被科学知识诠释一遍再回到个体的认知之中。因此，在自然科学之中，心理学和医学的知识和人产生了最直接的接触，在社会文化上也就对人形成了最直接的权力作用。

"躯体化"在本质上其实并非精神病学的问题，而是精神疾病分类学，甚至作为其基础的整个现代医学分类学的问题。普通医学对临床中遇到的这种疾痛现象无法解释、无法分类，未能成功置于已有的"模具"中，这就触碰到了医学"无知"的底线。为了填补疾病分类体系在这些疾痛上的缝隙，才交给精神病学和心理学建构起的"躯体化"这一概念，并赋予其合理性。以此目的而产生的"躯体化"本来也应该体现科学知识对身体感受的客体化、对象化和规训作用。但在现实中，对这类现象理解的局限性导致其定义上的不完善，其所依赖的理论基础碰触到了疾病分类学的身心二元主义基础，暴露出精神病学和普通医学的对立。"躯体化者"的身体进入了医学系统，被医学"分割"，但结果却被推至"无法解释"的"废纸篓"诊断中。当医学知识无法解释身体感受时，失去掌控的焦虑就会随之产生，蔓延为医生和患者双方的紧张和不安。这种无处安置的焦虑正是"躯体化"这一概念在现实中不断陷入困境的深层根源。

不过，无法处理的"躯体化"只是当前精神疾病分类学的困境，而不能等同于精神病学的困境。本书的理论取向在这一点上不同于完全的相对主义，如爱丁堡学派的"强纲领"（布鲁尔，2014），而是更接近不完全的相对主义。在这种视角下，精神疾病分类学在"躯体化"问题中的困境不能完全归于"外在"的社会原因，而且在精神病学的技术知识中仍然存在着应该追求的客观真实。医学或精神病学知识在实质上有别于传统的科学知识社会学所研究的数学、物理学等学科。数学、物理学等基础自然科学知识主体是指向客观现象的；而医学或精神病学知识最初主要是直接指向临床实践的技术知识，然后才产生"高于"技术知识、更接近于其他基础自然科学真理的知识。精神疾病分类学就属于后者，虽然其存在的最终意义是为技术实践提供标准，但至少在科学主义的范式下，其建构意在表达某种关于疾病的"真理"。现有的精神疾病分类学之所以难以处理"躯体化"现象的困境，有一部分原因正是它与处理这些现象的现有医学技术实践的不匹配。传统的疾痛解释并非在"躯体化"现象的医疗实践上优于现代医学和精神病学，它对现象的解释并不追求关于疾病的"真理"，不是通过探索真理来指导医学的技术实践部分，而是为了从理论上给"合理化"已有的经验性医学实践和技术知识提供一个理由。探讨精神病学知识的相对性并不意味着不应该追求"真理"，也并不意味着现代生物精神病学的研究存在问题。当前脑科学和神经科学等领域对各类精神疾病中"躯体化"症状的病理机制的研究不断产生突破，也越来越接近从整体框架而不只是特定病例的特定症状上提供临床所需的"解释"。在这种形势下，仍带有一定历史遗留问题的精神疾病分类学要想摆脱在"躯体化"现象上面临的困境，一个可选方法就是要改变造成它与生物医学标准不匹配的旧有逻辑，适应不断突破的知识和技术，构建新的分类学路径。

第六章 通往新的精神疾病分类学和诊疗模式

无论是在现代医学科学观念影响下的西方，还是在传统和现代观念交织之下的中国，对"躯体化"现象的解释仍然处于争论之中，而且短时间内难以达成共识。现有的精神疾病分类学在处理心身疾痛上的不足之处提示我们，"原因不明的躯体疾痛"并不是一个基于同一原因的疾痛类别，而只是根据假定的病因而划定的一类现象，其中很可能存在多种不同的病理机制。虽然当前的分类学力有未逮，但解释和命名的需要始终存在，因为医学知识最终服务的对象是医疗实践，而医疗实践又要依托于医疗卫生体系。不论在西方国家还是在中国，医疗卫生体系的现代化进程已然不可逆转。对于规模化和标准化的现代医疗实践来说，虽然流行病学样本中的个体呈现躯体性疾痛可能有多种原因，但无论是医生还是普通人，都更倾向于找到一个稳定的视角来解释单一样本的病因。为了满足这种需要，分类学更新的一个方向就是将不同解释路径的优点结合起来，以便在科学技术的发展彻底解决病因问题（也就是给出一个"盖棺定论"的解释）之前，提供一个有利于现实诊疗实践的分类方法。也就是既要回应生物精神病学向生物医学整体靠拢的大趋势，又要为患者和普通人群提供可以接受和使用的（哪怕只是暂时的）解释模型。而 21 世纪以来不断产生的新医学潮流都在酝酿着从观念和理论基础开始彻底革新疾病分类学和相对应的诊疗模式。不仅是精神疾病，过去的所有疾病分类可能都需要纳入一种新的解释和分类框架中。而传统医学或许将更多地在理论与实践连续体的"下游"，即诊疗实践的过程和相关的社会行动中发挥作用。

第一节 生物医学模式下的生理－心理连续体

当前，"躯体化"需要一个新的解释模型将其涉及的心理与生理双方面问题都包容在内。如前所述，一种疾痛解释或疾病模型想要保持其自身的合理性就必须与其所依据的疾病分类学及其理论基础保持一致，不能违背其中的基本观念和原则。因此，解释模型整合的合理方法是选择一个成熟的理论体系作为疾痛解释的结构框架，而将其他解释路径中有用的部分作为特定环境或背景下可以应用的具体元素组合进去。传统的心身疾痛解释模型本身就是心身一体的。但传统医学的解释模型无法提供符合现代医学模式要求的"证据"，因此也无法直接套用到嵌入在现代精神病学体系中的"躯体化"问题上。这一框架最终还是要回到现代医学中，从根本上建立心理与生理之间真正的联系。

一、生理－心理连续体的理论基础

其实早在 20 世纪七八十年代，在现代医学阵营中已经有不少人意识到了重新将身与心视为一个连续体的重要性。Engel（1977）的生物－心理－社会医学模式（biopsychosocial medical model）一经提出就受到广泛的关注与强调。不过，生物－心理－社会医学模式后来影响最大的是其反生物还原论和强调系统论的形而上学部分，该模式在临床实践中究竟如何区别于生物医学模式还没有在学术或医疗的共同体中建立起共识。很多时候，它仅仅被简单地理解为病因或症状表现上存在生物、心理和社会的三方面因素。这三方面因素究竟通过哪些机制相互结合，是否有可能它们的病因机制其实是一个统一的因素？对这些问题的探索终究还是依赖于基础医学的科学研究证据。基础医学研究可以为突破"心－身"和"身－心"的区分提供科学的支持。换句话说，我们可以承认传统解释模型用意象化的方式所指出的各种关系在某种程度上准确映射出了这些躯体疾痛中的真实生理－心理机制，可能比"躯体化"解释更适应现实也更能导向恰当的治疗干预。但在当前的医学模式和医疗体系下，最终还是要通过科学的逻辑和方法来解释这些关系客观上是如何存在的，才能建立起一个可以得到合法承认的整体性解释模型。

虽然生理和心理的二元划分是医学的世界观基础之一，但这二者受重视的程度不同。医学终究是以身体的生理学为基础的，生物医学的症状学认为身体功能的主诉一定程度上直接和器官组织或功能的损伤相关。而"躯体化"现象中心理因素可以通过神经生理机制纳入医学体系。如前所述，像威利斯和比尔德等神经病学专家们一直以来就支持以神经生理为基础的心身病理模型，只不过受当时科学技术所限，他们没有找到理论假说的证据。而近年来，神经科学、内分泌学和基因科学的快速发展有可能填补身体和心理机制的解释断层，从微观生理化学等角度为心身问题的发生寻找生理基础，使目前无法解释的躯体症状成为可解释的，从而突破"躯体化"面临的二元分裂问题。

在这种视角下，生理和心理可以被视为有机体的功能连续体。各个层次的不同调节系统之间的关系可能决定了人体在从健康到疾病状态的过渡过程中一系列非特定躯体症状的发生。通常躯体性调节系统的不稳定及强烈情绪或应激生活事件的状态会导致短暂的躯体痛苦经验，这些痛苦可以被个体诠释为某种症状或疾病。但是，如果躯体痛苦要变成持续的慢性症状甚至是导致失能的障碍或疾病，即"躯体化"，则必须有额外的过程制造症状放大的恶性循环。

二、从生理－心理连续体的角度看"躯体化"

研究结果显示，心理和生物因素在不明原因躯体症状的恶化和维持上都起到重要的作用（Deary et al.，2007；Rief & Broadbent，2007）。在"躯体化"现象中，多种病因模型实际上是可以共存的。在多重生理－心理功能系统中，高水平的躯体痛苦可能来自躯体感觉的扩大，包括情绪的唤起、躯体关注感、症状归因和认知评价的恶性循环。这些心理过程植根于人际关系和更广泛的社会过程中，加强了生理系统归因和疾病角色行为。影响"躯体化"解释模型的社会和文化过程不仅作为强化的模式，同时也是痛苦的话语和语言（Kirmayer & Young，1998）。Kirmayer 和 Sartorius（2007）曾提出这一循环过程各层次的一个基本假设框架（表6－1），如今其中关于生理－心理层次的过程已经有了更多实证的支持。

表6－1 放大躯体疾痛的循环过程

水平	描述
注意	对感觉的注意增加了它们的突出性和强度，导致了更强和更多的注意关注
情绪加重（唤起的性能）	情绪唤起干扰功能，导致性能递减、负面自我评价和更进一步的情绪唤起
归因	将感觉归因于病理，导致对患病状态的坚信，反过来增加了将更多感觉归因于病理的倾向
家庭系统和人际交互	他人对疾痛的反应强化了疾痛的体验和表达
求助和医疗服务等医源性问题	医疗服务和护理的可及性增加了寻求护理的倾向

续表 6 – 1

水平	描述
失能/回避	失能导致了对不愉快环境的回避并由此强化了失能
政治经济	医药市场影响了特定诊断标签和治疗的使用率，它们使患者成为特定医疗服务的消费者，并推动它们的进一步扩大

    各种心理机制在恶性循环的不同阶段发挥作用，通过神经系统的功能调节影响躯体感觉。例如，注意过程推动的身体主诉可能增加身体关注，导致更多的身体报告。对身体的关注还可能提醒个体其必死性（mortality），成为个体焦虑的一个来源（Goldenberg et al.，2000）。有机体会将当前的疾痛感受和自身对特定条件下典型身体反应的记忆与期待相比较。这些概念一旦被激活，就可以将注意导向特定的身体感受。在特定条件下，这些高度凸显的概念甚至可能超过生理变化本身（Bogaerts et al.，2008）。有研究发现，抑郁和“躯体化”会妨碍个体对身体状态的调控，其主要机制就是导致注意力集中在高度凸显的身体概念上（Paulus & Stein，2010）。感觉通道在躯体性信号输入中枢意识的过程中发挥着重要的作用，也是“躯体化”现象的神经生理机制中不可忽视的一个因素（Fabrega，2000）。具有强烈“躯体化”倾向的患者更加难以区分躯体感觉刺激是否和自身的健康状况相关（Barsky et al.，1994；Gordon et al.，1986），因此就会无意识地放大或缩小特定的躯体性输入信号。与此类似，恐慌障碍和广泛性焦虑障碍患者对身体变化的感觉比非焦虑的个体更敏感。但是，在生理变化的激发方面，焦虑患者和控制组被试并没有显著差异。因此，焦虑障碍似乎只是造成了身体状况感知的不准确（Hoehn-Saric et al.，2004）。

    在生理 – 心理连续体中发挥作用的一个内部过程可能是症状报告的阈限。在神经生理系统中，影响报告症状阈限的因素有很多。首先，患者对症状的认知评估模式会影响识别和诉说的阈限（Parker & Parker，2003）。“正常化者”具有反驳他们的痛苦和症状的倾向，使生理或心理障碍的诊断难以做出；而“心理化者”或“躯体化者”则相反，他们的主诉模式比较容易被普通医学系统发现。但症状报告阈限存在研究上的难点，使用标准统一的筛查工具也难以检查出正常化组的痛苦水平，因为他们倾向于不诉说自身的疾痛。症状报告和健康归因之间的互动是另一个关键性问题，因为“躯体化”现象的存在可能代表了较低的报告阈限，而不是实际的生理失调。因此，报告特定的症状可能不是简单地代表病症的存在，而是暗示着一种独特的自我监控方式导致了躯体性的偏见。例如，有研究发现，心悸的心电图记录与患者自我报告的相关性很低（Barsky，2001），说明自我报告并不能真正地反映疾痛的客观水平，因此不适合作为痛苦的潜在生理因素指标。

对身体状况感知觉的不准确可能与神经生理的来源监控缺陷有关。来源监控缺陷是指个体处理关于记忆和信念的来源及归因的系统出现了问题。在精神病性障碍（如精神分裂症）中，患者就会显示出此类缺陷。而精神分裂症患者的缺陷可以通过神经生理表现的特定潜在模式得到证实。而来源监控缺陷和"躯体化"现象中的疾病信念可能也具有一定的联系。某些具有无法解释的躯体痛苦模式的患者具有一个显著特征，就是他们强烈地相信其自身状况的原因。在"躯体化"现象中，这是一种非常典型的现象，来自很多不同科室的医生都会遇到类似的患者，即使医生已经对其障碍做出了某些诊断，他们仍然不断求医，寻求更满意的解释（Barsky & Borus，1999）。这些患者的一系列躯体性症状通常无法被相关医学分科的特异性诊断解释，但却一直保持着实质上的失能状态。即使医生和各种医学检查证明他们的疾病信念不正确，这些患者也倾向于否定来自各个方面的意见和证据，坚持他们的症状归因。同时，还有一系列其他信念附属于这种归因。例如，当个体认为自己得了某种病，就会对治疗或其他干预手段的结果进行预期。

来源监控缺陷会进一步引发以下问题，即实际的病理是否与人格或应对模式相关，这些因素对疾病归因和症状的放大提供了强大的心理支持（Sayar et al.，2005）。在这种情况下，生理痛苦的症状可能并不是主要问题，痛苦的根源在于心理方面的错误信念，类似妄想或强迫谱系障碍。因此，未来研究的一个重要领域就是发现无法解释症状患者的具体来源监控模式。

创伤应激和记忆在躯体性症状中也会起到重要的作用。研究发现，在所有精神障碍中，创伤后应激障碍（post-traumatic stress disorder，PTSD）与"躯体化"有着最紧密的联系，特别是医学无法解释的疼痛症状（Andreski et al.，1998）。虽然目前有一些文献将"躯体化"和PTSD联系在一起，提出创伤应激和异常躯体性状况表达的关系，特别是其独立于精神障碍的表现（McFarlane et al.，1994；Shalev et al.，1990；Arnow，2003；Zatzick et al.，2003），但这些研究本身主要关注的仍是抑郁和焦虑，较少以"躯体化"为主。而最近的流行病学研究显示，创伤事件和PTSD的患病率可能被低估了（McFarlane，2004）。McLean等（2005）的模型通过恐惧和回避反应来解释急性创伤性外伤如何转变为慢性疼痛。虽然更多的研究者主要关注慢性疼痛发病机理的多变量模型（Vlaeyen & Linton，2000；Norton & Asmundson，2004），与疼痛相关的恐惧和回避反应在导致慢性疼痛的过程中起到核心作用，而这和PTSD的症状有某些共通的现象。恐惧－回避的应对风格塑造了行为适应的一种模式，会导致外周神经感觉的扩大。模型进一步将心理过程和神经激素应激系统的复杂倾泻反应联系在一起，在神经生理和心理过程之间建立起科学的联系（Brunello，2001；Davidson et al.，2004）。创伤记忆和"躯体化"可能也存在类似的关系。疼痛的经验可以作为躯体感觉印记的一部分留存在创伤记忆中，而这种记忆会在一系列的感觉领域被重新体验（Van der Kolk & Fisler，1995）。同时，创伤性应激又会通过感觉过程调节工作记忆和注意等心理机制，导致个体无法精确处理和解释环境信息，造成对躯体感觉的误判。

三、社会文化因素对生理－心理连续体的影响

在生理－心理连续体中，还存在个体生理－心理与社会文化层次之间的循环机制，不断强化和稳定特定症状和痛苦的意义，并使它们变得更难以改变。对于个体来说，主要问题在于如何处理痛苦的意义，包括维持自尊感、自我效能，回避污名或不好的道德暗示等心理过程，还包括思考症状会导致的社会结果。有一系列因素能够直接影响症状体验和相关疾病行为的扩大和严重化，如焦虑和抑郁都会导致躯体症状的增加；而当这些过程通过某些方式反馈回来并强化自身，它们就能成为特殊的心身恶性循环。这种循环效应也许可以从科学的角度说明"躯体化"现象的真正机制。赋予症状的意义可以成为这种正向反馈循环的中介。身体过程转变为凸显的经验或口头报告也要通过心理过程来实现（Kirmayer，2005）。躯体性痛苦的这种认知和社会塑造对于理解身体关注和躯体性主诉是非常关键的。

文化模式在这个循环效应的塑造中发挥了重要作用，影响个体的症状报告和心理病理过程。社会和文化过程可能会放大特定的痛苦意义或模式，调节对身体感觉的注意及相关的求助行为。不论是作为个体特有的认知图式、身体实践方式，还是表征在社会角色、话语和体制中，文化模式都可以对心理过程造成各方面的影响，包括注意、诠释和应对过程。通过这些心理过程，文化模式能够调节症状的体验、报告、求助、适应、治疗反应及失能。文化特异性的恶性循环与引起民族生理观念与记忆和身体状况的互动，最终导致出现各种身体失能症状（Hinton et al.，2007；Hinton

& Hinton，2002）。这也是 Ryder 和 Chentsova-Dutton（2012）在文化–心灵–脑的整合模型中使用的的文化脚本概念起到的作用。

文化解释和身体感觉的互动过程则可能通过一种认知学习过程来实现。经验、行为和事件通过组成认知的连续体来形成围绕着身体症状的认知图式。个体会通过一种简单的认知学习过程获得图式，即当身体的感知觉和某个事件总是同时发生，就可以判定它们具有密切联系（Amit，1995；Keysers & Perrett，2004）。目前已经有研究证明，神经系统中存在一系列类似的关联学习过程，它为个体形成自身的疾痛解释模型提供了潜在的机制。只要存在简单的感觉、行为和事件的序列，个体就能够建立相关的感觉运动图式（Brown et al.，1990）。另外，关于镜像神经元的研究也显示，一种相似的机制可能帮助个体将自身的行动与经验和对他人行动与经验的感知觉进行对比，并按照这种对比来组织他们获得的社会知识（Keysers & Gazzola，2006）。而这个过程可能是内隐的，即无意识获取、自动激活、个体无法直接接触或注意到。即使个体无法意识到外显的解释模型，认知的连锁复合体也可以连接一系列躯体感觉、动作和预期结果，而这些都会间接地影响个体的疾病行为。

类似的恶性循环可能也造成了和"躯体化"现象在心理表现上有着相似性的疑病焦虑，以及转换模式的另一种典型障碍，即恐慌发作。首先，情绪（焦虑）的唤起引发对特定躯体感觉的关注，而这种感觉立刻就被当作个体健康危机的证据。随后，获得证据的信念又导致了更多的情绪唤起，并引发更严重的症状。例如，与低血压相关的眩晕等感觉未必会引起对疾病的联想，但如果个体对其进行灾难化诠释，将其联系到对某种严重疾病的焦虑就可能夸大身体感觉，形成躯体疾病焦虑的恶性循环。在恐慌发作中，个体的信念是有某种灾难将要发生。而在疑病焦虑中，个体恐惧的结果可能相对没有那么急迫，造成的焦虑也没有那么严重，但是持续的时间更长。因此，个体会不断搜集信息，关注和调节自己的身体，寻求卫生机构的保证，同时他们通常认为医生的回答敷衍了事，无法让人满意，结果就是更确信自己的身体存在某些问题。

症状的应对方式也可能无意地导致症状恶化。例如，很多慢性疲劳症状的患者可能倾向于减少活动，卧床休息，结果导致生理的去适应（de-conditioning），以及疲劳、衰弱症状的加重和锻炼能力的下降。类似的行为可能加重其他生理系统症状。个性及社会因素也会和应对方式产生交互作用（Kirmayer et al.，1994）。这些应对方式可能受到社会、流行文化模式及他人反应的影响。对特定身体主诉症状的社会强化可能增强相关的躯体感觉注意，推动个体去寻找、注意并标记特定的感觉，甚至将其解释成病态反应，并寻求医疗关注。研究发现，在慢性疼痛中，他人的反应就会强化疼痛行为和经验。例如，配偶反应的差异可能导致应对慢性疼痛苦难及失能水平的不同（Thieme et al.，2005）。配偶的正向关注会增加疼痛的报告、行为和失能程度（Kremer et al.，1985；Turk et al.，1992）。类似的社会强化事件的发生可能无须意识注意。社会偶发事件也和特定的角色和状态有关。例如，在帕森斯所提出的病人角色理论中，患者具有某些特殊的义务和权利使患者的行为和社会反应发生改变（Parsons，1951）。改变的行为和社会反应可能会强化疾病行为，同样也发生于无意识的状态下。专业诊断在这个社会塑造痛苦的过程中具有重要意义。最后，更大的体制力量，包括社会、政治、经济因素，如医疗保险和社会福利的结构，以及特殊疾病和医药市场因素等，都会或多或少地参与到这个心身循环过程中。

四、关于生理－心理连续体的其他理论

关于生理－心理连续体还有其他重要的研究主题，如：如何将"躯体化"现象的心理应激源置于生理－心理连续体之中加以理解。在心理学中，应激或压力（stress）这个术语具有一种独特的魅力。在英语语境中，它的本意就是物理意义上的紧张和应力。语言中隐含的隐喻直接将心理应激的理论和出自心理动力学的概念联系在一起。心理似乎变成了和水、空气一样的实体，成为驱动心身功能失调的原因。这种概念在心理状态和健康、疾病之间建立起联系。但是，"应激"或"压力"在科学上来说始终只是抽象概念，如果要和生理－心理连续体结合，应激需要精确的定义和测量，在主观症状群和特定心理生理刺激模式之间建立可观察、可测量的生理途径。一个刺激反应既不是单纯的心理过程，也不完全处于生理范围内，而是作为生理－心理连续体内部的自主过程。有学者提出了压力的跨学科假设模型，将个体和环境因素、历史和当前事件、心理和生理反应，以及它们之间的互动都囊括在内，并意图以此为基础建构可被多学科使用的更统一的压力测量工具（Epel et al.，2018）。

还有一个可能会有长远发展的方向则涉及更多身体系统的身－心或心－身作用机制，这就不仅仅是涉及"躯体化"问题，而是更进一步关于各类真正的生理反应和精神症状之间的整体关系。例如，肠道神经丛的复杂性意味着肠道自主活动和相关症状总是成为人类整体心身症状群的一部

分（Verne et al.，2003），这就将精神障碍和肠易激反应联系在一起。大规模抑郁症症状学调查也发现，胃肠道症状是重度抑郁障碍患者最普遍的临床表现之一，暗示着胃肠道症状与心理特征之间可能存在某些关联（Huang et al.，2021）。其具体的发生机制仍然未被完全判明，但已有一些相关假设，如脑－肠轴（gut-brain axis）理论认为微生物菌群可能是焦虑、抑郁及其他一些精神障碍的决定因素（Foster & Neufeld，2013）。还有一些探讨炎症和精神障碍的假说则推测炎症细胞因子是导致抑郁症的关键原因（Felger & Lotrich，2013）。更进一步说，生理－心理连续体的运作不是只涉及神经生理，还和更深层的生物学机制有所关联，如分子生物和基因层次，只不过这些还有待未来更多跨学科的联合研究。因此，医学分类系统应该增加其灵活性，允许对于一个患者躯体疾痛的诊断具有多种病因学因素（Sharpe & Mayou，2004）。对不同诊断的整合能够增加诊断的效度，并指引恰当的治疗方法（Voigt et al.，2010；Rief et al.，2011）。随着生物医学的蓬勃发展，抑郁症这种典型的精神疾病，最终也可能被统一于某种目前医学还不了解的生理疾病的范畴内。抑郁症状、焦虑症状，也可能和"躯体化"一样，仅仅成为疾病的一个心理或精神维度上的症状表现，而不再成为某种疾病的核心症状特征。

　　当然，用生物学基础的生理－心理连续体来解释原因不明的躯体症状仍然面临着问题和挑战。为了避免重蹈"躯体化"概念的覆辙，必须要证明生理－心理连续体的运作机制，阐明特定躯体性痛苦的具体生理心理基础。近年来，脑科学和神经科学对于"躯体化"症状脑机制的研究已经逐渐描绘出神经系统在调节躯体感受等方面的具体表现。神经影像学技术揭示了"躯体化"患者在脑功能和结构上的变化，发现"躯体化"患者并不只在一个孤立脑区具有异常活动，而是涉及多个大脑网络中的病变（Boeckle et al.，2016）。研究最多的网络之一是默认模式网络（包括内侧前额叶皮层、腹侧前扣带回、后扣带回和背侧丘脑等脑区）。"躯体化"患者在默认模式网络可以观察到各种功能异常（Su et al.，2015；Wang et al.，2016）。其他研究还发现，"躯体化"患者在多个脑区有功能连接异常（Guo et al.，2017；Su et al.，2016），以及白质完整性改变等结构病变（Zhang et al.，2015）。这些研究基于所研究的神经网络或脑区的功能揭示了"躯体化"现象中的某些病理生理学基础。例如，右侧岛叶在感觉运动网络中起着重要作用，其主要功能包括活动抑制和内感受知觉（Uddin et al.，2015），"躯体化"患者右侧岛叶的功能连接异常可能提示感觉运动网络整合作用的破坏是症状表现的病理基础（Pan et al.，2019）。

神经影像研究结果有助于发展更医学化的诊断方法，如基于支持向量机等统计方法的分类预测模型可以通过奖赏回路（Ou et al.，2019）或感觉运动网络（Pan et al.，2019）等大脑网络的异常功能连接来区分患者和对照组。未来对"躯体化"的诊断也许可以不再仅仅依靠症状组合，而是能够获得基于病理检验的更坚实的病因学诊断。而精神疾病分类学也必须适应各种诊断方法和逻辑上的变化，甚至可能必须打破原有的分类体系，构建出新的范畴。当然，考虑到精神疾病分类学上的种种历史遗留问题，从科学研究的进展到新的疾病分类学的建立，或许将会是一个漫长的过程。

第二节　新医学模式下的疾病分类学

建构在自然科学基础上的现代医学体系的一个优势在于其已然形成庞大的研究共同体，能够针对现实医学问题的变化不断地发展创新，乃至范式革新。近十几年，西方医学界发起了一项新的医学模式运动，即精准医学（precision medicine）。在获得了如美国等发达国家的政策支持后，精准医学的影响力迅速提升，目前已扩展到精神病学领域，特别是在抑郁症等最为引人瞩目的重要疾病的治疗上。但常常容易被忽视的一点是，精准医学运动的初衷之一就是建立一种新的疾病分类学，并以此为基础完全更新现有的疾病分类体系（National Research Council，2011；吴家睿，2018）。实际上，如果这个雄心勃勃的计划能够压倒争议的声音顺利推进，曾经的"躯体化"问题与许多类似的疾病分类问题一样，很可能会被当作医学前进道路上的小石子顺带解决掉。不过，在精准医学实践主体前途未卜的状态下，一切是否会如此发展仍然是未知数。

精准医学运动始于21世纪起流行于医学界的个体化医学（personalized medicine）的概念，它意指根据每个患者的个体特征施予最合适的疗法（Hamburg & Collins，2010；National Research Council，2011）。个体化的"量身定制"作为一种理想的医疗模式其实并不算新鲜，在传统医学中早就有考虑患者的体质类型，因人而异进行治疗的思想。但今天的个体化医学潮流则是起源于癌症治疗和人类基因组研究的新进展。它与以往较为宽泛的个体化治疗理想不同，专指一种基于个体生物学（特别是遗传特征）精准分类的新医学模式。其最初的基本实践模式是通过基因测序、生物标记检测等技术在个体的基因谱和临床表现之间建立联系，对其疾病风险和药物反应进行预测，并利用分子诊断、靶向治疗和药物基因组学来实现针对个体的医疗护理方案（Ginsburg & Mccarthy，2001）。

在个体化医学的基础上，生物医学研究的进一步发展又催生了"精准医学"这一概念。其实，精准医学和个体化医学所指称的医学模式并无太大差异，只不过前者的定义更加清晰，不容易引起误解。因为新医学模式的重点其实并不是为每个患者制订与众不同的医疗方案（独特性），而是按照患者对特定疾病的易感性或对特定药物的反应来选择最准确的医疗方案（精准性）。美国国家研究委员会在最初阐释精准医学的报告——《迈向精准医学》（*Toward Precision Medicine*）中提到，"个体化"一词有时过度暗示着"独特性"，而精准医学则更能体现新医学模式的核心特点（National Research Council，2011）。精准医学在疾病治疗上的巨大潜力使其受到研究者和政策制定者的追捧。2015年1月，时任美国总统奥巴马提出"精准医学计划"，将其作为国家层次的医疗战略规划（Collins & Varmus，2015）；2015年3月和4月，国家卫生和计划生育委员会和科学技术部先后召开精准医学战略研讨会，也准备启动中国版的精准医学计划（董家鸿，2015）。

《迈向精准医学》的报告将精准医学模式的相关理论和观点做了完善的诠释，不仅仅助推了以上这些相关健康政策，更重要的一点是为发展精准医学的理论基础和核心问题定下了基调。其中首要的其实并非更为人所熟知的以各类"组学"（即所谓"omics"学科）[①] 和大数据为基础的诊疗模式，而是该计划在医学知识体系上的野心，即如其副标题所言的，"为生物医学研究和一种新的疾病分类学建立知识网络"（National Research Council，2011）。其所瞄准的是在科学框架下，医学理论与实践连续体的源头，即疾痛解释与疾病分类的元理论。当然，这在某种程度上也是出于精准和原本的个体化要求之间的区别：不是为每个人准备独特的医疗方案，因为针对每个患者施行基于基因组学的精准靶向治疗方案实在是成本过高了。但要做到精准，至少要有比现在的疾病分类学更准确地指向疾病风险和治疗反应的分组方式，实际上也就是更细致和更具特异性的患者分层。

在精神疾病方面，作为精准医学计划主要推动者的美国国立卫生研究

---

① "组学"（omics）是指以"-omics"为词根的一系列学科，研究某些事物的系统集合。例如，基因组学就是研究生物体的所有基因组合（genome，基因组）的学科。当今医学中的"组学"主要包括基因组学（genomics）、蛋白组学（proteomics）、代谢组学（metabolomics）、转录组学（transcriptomics）、脂类组学（lipidomics）、糖组学（glycomics）等，不一而足。其使用之多略有泛滥之嫌疑。而上一节提到过的基于神经影像特征建构分类预测模型对疾病进行辨别乃至诊断的方法现在也被称为影像组学（radiomics）。

院（National Institutes of Health，NIH），与其下属的美国国立精神卫生研究院（National Institute of Mental Health，NIMH）站在生物医学基础研究者的立场，希望借着精准医学大潮，在以 DSM 为代表的旧有精神疾病分类模式以外，建立一种不同的以指导精准医学研究为首要目标的新分类模式（Insel，2014）。在当前的精神病学疾病分类和诊疗模式下，精神疾病治疗面临着一些独特的困境：一直以来精神疾病的治疗比典型生理疾病的治疗更加个体化，但同时却更不精准。其原因之一，就是精神疾病诊疗的"个体化"是传统的个体化，而其不精确则是按照现代医学标准而言的不精确。解决这种看似悖论的现状，从模糊的个体化医学转向明确的精准医学的基础就在于要对精神疾病分类的依据进行调整。

当前，对精神疾病新分类的争论还围绕着抑郁症等热点问题，较少涉及与"躯体化"相关的问题。但从关于抑郁症的讨论中却可以解释，为何有理由认为"躯体化"问题的解决很可能是整个精神疾病分类学革命的"副产品"。精准医学的支持者对当前抑郁症诊断标准的批评主要是认为它在临床实践中缺乏足够的精确性。与其他领域的医学诊断不同，目前的精神障碍诊断系统多是基于可观察的表面症状，而非基于病因或检验学证据（Kapur et al.，2012）。在很多精神障碍的病因病理机制还不明确的现状下，这些诊断系统的开发就是为了提供一种暂时的通用标准，因此对于病因病理机制的争议持明确的搁置态度和不可知论。在临床中，医生通常根据患者的主诉来确定作为诊断依据的症状。以《精神障碍诊断与统计手册》（第五版）（DSM-5）中的重度抑郁障碍（major depressive disorder，MDD）为例，做出诊断至少需要满足所列九种症状中的五种（DSM-5，2013）。虽然可以通过更精确的症状分类来改进精神病学诊断，但只基于症状做出的诊断或许永远也无法达到其他医学领域的那种精准程度。按照主诉的症状进行诊断无法避免病理上的异质性。例如，抑郁症状既可能源自当前诊断标准下的任何一种心境障碍，也可能源自精神病性障碍、内分泌疾病或药物反应（Insel，2014）。这种诊断模式也会影响临床治疗，当诊断的依据局限于症状，治疗可能也只关注症状的缓解，无法进行根治性治疗或预防性干预。

精准医学模式对此的改变是采取更为准确的诊断分类和患者分层（patient stratification）方法（Kumar，2016）。因为只有将患者的状况按照病因病理机制进行标准分层，患者才能成为预测治疗反应的对象。按照所谓"精准精神病学"的支持者所说，基于生物标记的发现而建立的这种新精神病学诊断体系是高度精密和复杂的分类系统，在一个详细的多维度分类系统下会存在很多完善的微小类别，以此来达到治疗匹配的精准化（Fernandes et al.，2017）。目前已有多个领域的研究（如基因组学和神经影像）致力于发现可用于抑郁症疗法匹配的预测因子。但正如前文所述，抑郁症现有的诊断标准大多是以症状组合为基础的，而不是按照生物学效度设计的病因学诊断，因此，各领域的研究可能都很难找到符合当前诊断模式的预测因子（Kapur et al.，2012）。另外，抑郁症的病因病理机制仍有很多未明之处，导致像 DSM-5 等诊断标准为了实际使用的方便，也有意回避这些具有争议的问题。为了更有效地推动精准疗法选择，有必要开发与之更相匹配的疾病分类和诊断方法。

目前，已有一些研究计划开始按照精准医学的方向改进精神病学诊断的精准性，其中就包括抑郁症的诊断。这种革新的主要方向是让诊断标准和分类更多地反映精神障碍的病理基础，而不是仅仅局限于症状表现。例如，美国国立精神卫生研究院提出的研究领域标准（Research Domain Criteria，RDoC）项目，就意图基于正常和异常行为的生物学病理机制，发展一种澄清精神障碍定义的新方法（Insel et al.，2010）。虽然目前的RDoC 还未形成真正的诊断系统，但已经以此为目标形成一个整合性的研究框架。它将精神障碍的病理机制划分为不同研究领域，涉及从细胞、分子到心理、社会的多层次因素，意在最终能将各个层次的机制统一在一个框架中，作为精神障碍定义和分类的基础。其研究结果可能会解构当前的分类模式，以一些跨越不同精神障碍的关键模块为基础重新组织分类（Insel，2014）。

按照这种思路，当前诊断标准中抑郁症的高度异质性分类模式可以转变为定义更简明的模块。对抑郁症个案的诊断将不再按照表面症状来分类，而是转变为几种基本病理模块的组合，如对奖赏的敏感性降低、工作记忆不足或执行功能受损等（Simon，2016）。这些模块的确定可以不完全依赖于患者主诉和自陈式量表，而是采用认知能力测试等更为客观的评估方法。按照这一路径，抑郁症的诊断就可以逐渐接近医学中依赖病理检验的诊断方法，由此推动抑郁症治疗的精准医学模式。

其他关于抑郁症新分类的设想其实并不像 RDoC 这样庞大，而是基于更加具体的抑郁症病理机制研究，提出完善抑郁症亚型的区分。例如，Drysdale 等（2017）通过功能核磁共振成像研究发现，按照边缘系统和额叶纹状体网络中连接功能失调的模式不同，抑郁症个案可以被划分为四种神经生理学亚型（称为"生物型"）：生物型 1 表现为焦虑相关的脑区和动机系统连接异常，主要症状是焦虑和疲劳；生物型 2 表现为动机和诱因突显功能连接异常，主要症状是疲劳乏力；生物型 3 表现为快感缺乏相关连接异常，主要症状是快感缺乏和精神运动性迟滞；生物型 4 表现为焦虑相关和快感缺乏相关连接均存在异常，主要症状是失眠、焦虑和快感缺乏。这些亚型虽然与不同的临床症状模式具有一定关联，但无法单独通过临床特征进行区分。与此类似，近年来对引发抑郁症的其他生物学机制进行的研究，如脑内炎性免疫（Tang et al.，2017）、肠道菌群的作用（De Palma et al.，2015；Tillisch et al.，2017）等，都力图在当前抑郁症诊断的大框架下细化具有病理意义的亚型。当然，这些研究总体上都还处于探索阶段，其结论仍需要更多研究的进一步验证。例如，有研究者重复了 Drysdale 等（2017）的研究，发现这种基于静息态功能连接的抑郁症分型可能未必像原研究结果那样具有统计显著性，其结果还需要谨慎解释（Dinga et al.，2019）。关于"躯体化"的神经影像研究也是如此，基于脑功能连接的异常等影像学生物标记来进行患者的识别是一个充满潜力的发展方向（Ou et al.，2019；Pan et al.，2019），但也仍然需要更多更稳定的研究结果支持。

从抑郁症的例子中还可以看出，精准医学的疾痛解释和分类学意在打破已有的疾病分类结构（如按照症状组合或假定的病因将诊断分为几个维度或"轴"建立固定的疾病分类树），而代之以基于可检验的病理机制的症状模块组合。实际上，抑郁症的症状中也不乏多样化的"躯体化"症状。如果像抑郁症这样稳固存在并被广泛接受的分类也可以被分解为病理模块，那么可以合理地推测，以往不断变换分类也仍找不到合适地位的"躯体化"现象就更加不可避免地被分解掉。在这种疾痛解释下，曾经被称为神经衰弱、躯体化障碍，最终被命名为躯体症状障碍、躯体不适障碍等的一系列疾痛现象要被重新拆分。例如，根据大脑网络功能连接异常的不同模式，某个"躯体化"患者可能将被标识为躯体感受阈限降低或来源监控缺陷等躯体感受方面的病理模块，再加上执行功能受损或情绪信息加工异常等心理病理模块的组合。

从疾痛解释和分类学的本质上来说，精准医学的支持者希望以病因学和病理检验的解释和分类依据，来代替表面综合征的解释和分类依据。事实上，这新的一轮争夺地盘的行动早在针对精神疾病治疗的精准医学计划还在准备时期就已经开始了。2013 年 4 月，时任美国国立精神卫生研究院所长 Thomas Insel 特地在 DSM-5 正式出版之前一个月宣布了一项争议举措，他称 NIMH 将不再使用 DSM-5 指导研究。这可以被视为对 DSM-5 的制定者美国精神病学会的公然挑战，即使在旧精神病学分类模式的反对者中也是相当大胆的声音。2014 年，Insel 又宣称，精神卫生部门将不再资助仅致力于缓解症状而不去探索潜在病因的研究，更加明确了 NIMH 试图将精神病学变为精神疾病的神经生物学的意图（Reardon，2014）。回顾医学解释和心因性解释在心身疾痛领域的分裂和争夺，精准医学对新精神疾病分类学的展望似乎又可以被视为生物医学又一次试图将精神病学更进一步拉入自己"怀抱"的努力。而在精神病学领域，最容易被医学这种努力夺取的其实就是像"躯体化"这种原本就定位不明确的疾痛类型。一旦其中某些病例的病因病理机制成为可解释的，那么在这些病例的诊断上它就必然被其他更准确的疾病分类和命名取代。如此发展下去，越来越多的病例将被"正确"诊断，原本以"躯体化"为核心的诊断的使用率就会越来越低，直至正式被诊断标准和统计手册"官方"取消。也就是说，虽然疾痛本身并未也不会轻易消失，但它们可能将不再被视为同一类问题，这一分类也就消失了。

当然，任何一种过于火热的医学潮流在发展上似乎都难以一帆风顺。近年来，精准医学也遭遇了很多质疑，特别是在作为其主阵地的肿瘤学领域。各类组学项目花费巨大，但目前在其指导下开展的临床项目的治疗效果并不理想，甚至可能一个项目中绝大多数患者根本无法匹配到适合的靶向治疗方案（Tsimberidou & Kurzrock，2015；Prasad，2016；Tannock & Hickman，2016）。当然，这有一部分是因为精准医学在最初几年的发展有些宣传过度，在大量资本不理智的涌入下有"泡沫化"的嫌疑，但其本身在技术上、经济成本上的确还是有诸多的局限性。肿瘤学领域尚且如此，在精神病学方面，困难就更加突出。以抑郁症为例，虽然目前也已有了很多精准医学模式的大型基因组学项目（Fava et al.，2008；Gaynes et al.，2009；Uher et al.，2010），但还没有一种面向抑郁症治疗的独立预测因子能够达到精准医学临床应用所需要的效力。像大多数精神障碍一样，抑郁症是一种具有多重病因的精神障碍。常见的基因变异不太可能解释所有现行抗抑郁药物或心理治疗反应的差异；罕见的基因变异虽然解释力更大，但只出现在相对较少的患者身上，也不具有广泛的预测力。其他临床、神经心理标记也一样不能独立预测特定抑郁症疗法的治疗反应。这些问题或许可以通过建构整合多领域预测因子的模型来解决，但显然将是更加长期的工作。

同时，或许是由于精准医学的方法学根源是以基因组学为代表的各类组学研究和基于生物标记的靶向药物治疗技术，因此，将这一医学模式应用在精神病学上显现出了越来越强烈的还原主义色彩。其实这一点仍然可以视为生理和心理解释二元分裂的又一个表现。因为还原主义的根本是还原到生物基础上，让精神障碍完全变成脑障碍或神经障碍，也就是在医学领域中更加偏向"真实"疾病的一面。同时，就像第五章所分析的，就是医学可解释这一术语背后隐含的真正意义。还原主义如果在精神病学领域取得最终胜利，可以合理推断出的一个结果就是纯粹的"精神病学"的消失，或许也正是 Szasz 等精神病学的反对者所期望的，让被建构出来的所谓的"精神障碍"重新回归医学大家庭。

不过，如同第四章所述，精神疾病史上一直存在的对精神障碍本质的争论，有将其归于生理性疾病的还原主义倾向，自然也就有坚持精神障碍就是"精神的"障碍的反还原主义倾向。例如，近年来 Borsboom 等学者提出的解释精神障碍的网络理论（network theory）就是对新时期反还原论精神病学理论的一种整合（Borsboom & Cramer，2013；Borsboom，2017）。在网络理论的视角下，精神障碍就是随着症状间的直接因果交互而产生的（如悲伤心境导致失眠，失眠导致疲劳），并由于症状之间的作用在一个网络结构中形成了反馈循环而得以发展和维持。虽然单独的症状反应都有其生理基础，但精神障碍这个整体现象的形成并非某些当前还未知的潜在疾病实体通过生物病理路径统一造成的（Borsboom et al.，2018）。如果说基于神经生理学说的解释是以生理病理机制为框架，而将心理、社会的条件作为影响因素置于其中，那么网络理论就刚好相反，是以精神状态为框架，而将神经活动等生理机制作为实现症状间互动的背景置于其中。也就是说，精神障碍的本质仍然在于精神状态本身，而非脑的障碍。

可以看出，即使迎来了新的医学模式，现今的精神病学领域也仍然无法停止对于精神疾病如何定位的老争论。不过，不同的理论路径还是寻找到了结合点。精准医学在具体实施路径和方法上的局限性不意味着一定要对其全盘否定。如果摆脱掉对精准医学通俗化和狭隘化理解下的基因决定论和生物还原主义，那么就可以发现，对精准化治疗干预的追求其实很适合"躯体化"类型的不明原因躯体疾痛问题。"躯体化"的分类问题很大程度上就在于其定位的模糊不清，它缺乏像抑郁症那样典型的精神障碍解释模型，患者也不知究竟该将自身的问题安置在哪里。此类疾痛的确需要某种意义上的精准医疗。但这种"精准"并非现代医学意义上的基于基因的靶向，而是更接近其原本"个体化"的意义。也就是说，我们需要的精准或许是更具传统意义的，像中医辨证施治等理念所体现的准确恰当，而非还原到基因层次上的精准。在不明原因心身疾痛问题上，制订一个精准治疗方案并非指开发某种针对基因和分子生物学基础的药物组合方案，而是将患者当作一个整体的人，将其生活、个人价值都纳入在内，以关怀身心整体的方式来制订适合患者的治疗方案。如果从这个角度来看，打破原有的分类学框架，采用更为精准的模块化诊断或许的确是一种能够支持这种灵活施治思路的未来发展方向。

或许我们可以在某种程度上暂时搁置对于"躯体化"中的"疾病真实"的追求。当然，这并不是说要放弃对引发这些疾痛的病理机制进行研究，而只是当这些研究还无法给出确定的结果时，接受暂时无法解释的状态。对于一个具体患者身上的真实疾痛体验，任何一种诊断（不论其在医学专业的角度上真实与否），甚至没有医学诊断，或许都可以有其独特的意义。未来的精神疾病定义及分类可能会更加灵活，以实用为标准。如果不以一个固化的分类框架区隔开，精神病学和临床心理学也没有必要脱离医学体系发挥作用。对于出现心身疾痛的个体，通过医学随诊、医学体系中的心理学干预来监控其发展，由医学解决其中器质性的部分。另外，接受这种未定状态也可以给传统解释模型发挥作用留下空间。当实验医学、生物医学模式解释不了躯体疾病的原因时，传统医学仍能从整体性的角度发挥作用。当"疾病"脱离个体内部发展阶段进入社会领域之后，某些传统的疾痛解释可能更有优势，如在本土医患的交流、理解和关怀中，传统中医的疾痛解释就可以成为一种可替代的选择。

第三节　"融合"模式下的"躯体化"诊疗实践

在原因不明躯体疾痛的诊疗实践中，传统医学和自然疗法意图通过尽量与科学模式融合而摆脱"伪科学"的身份来获得更多认可。传统的医学模式中至少有一个观念值得借鉴：没有任何一个标准能够完全适用于所有人。对于医生来说，比起作为解释和分类的"真理性"，诊断的本质更多在于其功能性，即对临床实践中的治疗和干预手段产生影响。心理性的解释对原因不明躯体痛苦提供了认知行为疗法等心理治疗，神经生物学解释则提供了精神类药物治疗，而按照其假设路径进行的实验研究也证明这些疗法的有效性。重度抑郁症是这种解释与诊疗相匹配的典型例子，其中最适合的治疗形式是通过抗抑郁药物控制症状，同时辅以行为或认知行为疗法帮助患者转变维持疾病的信念和行为来缓解失能状况。具有"躯体化"症状的患者中有一部分由于显著的心理症状而被直接划归为抑郁症，对类似的干预方案反应类似于其他抑郁症患者。但从总体上看，"躯体化"类型的心理和精神诊断（包括各类躯体形式障碍、转换障碍等）包含更多复杂的亚型，而它们的干预过程和结果就不那么一致了。

现实中，虽然心理健康和精神卫生系统提供的服务可能很有帮助，但似乎只有一小部分患者能够受益于此。因为生理和心理（精神）问题的二元划分限制了有效的心理疗法和普通医学实践的整合。时至今日，仍有很多"躯体化"症状的患者去找内科医生进行评估。普通医学分科的医生通常使用他们本身医学科室的惯用程序来处理这些患者，可能不断重复没有结果的医学检查和干预。此外，经过回顾病史和医学检查、实验室检测等方法的排除，一些人也可能被转介到精神科。在精神科，除了诊断非常明确的医学问题，很多躯体疼痛体验被归为医学无法解释症状，也就是定位为非生理或纯心理的问题，但这可能让患者觉得受到误解和污名化。因为患者自身体验到的主观痛苦是身体状态，单纯的心理解释意味着症状是不真实的，甚至暗示着臆造症状（Kirmayer，1989）。这种前景可能使部分患者感到难以接受，他们即使有机会获得心理干预，也会因为精神和心理障碍带来的负面影响而逃离。结果，患者可能被留在一个狭窄的"无人区"——生物医学方法否定他们的症状是生理性质的，而他们自己可能又拒绝心理解释及属于心理的治疗干预。这种诊疗实践中的问题则可能比疾痛解释的理论融合更加复杂。因为诊疗实践不只是和医学理论相关，还极大地受制于现有的医疗体制和具体的医疗服务资源。目前，我国的大多数医疗机构和组织采用的是西方医学的医学分科体制，同样受到上述二元主义带来的影响。虽然在整体解释框架上采用现代西方科学的观点对原因不明的躯体疾痛进行生理基础的解释能够达成同一个理论体系内部的一致性和合理性，但是，充分地证明神经生理基础上的生理－心理连续体机制，完全建立生理和心理现象之间的桥梁仍然需要进一步的研究。也就是说，在医疗实践中，普通医学和精神病学、心理学方法的隔阂无法在短时间内解除。

在当前的临床实践中，对此类障碍的干预其实和抑郁症相当相似。认知行为疗法和抗抑郁药物被认为是治疗此类障碍最有希望的方法（Kroenke，2007；Sumathipala，2007）。按照循证医学（evidence-based）模式，也有不少元分析研究考察这些治疗方法的实际效力。在心理治疗方面，元分析发现，认知行为治疗和其他类型的心理治疗对躯体形式障碍及后续的躯体症状障碍等都有效，不过其治疗效果为较小到中等（Koelen et al.，2014，Jing et al.，2019）。在药物治疗方面，元分析发现，一些常见的抗抑郁药物，比如选择性5－羟色胺再摄取抑制剂、5－羟色胺和去甲肾上腺素再摄取抑制剂、三环类抗抑郁药在治疗躯体形式障碍中的抑郁、焦虑症状和躯体痛苦上都具有差别不大的中等效力（Kleinstauber et al.，2014）。这些仍有提升空间的治疗干预结果某种程度上显示了此类障碍在当前精神病学实践中的困难。有些研究者则认为，治疗效果不够理想也有可能是因为按照这些常规疗法的结局指标评估方式其实并不能很好地反映"躯体化"类型患者的个体治疗目标（Rief et al.，2017；Hijne et al.，2022）。因此，也有学者按照循证医学的标准，致力于建设"躯体化"类型障碍（包括躯体症状障碍、躯体不适障碍等一系列类似诊断）治疗干预的核心结局指标集，为各类干预的临床随机化试验提供统一的结局指标及其测量方法的标准，以推动更好的临床试验设计和结果比较（Rief et al.，2017）。另外，此类障碍也都受益于某些针对患者行为的非精神科干预措施，如安排常规就诊时间而不是随到随看，尽量不做过多的检查等（Allen et al.，2002）。这些似乎都反映了仅仅针对这类障碍中个别突出的症状，将其当作某种抑郁症来治疗或许并不是最合适的方法。

　　在这种状况下，中国本土观念或可能为"躯体化"现象的治疗问题提供一些启示。首先，不论是依据传统中医还是现代西医理论，恰当（而不仅仅是正确的）诊断对患者很重要。对于"模糊"的躯体类障碍，很多问题还在探索中。像 DSM 和 ICD 这样的诊断标准对精神科医生、心理卫生专家、基础护理人员等专业人士具有重大意义，确定疾病的名称和分类能够指导治疗和研究，促进行业沟通。而除了专业人士，诊断标准对患者也至关重要。患者并不是诊断的被动接受者。疾病诊断必须正确地反映患者的感受，对他们的问题给出合理的解释，并指向有效的治疗，才能被患者接受（Mayou et al.，2005）。合理并且可以被患者接受的诊断对于帮助患者恢复健康能够起到积极的心理影响力。在"躯体化"的例子中，综合内科医生的态度其实值得推崇：当患者具有医学无法解释症状时，医生应该先考虑各种可能的因素，包括他们自身的局限性，之后再做出精神障碍的诊断。相比之下，精神和心理领域的从业人员有时反而更不谨慎，容易将患者的问题归咎于心理因素。减少医学无法解释症状最简单的方法之一就是让医生提高自身的诊断敏锐度。诊断的关键经常就出现在诊室中，但医生没有注意到它们。即使在当今很大程度上靠打印资料做出诊断的年代，医生也能够以患者说的话和医生在仔细的身体检查中观察到的事情作为诊断的基础。传统医学在这方面提供了很好的模范作用，告诉医生在诊断中经验和对待患者的态度起着重要的作用。

　　正是基于这样的考虑，"躯体化"的诊断沟通或许可以受益于本土视角的介入。因为衡量一种诊断标准是否正确需要实验医学的科学标准，但衡量其是否恰当则还需要看它在临床中的效果，特别是它最终能否有利于消除患者的痛苦，帮助其恢复健康。在当代中国的医疗实践中应用本土视角也有助于促进医学治疗和心理治疗的整合，以及重新理解和利用传统医学中的一些有效的整体性疗法。医生可以按照传统医学的身心一体诊疗观念和疾病模式，对患者的"躯体化"现象做出符合本土文化背景的心身综合征说明。这并不是说医生本身需要相信传统医学的解释模型。在诊疗实践中，本土的疾痛解释不作为确定病因学和病理机制的手段，而是作为与患者沟通的工具，发挥其社会心理作用。科学的神经生理模式越发展，专业性就越高，其解释对于患者来说也就越难以理解。如果能够应用本土文化中惯用的习语来向患者解释他们的状况，将更有利于发掘和疾痛相关的社会心理背景和事件，也能更有利于患者接受具有传统特点的心理治疗。

从卫生机构管理者的角度来说，需要认真鉴别"躯体化"类型的诊断是确实有足够依据，还是仅仅因为某些诊断上的疏漏而出现的"假诊断"。为了保证"躯体化"的诊断更加严谨，比较好的方法就是要求医生跟踪随诊患者，以便观察是否最终能够发现其他医学上的解释。当患者最终得到了确定的诊断，由这些病例而来的教训还可以被加入医生的培训教程中，以避免类似的错误再次发生。为了提高诊断的成功率，医疗机构应该找到更加稳妥的方法去处理那些很难诊断的病例。一种可选择的方法是开放不同机构的交流，让医生更容易互相寻求帮助和建议，将自己难以解决的患者转介去找那些更加擅长治疗某类疾痛的医生。卫生机构的管理者还可以根据临床中经常出现的难点向医生提供培训机会，以增加他们的诊断敏感度。

对卫生管理者而言，传统的诊疗模式带来的启示包括一种最简单有效的提高诊疗成功率的方法，那就是将营养和饮食调理过程加入慢性或不明原因健康问题患者的标准护理程序中。其实，医学科学在理论上也发现，很多疾痛或者由于基因引起，或者来自环境因素，或者来自两者的交互作用。但因为营养学和饮食学研究很久以来被现代医学的体制忽视（Adams et al.，2006），大部分医生并不重视饮食改变在改善患者健康上的力量。通过借鉴传统医学和养生学中的有益经验，结合营养学的发现，医疗机构可以发展一套饮食和生活调理的标准化方案，帮助那些对常规医学或精神病学手段反应一般的躯体疾痛患者。

西方现代医学和中国传统医学观点并不一定互相排斥，每种解释体系都有"擅长"的问题。传统中医学的诊疗观与西方科学主义的医学观念确实存在差异，但哪种观点更好或更健康，要看适用的具体环境和条件，不能妄下结论。更准确地说，不同的医学观念和诊疗模式很大程度上只是看待问题的角度不同，由此可以提供更多的解释和解决问题的途径。一个解释体系一定会和一部分事实相契合得比较好，和另外一些事实契合得不太好。因为理论只是现实的模拟，并不是现实本身。而医学对疾病的专业解释又和接下来的诊断和治疗方法一脉相承。对于某种医学体系解释和处理得不太理想的领域，应用其他的解释体系也许能够解决问题。

目前西方医学本身在发展中也致力于拟合生理和心理的分裂，促进普通医学和精神病学及心理学方法的融合。不仅仅是"躯体化"现象，其他心理问题和心身状况也可能是一个疾痛和不适连续体的一部分。可以将被认识为"躯体化"的躯体疾痛体验当作一种模糊的身心疾病中间状态。这也是为什么它既和心理障碍中的焦虑、抑郁等重叠，又具有"躯体症状"这个表现特点。以"躯体化"为名的非正常或非健康状态可能有以下的发展路径：最初是受到社会和环境压力而产生的心理失调；其后可能会由于躯体感知觉和疾痛认知的扭曲而发展成为躯体上的疾病；长期保持这种状态可能进而引发可观察的神经和内分泌活动的变化，引发功能性疾病；最后，积累的效果甚至有可能促进医学意义上的器质性病变的发生发展。在这个过程中，原因不明的躯体症状可能是一个发展中的动态过程，而不是一个固定不变的疾病分类。身心疾病连续体的中间位置都可能出现此类状态，如果处理不当，它可能最终发展成其他医学可辨明的疾病。如果能够结合患者的社会心理背景妥善处理，也可能使其状况"退回"心理障碍甚至一般心理问题的范围内。

由此所致的医学观念的改变，可能和传统医学将身心视为整体性系统的直观理解殊途同归。传统医学中不存在针对躯体、器官或针对精神、心理的两种医学专科的二元分裂。在整体性的身心系统中，心理与生理并无本质区别，而只具有功能和形式的区别；它们的运作没有机理的不同，只有具体表象的不同。因此，在中国传统医学观念中，身体的疾病也自然涵盖心理与生理的双重维度，不必再行区分。在这样的观念下，医生无须拘泥于单一的病因学解释，医学无法解释可以作为确定患者某个具体症状边界的线索，而不再是将患者完全划归到某种类别的生硬条件。其实，这在某种程度上也符合已被广泛接受的循证医学的基本理念之一：一切以临床证据为核心，最终目的是改善和评估临床医疗。

另外，精神疾病的分类不仅仅是一个科学真理的问题，对疾痛进行解释也并非只是科学研究的后续结果，很多时候是出于临床实践的、患者的、社会的等各层次现实活动的要求而主动建构的。作为现实手段而存在的分类或解释也就不得不考虑作为背景存在的横向（社会的）和纵向（历史的）文化因素。对这一点的关注也如同近年来在精神卫生和心理健康服务领域不断被提及的多元文化服务（APA，2017）或文化胜任力等概念所提倡的理念：了解文化中不同个体的文化背景、价值体系和治疗需求，给予足够的人文关怀，以进行更有效的干预（Aggarwal et al.，2016；Kleinman et al.，2016）。这既是文化的，也是个体化的（精准化的）。其所需要的，不仅仅是关注精神病学的标准与指南，或治疗与干预的方法、技术等指向特定临床问题及其实践的方面，还可能涉及影响精神疾病的社会心态、思想潮流和公共政治问题。或许这样才能在"躯体化"类型的问题上，最终形成适合本土的独特诊疗模式。

结　　语

　　至此，我们已经看到了"躯体化"在历史中如何被人们看待、定义和解释，而这些过程中又潜藏着多少不确定性。从解释角度来分析"躯体化"问题，实际上也是对这一问题的一种解构。人们对疾痛现象和体验的认识，很多时候必须通过已经成形的解释系统，包括知识和文化来进行。在考察这些已经被认识的现象和体验时，研究者看到的就已经是被解释过的东西。因此，在对不同文化中的"躯体化"进行比较研究时，比较的对象究竟是实际的现象或者体验，还是已经被人们提炼和建构出来的知识，有时候很难区分得非常明确。前者相当于某个独特的文化群体在客观的疾痛体验和表达上与其他文化群体的差异；而后者则更多是关于不同文化的专业系统在历史中逐渐建立起来的认识和解释现象的模式所具有的差异。从科学的角度说，客观现象的比较似乎更有价值，文化则可以作为一个影响因素在其中发挥作用。不过，这样做的前提在于首先要具有比较的基础：一个统一的测量标准和能够同等应用这个标准的平台。然而，在"躯体化"的例子中，恰恰缺乏这样的基础。作为一种特殊的躯体疾痛解释，"躯体化"很难说是一个边界清晰的概念。用这个术语来界定和解释的那些现象和体验似乎也并非自然而然地就能够被认为是一个范畴。

　　应用疾痛文化解释的视角来重新审视中国人的"躯体化"现象问题，首先就会发现实际上很难找到一个基础用来对其进行科学、有效的现象比较。在各种诊断标准、理论或实证研究中，"躯体化"几乎从未得到一个完全公认的定义。以其为核心的诊断范畴也很难算得上是一种指向真正的疾病或精神障碍实体的概念，因为它实际上并没有公认的典型或者特异性的症状表现。它的典型只是一种假设性的理论解释，而能够被它解释的现象包括几乎所有医学都无法解释的慢性躯体症状：从不明原因的疲乏、失眠、无力，到各种功能性的偏头痛、胸闷、肠道不适。但这些现象并不是在"躯体化"这个概念出现之后才存在的。在传统的医学体系中，类似当今"躯体化"现象的躯体疾痛体验只是各种慢性疾痛中的一部分，而当今所谓的"心理"，在这个体系中只是造成疾痛的部分原因（如情志），并非一个独立的范畴。古代的中国医生可能用传统医学体系的基本理论，用脏腑、经络、阴阳五行的意象，用八纲辨证的分型来解释这些现象。那么对于中医来说，这些现象和别的疾病没有什么不同，也是医学可以解释的。

在西方现代医学所植根的科学体系中，传统中医的"可以解释"很大程度上是"不合理"的。因为气、阴阳、五行，甚至经络等的存在和运作机制都还没有得到完善的科学证明，大部分还只能被视为理论假设。科学主义医学观念的合理性基于科学对因果关系的逻辑和实证要求，它不像那些曾经在前科学的医学时代也牵涉健康和疾病问题的领域，如宗教、道德等那样，仅有超验的保证或信念的支持就可以，作为基础科学观念必须符合理性的规律才具备合理性。这样的标准才能保证科学的认识不受个体和文化差异的影响而具有普适的真理性。但如果严格地按照这个衡量标准来判断，"躯体化"概念所依据的心因性解释（心理问题或压抑的心理冲突转化为生理问题）也未必具有足够的合理性。

这一类现象不仅在不同文化群体之间引发混淆，在具有普适性的科学体系内部也是如此。中西方在身心观上整体论或二元论的差异并不是从一开始就截然分明的，而且单纯的整体论或二元论也并不是导致问题的主要原因。至少在医学这个领域，不论是中国还是欧洲国家及其他国家各种文化中，长期以来都将处理的对象视为一个整体的"人体"，而对其的功能可以灵活的方式归入精神或肉体的任何一方。当还不存在"心理"这个范畴的时候，部分情绪、行为的问题可能作为某些疾病的表现或症状出现在医学的讨论中，某些现在判定为精神病性的现象可能被视为灵魂、精神的问题交给宗教去处理，其他社会心理的问题可能属于伦理道德的管辖范畴。而科学观念打破了传统社会的这种分类方式。对于身心观来说，机械二元论不只是将躯体和心智做了二元分离，更关键的是还决定了将两者都视为一种"机器"，使其成为科学认识的客体。躯体被机械化导致了生活的医学化，使疾病分类和医学专科越来越细化，而心智被客体化则导致心理学和精神病学的诞生，让原来的宗教、道德或生活问题变成了科学问题，让偏差被病态化。

另外，同样是被机器化，躯体和心智的科学却又暗含着一个区别。从古至今，医学始终是以身体为对象。科学的观念和方法改变医学，更多的只是使其细化，并没有另起炉灶。而研究心智的科学作为新的学科，则需要建构起自己的认识对象。研究身体和研究心智的系统都属于科学，但却在很大程度上难以结合。从机械二元论后，很多理论试图在科学的体系上连接和统一身、心这两个系统，但至今为止也没有一个能够让所有相关学

214

科都接受和满意的回答。

在以上这些背景下，科学对不明原因躯体疾痛的解释面临着一个重要的问题：其本质究竟是躯体还是心理问题？在当前身心仍然需要得到明确区分的科学体系中，这是一个必须要回答的本体论问题。而"躯体化"实际上是源自从心理动力学转换观点延续而来的心因性观点，也就是由心理原因导致躯体症状。这种理论将此类躯体疾痛的本质确定在心理的范畴内。那么，躯体和心理之间就必须能够建立科学的因果联系。心理动力学的观点在心理的科学范畴中解释建构起的心理对象因果关系时，在很长一段时间里是受到同行承认的。但要将它的病因病理模型移植到医学领域，去解释看起来属于身体的问题，就要按照医学标准衡量。而心因论所假设的机制从现代医学的实验标准来看始终是未被证明的。反精神病学观点的一个核心就在于精神和心理疾病缺乏硬性的"真实性"。因此，"躯体化"所面对的批评其实也可以视为整个精神病学遭到批判的一个小小的缩影。

直到现在，学术界对于究竟应该如何解释原因不明的躯体疾痛仍然缺乏统一的看法。而从目前心身医学、神经科学等研究的发展可以看到，"躯体化"现象也许要走向多种解释并存，不同领域和场合使用不同解释的未来。无可讳言，在未来，多数躯体疾痛仍然要在西方现代医学的框架下予以解释和解决；医学是否可以解释也仍然要作为判断躯体疾痛性质的合理标准。这在很大程度上源于医学观念背后的物质基础：现代社会的"心理化"并不一定比传统社会的"躯体化"更优越，而是因为其文明载体更强。这种载体就是工业文明带来的现代生活方式。工业文明在扩张中的实力证明了其自身的先进性，让全世界都趋向这个生活方式发展。与此生活方式相搭配的医学观念和体制涉及从个体到社会的各个方面，包括影响了"躯体化"现象在中国实际表现的疾痛反应，以及与其相匹配的医疗实践方式。

当然，本书也有许多未尽之处，特别是在解释差异与客观生理－心理机制的交互作用，以及其更广阔的社会外延方面。分类学的"高级"逻辑与受限于技术而向不那么科学的模式"妥协"的诊疗实践，这两者的不匹配最终还是要在医学的具体社会实践场域得到解决。也许，中国人自身的症状表达和反应方式从来也没有太大的变化，而现代精神病学不断改进的概念和标准却总是希望用自己的观点分解和重新组合这些反应。由此引发的问题就是，中国传统观念影响下的患者行为与医学的理解及治疗方式不能协调，随之产生了医疗实践中的相关阻碍和冲突。当然，这并不意味着西方现代医学的分类和理解对中国人没有意义，毕竟理清疾病的源头对于进一步的科学研究是必须的，这是仅仅使用传统中医解释所做不到的。只是在具体的实践活动中，研究者和治疗者可能都需要灵活地对待"躯体化"问题：不是僵化地固守源自一种文化或一类专业知识的观念，而是按照实际情况从不同的视角看待问题，如体会本土患者的感受，或从中医辨证施治的理念上寻找本土个体化疗愈（而非仅仅是针对疾病的治疗）的新启发。通过灵活应用本土文化的视角，也许能够发现更多理解和疗愈本土"躯体化"问题的崭新途径。

参 考 文 献

中 文 文 献

12 地区精神疾病流行病学调查协作组：《12 地区神经症流行学调查》，
　　《中华神经精神科杂志》1986 年第 19 卷第 2 期（a）。

12 地区精神疾病流行病学调查协作组：《国内 12 地区精神疾病流行病学
　　调查的方法及资料分析》，《中华神经精神科杂志》，1986 年第 19 卷
　　第 2 期（b）。

12 地区精神疾病流行病学调查协作组：《情感性精神病的流行学调查》，
　　《中华神经精神科杂志》1986 年第 19 卷第 2 期（c）。

包祖晓，田青，陈宝君等：《抑郁症与中医虚劳病相关性的探讨》，《中医
　　药学报》，2010 年第 38 卷第 1 期。

〔英〕波特：《剑桥医学史》，张大庆等译，长春，吉林人民出版社，
　　2000，第 495－498 页。

〔英〕波特：《剑桥插图医学史》，张大庆主译，济南，山东画报出版社，
　　2007，第 51，59，70，35 页。

〔英〕布鲁尔：《知识和社会意象》，陈兼，刘昶译，北京，中国人民大学
　　出版社，2014，第 3－7 页。

陈蓓：《中医辨证论治》，南京，江苏科学技术出版社，2011，第 2－3 页。

陈灏珠，林果为：《实用内科学》，北京，人民卫生出版社，2009，第 13
　　版，第 1648 页。

陈建华，周淑荣：《综合医院心理咨询门诊中精神障碍患者的躯体主诉》，
　　《中国心理卫生杂志》1995 年第 9 卷第 3 期。

陈秋生：《中医经络实质研究的新进展》，《针刺研究》2021 年第 6 期。

陈子晨：《心身疾痛现象的解释和分类模式》，《中国社会心理学会 2019 年
　　学术年会专题论坛"社会心态和情感治理"》，长春，2019 年 7 月。

陈子晨：《疾病的概念隐喻及其社会心理效应》，《广东社会科学》2020 年

第 6 期。

陈祉妍，王雅芯，郭菲等：《国民心理健康素养调查》，傅小兰，张侃《中国国民心理健康发展报告（2017～2018）》，北京，社会科学文献出版社，2019，第 220－263 页。

〔苏〕达魏坚柯夫：《巴甫洛夫关于人的神经症及其治疗的学说》，张玮，范兆昀译，北京，人民卫生出版社，1953，第 1－13 页。

董家鸿：《迈向"精准医学"时代》，《新华日报》2015 年 7 月 4 日。

〔法〕福柯：《古典时代疯狂史》，林志明译，北京，生活·读书·新知三联书店，2005，第 399，410，704，705 页。

〔法〕福柯：《知识考古学》，谢强，马月译，北京，生活·读书·新知三联书店，2007，第 3 版，第 1－19 页。

〔法〕福柯：《临床医学的诞生》，刘北城译，南京，译林出版社，2011，第 7－9，1，16－22，12 页。

〔奥〕弗洛伊德：《精神分析引论》，高觉敷译，北京，商务印书馆，1984，第 309－311 页。

国家卫生健康委员会：《中国卫生健康统计年鉴》，北京，中国协和医科大学出版社，2019，第 195 页。

韩俊红：《医学脱嵌于社会——当代西方社会医学化研究述评（1970－2010 年)》，《社会学研究》2020 年第 2 期。

何乏笔：《修身·个人·身体——对杨儒宾〈儒家身体观〉之反省》，《中国文哲研究通讯》1996 年第 10 卷第 3 期。

湖南医学院：《精神医学基础》，长沙，湖南科学技术出版社，1981，第 559－561 页。

胡献国：《医说成语》，北京，科学技术文献出版社，2007，第 7 页。

黄俊杰：《中国思想史中"身体观"研究的新视野》，《中国文哲研究集刊》2002 年第 20 卷。

〔英〕基托：《希腊人》，徐卫翔，黄韬译，上海，上海人民出版社，1998，第 223 页。

〔德〕卡西尔：《语言与神话》，于晓等译，北京，生活·读书·新知三联书店，1988，第 102－123 页。

〔美〕凯博文：《疾痛的故事》，上海，上海译文出版社，2018，第 1－3 页。

〔美〕孔飞力：《叫魂：1768 年中国妖术大恐慌》，陈兼，刘昶译，上海，上海三联书店，1999。

〔美〕库恩:《科学革命的结构》,金吾伦,胡新和译,北京,北京大学出版社,2003,第9-10页。

兰凤利,Friedrich G. Wallner:《取象比类——中医学隐喻形成的过程与方法》,《自然辩证法通讯》2014年第36卷第2期。

〔美〕莱考夫,〔美〕约翰逊:《我们赖以生存的隐喻》,何文忠译,杭州,浙江大学出版社,2015,第3页。

〔法〕莱维-斯特劳斯:《结构人类学》,谢维扬,俞宣孟译,上海,上海译文出版社,1995,第221-248页。

〔法〕莱维-斯特劳斯:《图腾制度》,渠东译,梅非校,上海,上海人民出版社,2002,第92-118页。

〔英〕劳埃德:《早期希腊科学:从泰勒斯到亚里士多德》,孙小淳译,上海,上海科技教育出版社,2004,第51页。

李飞,肖水源,黄志平等:《中国三城市精神健康素养调查》,《中国心理卫生杂志》2009年第12期。

李凤兰:《中国公众的心理疾病观:内容,结构及测量》(博士学位论文),武汉,华中师范大学,2015。

李凌江,周建松:《ICD-10神经症、应激相关障碍及躯体形式障碍诊断标准在中国的应用情况与修改建议》,《中国心理卫生杂志》2009年第7期。

李若建:《1950年华北地区的"割蛋"谣言》,《开放时代》2007年第3期。

〔日〕栗山茂久:《身体的语言:古希腊医学和中医之比较》,陈信宏,张轩辞译,上海,上海书店出版社,2009,第3-6,146页。

李淑然,沈渔,张维熙等:《中国七个地区神经症流行病学调查》,《中华精神科杂志》1998年第31卷第2期。

刘昌永:《精神病学》,北京,人民卫生出版社,1964,第174-176页。

罗夏红:《躯体症状障碍诊断标准可操作性研究》(博士学位论文),北京,北京协和医学院,2018。

吕小康,汪新建:《意象思维与躯体化症状:疾病表达的文化心理学途径》,《心理学报》2012年第44卷第2期。

吕小康,汪新建:《因果判定与躯体化:精神病学标准化的医学社会学反思》,《社会学研究》2013年第3期。

马俊亚:《恐惧重构与威权再塑:淮北"毛人水怪"历史背景研究》,《南京大学学报(哲学·人文科学·社会科学)》2013年第6期。

〔法〕莫斯科维奇:《社会表征》,管健,高文珺,俞容龄译,北京,中国人民大学出版社,2011,第47,56页。

倪红梅,王志红:《中医心身医学研究》,上海,上海科学技术出版社,2017,第65页。

皮国立:《近代中医的身体观和思想转型:唐宗海与中西医汇通时代》,北京,生活·读书·新知三联书店,2008,第348,362,402-403页。

〔德〕舍勒:《知识社会学问题》,艾彦译,南京,译林出版社,2014,第185-190页。

〔美〕塞尔:《表述和意义:言语行为研究》,北京,外语教学与研究出版社,2001,第76-116页。

宋亚芳,裴丽霞,李丹丹等:《对现代经络实质研究方向的质疑》,《中华中医药杂志》2017年第7期。

苏立昌:《英汉概念隐喻用法比较词典》,天津,南开大学出版社,2009。

〔英〕泰勒:《原始文化》,蔡江浓编译,杭州,浙江人民出版社,1988,第1页。

田静:《中医何以西医化》(硕士学位论文),南京,南京大学,2013。

王宏超:《巫术,技术与污名:晚清教案中“挖眼用于照相”谣言的形成与传播》,《学术月刊》2017年第49卷第12期。

王金荣,王德平,沈渔等:《中国七个地区情感性精神障碍流行病学调查》,《中华精神科杂志》1998年第31卷第2期。

汪新建,何伶俐:《精神疾病诊断标准中的神经衰弱与躯体化的跨文化分歧》,《南京师大学报(社会科学版)》2011年第5期。

汪新建,吕小康:《躯体与心理疾病:躯体化问题的跨文化视角》,《南京师大学报(社会科学版)》2010年第6期。

汪新建,吕小康:《从本土文化看中国人心理问题躯体化之成因》,天津,南开大学出版社,2019。

汪新建,王丽娜:《被放逐的心理:从疾病分类体系的演进看躯体化》,《南开学报(哲学社会科学版)》2013年第6期。

王祖承,廉彤:《DSM-5的诊断改变是否合理?》,《上海精神医学》2011年第23卷第2期。

吴家睿:《不能忽略的精确医学战略目标:构建疾病分类新标准》,《医学与哲学》2018年第1期。

〔美〕希雷,〔美〕利维:《跨文化心理学:批判性思维和当代应用》,侯玉波等译,北京,中国人民大学出版社,2012,第4版,第3页。

〔美〕肖特：《精神病学史——从收容院到百忧解》，韩健平，胡颖翀，李亚平译，上海，上海科技教育出版社，2007，第 89－90，33－40，134，137－138，402－405，148－155，361－367，131 页。

徐韬园：《中国精神病学四十年》，《上海精神医学》1989 年第新 1 卷第 1 期。

许又新：《躯体化障碍的诊断和性质》，《中国心理卫生杂志》2011 年第 25 卷第 7 期。

杨德森：《中国精神疾病分类方案与诊断标准制定工作的历史与现状》，《上海精神医学》1989 年第新 1 卷第 1 期。

杨靖康：《〈礼记·月令〉与〈吕氏春秋·十二纪〉异文考察》，《古籍整理研究学刊》2019 年第 2 期。

杨念群：《边界的重设：从清末有关"采生折割"的反教话语看中国人空间观念的变化》，《开放时代》2001 年第 12 期。

杨儒宾：《儒家身体观》，台北，中央研究院中国文哲研究所筹备处，1996。

杨儒宾：《中国古代思想中的气论及身体观》，台北，巨流图书公司，1993，第 3 页。

曾文星：《华人的心理与治疗》，北京，北京医科大学中国协和医科大学联合出版社，1997，第 160－161 页。

张岱年：《中国哲学大纲——中国哲学问题史》，北京，昆仑出版社，2010，第 195 页。

张俊龙，郭蕾：《中医藏象学》，北京，科学出版社，2001，第 2 页。

张维熙，沈渔，李淑然等：《中国七个地区精神疾病流行病学调查》，《中华精神科杂志》1998 年第 31 卷第 2 期。

张伯臾：《中医内科学》，上海，上海科学技术出版社，1985，第 281 页。

甄龙，徐改玲：《躯体形式障碍就诊、识别的现状和思考》，《国际精神病学杂志》2012 年第 3 期。

中国社会科学院语言研究所词典编辑室：《现代汉语词典（第 7 版）》，北京，商务印书馆，2016，第 7 版，第 1158 页。

中国医学百科全书编辑委员会：《中国医学百科全书：29 症状学》，上海，上海科学技术出版社，1986，第 1 页。

中华医学会精神科分会：《中国精神障碍分类与诊断标准》，济南，山东科学技术出版社，2001，第 3 版，第 3 页。

周光庆：《汉语词义引申中的文化心理》，《华中师范大学学报（哲学社会科学版）》1992 年第 5 期。

英 文 文 献

Adams, K. M., Lindell, K. C., Kohlmeier, M. et al, 2006: "Status of nutrition education in medical schools", *The American Journal of Clinical Nutrition*, 83 (4).

Aggarwal, N. K., Cedeño, K., Guarnaccia, P. et al, 2016: "The meanings of cultural competence in mental health: an exploratory focus group study with patients, clinicians, and administrators", *SpringerPlus*, 5.

Allen, L. A., Escobar, J. I., Lehrer, P. M. et al, 2002: "Psychosocial treatments for multiple unexplained physical symptoms: a review of the literature", *Psychosomatic Medicine*, 64.

American Psychiatric Association, 1952: *Diagnostic and Statistical Manual of Mental Disorders*, Washington, DC: American Psychiatric Association Publishing, p. 29, 31.

American Psychiatric Association, 1968: *Diagnostic and Statistical Manual of Mental Disorders, Second Edition*, Washington, DC: American Psychiatric Association Publishing, pp. 46 - 47.

American Psychiatric Association, 1980: *Diagnostic and Statistical Manual of Mental Disorders, Third Edition*, Washington, DC: American Psychiatric Association Publishing, p. 241, pp. 243 - 244.

American Psychiatric Association, 2000: *Diagnostic and Statistical Manual of Mental Disorders, Fourth Edition, Text Revision: DSM-IV-TR*, Washington, DC: American Psychiatric Association Publishing, pp. 486 - 490, 898 - 903.

American Psychiatric Association, 2011: "Justification of criteria-somatic symptoms", Retrieved April 28, 2011, from http://www.dsm5.org/Documents/Somatic/Somatic% 20Symptom% 20Disorders% 20description% 20April% 2018,% 202011. pdf.

American Psychiatric Association, 2012: "DSM-5 Draft criteria: J00 somatic symptom disorder", Retrieved April 28, 2012, from http://www.dsm5.org/ProposedRevisions/Pages/proposedrevision. aspx? rid = 368.

American Psychiatric Association, 2013: *Diagnostic and Statistical Manual of Mental Disorders*, *Fifth Edition*, Arlington, VA, American Psychiatric Association, p. 311, 160.

American Psychological Association, 2017: "Multicultural guidelines: an ecological approach to context, identity, and intersectionality", Retrieved December, 2018, from http://www. apa. org/about/policy/multicultural-guidelines. pdf.

Amit, D. J., 1995: "The Hebbian paradigm reintegrated: local reverberations as internal representations", *Behavioral and Brain Sciences*, 18 (4).

Andreski, P., Chilcoat, H., Breslau, N., 1998: "Post-traumatic stress disorder and somatization symptoms: a prospective study", *Psychiatry Research*, 79 (2).

Arendt, H., 1977: *The Life of the Mind*, Orlando, FL, US, Harcourt, pp. 98 – 125.

Arnow, B. A., 2003: "Relationships between childhood maltreatment, adult health and psychiatric outcomes, and medical utilization", *The Journal of Clinical Psychiatry*, 65 (Suppl 12).

Atmaca, M., Sirlier, B., Yildirim, H. et al, 2011: "Hippocampus and amygdalar volumes in patients with somatization disorder", *Progress in Neuro-Psychopharmacology & Biological Psychiatry*, 35 (7).

Bäärnhielm, S., 2005: "Making sense of different illness realities: Restructuring of illness meaning among Swedish-born women", *Nordic Journal of Psychiatry*, 59 (5).

Bagby, R. M., Parker, J. D. A., Taylor, G. J., 1994: "The twenty-item Toronto alexithymia scale-I. item selection and cross-validation of the factor structure", *Journal of Psychosomatic Research*, 38 (1).

Barnert, A. L., Terry, E. E., Persellin, R. H., 1975: "Acute rheumatic fever in adults", *JAMA: The Journal of the American Medical Association*, 232 (9).

Barsky, A. J., 2001: "Palpitations, arrhythmias, and awareness of cardiac activity", *Annals of Internal Medicine*, 134 (9).

Barsky, A. J., Borus, J. F., 1999: "Functional somatic syndromes", *Annals of Internal Medicine*, 130 (11).

Barsky, A. J., Coeytaux, R. R., Ruskin, J. N., 1994: "Psychiatric disorders in medical outpatients complaining of palpitations", *Journal of General Internal Medicine*, 9 (6).

Barsky, A. J, Wyshak, G., Klerman, G. L., 1990: "The somatosensory amplifification scale and its relationship to hypochondriasis", *Journal of Psychiatric Research*, 24 (4).

Baumeister, H., Härter, M, 2007: "Prevalence of mental disorders based on general population surveys", *Social Psychiatry and Psychiatric Epidemiology*, 42 (7).

Beard, G., 1869: "Neurasthenia, or nervous exhaustion", *The Boston Medical and Surgical Journal*, 80 (13).

Beard, G. M., 1873: "The treatment of insanity by electricity", *The British Journal of Psychiatry*, 19 (87).

Beard, G. M., 1881: *American Nervousness*, New York, Putnam, p. 12.

Beck, M., Matschinger, H., Angermeyer, M. C., 2003: "Social representations of major depression in west and east Germany", *Social Psychiatry and Psychiatric Epidemiology*, 38 (9).

Beeman, W. O., 1985: "Dimensions of dysphoria: the view from linguistic anthropology", Kleinman, A., Good, B. (Eds.), *Culture and depression: studies in the anthropology and cross-cultural psychiatry of affect and disorder*, Berkeley, University of California Press, pp. 216 − 243.

Bhatia, M. S., Malik, S. C., 1991: "Dhat syndrome-a useful diagnostic entity in Indian culture", *The British Journal of Psychiatry*, 159 (5).

Biermann, M., Vonderlin, R., Mier, D. et al, 2021: "Predictors of psychological distress and coronavirus fears in the first recovery phase of the coronavirus disease 2019 pandemic in Germany", *Frontiers in Psychology*, 12.

Blumhagen, D. W., 1981: "On the nature of explanatory models", *Culture Medicine and Psychiatry*, 5 (4).

Boeckle, M., Schrimpf, M., Liegl, G. et al, 2016: "Neural correlates of somatoform disorders from a meta-analytic perspective on neuroimaging studies", *NeuroImage. Clinical*, 11.

Bogaerts, K., Millen, A., Li, W., et al, 2008: "High symptom reporters are less interoceptively accurate in a symptom-related context", *Journal of Psychosomatic Research*, 65 (5).

Borsboom, D., 2017: "A network theory of mental disorders", *World Psychiatry*, 16 (1).

Borsboom, D., Cramer, A. O. J., 2013: "Network analysis: an integrative approach to the structure of psychopathology", *Annual Review of Clinical Psychology*, 9.

Borsboom, D., Cramer, A., Kalis, A., 2018: "Brain disorders? not really: why network structures block reductionism in psychopathology research", *Behavioral & Brain Sciences*, 42 (e2).

Bridges, K. W., Goldberg, D. P., 1985: "Somatic presentation of DSM Ⅲ psychiatric disorders in primary care", *Journal of Psychosomatic Research*, 29 (6).

Briquet, P., 1859: *Traite Clinique et Therapeutique de L'Hysterie*, Paris, J. B. Bailliere et Fils.

Brown, R. J., 2007: "Introduction to the special issue on medically unexplained symptoms: background and future directions", *Clinical Psychology Review*, 27 (7).

Brown, T. H., Kairiss, E. W., Keenan, C. L., 1990: "Hebbian synapses: biophysical mechanisms and algorithms", *Annual Review of Neuroscience*, 13 (1).

Browning, M., Fletcher, P., Sharpe, M., 2011: "Can neuroimaging help us to understand and classify somatoform disorders? A systematic and critical review", *Psychosomatic Medicine*, 73 (2).

Brunello, N., Davidson, J. R., Deahl, M. et al, 2001: "Posttraumatic stress disorder: diagnosis and epidemiology, comorbidity and social consequences, biology and treatment", *Neuropsychobiology*, 43 (3).

Cameron, L. D., Leventhal, H., 2003: *The Self-Regulation of Health and Illness Behaviour*. London, Routledge.

Chang, W. C., 1985: "A cross-cultural study of depressive symptomology", *Culture, Medicine and Psychiatry*, 9 (3).

Chentsova-Dutton, Y. E., Tsai, J. L., 2010: "Self-focused attention and emotional reactivity: the role of culture", *Journal of Personality and Social Psychology*, 98 (3).

Cheon, B. K., Chiao, J. Y., 2012: "Cultural variation in implicit mental illness stigma", *Journal of Cross-Cultural Psychology*, 43 (7).

Cheung, F. M., 1995: "Facts and myths about somatization among the Chinese", Lin, T. Y., Tseng, W. S., Yeh, E. K. (Eds.), *Chinese Societies and Mental Health*, Hong Kong, Oxford University Press, p. 166.

Cheung, F. M., Lau, B. W., 1982: "Situational variations of help-seeking behavior among Chinese patients", *Comprehensive Psychiatry*, 23 (3).

Cheung, F. M, Lau, B. W, Wong, S. W., 1984: "Paths to psychiatric care in Hong Kong", *Culture Medicine and Psychiatry*, 8 (3).

Cohen, K., Auld, F., Brooker, H., 1994: "Is alexithymia related to psychosomatic disorder and somatizing?", *Journal of Psychosomatic Research*, 38 (2).

Collins, F. S., Varmus, H., 2015: "A new initiative on precision medicine", *New England Journal of Medicine*, 372 (9).

Corrigan, P. W., 1998: "The impact of stigma on severe mental illness", *Cognitive & Behavioral Practice*, 5 (2).

Craig, T., Boardman, A., 1990: "Somatization in primary care settings", Bass, C. (Ed.), *Somatization: Physical Symptoms and Psychological Illness*, Oxford, Blackwell, pp. 73 – 104.

Creed, F., Barsky, A., 2004: "A systematic review of the epidemiology of somatization disorder and hypochondriasis", *Journal of Psychosomatic Research*, 56 (4).

Creed, F., 2006: "Should general psychiatry ignore somatization and hypochondriasis?", *World Psychiatry*, 5 (3).

Creed, F., 2009: "Medically unexplained symptoms—blurring the line between "mental" and "physical" in somatoform disorders", *Journal of Psychosomatic Research*, 67 (3).

Creed, F., Gureje, O., 2012: "Emerging themes in the revision of the classification of somatoform disorders", *International Review of Psychiatry*, 24 (6).

Creed, F., Guthrie, E., Fink, P. et al, 2010: "Is there a better term than 'Medically unexplained symptoms'?", *Journal of Psychosomatic Research*, 68 (1).

Davidson, D., 1978: "What metaphors mean", *Critical Inquiry*, 5 (1).

Davidson, J. R., Stein, D. J., Shalev, A. Y. et al, 2004: "Posttraumatic stress disorder: acquisition, recognition, course, and treatment", *The Journal of*

Neuropsychiatry and Clinical Neurosciences, 16 (2).

Davis, D. L., Whitten, R. G., 1988: "Medical and popular traditions of nerves", *Social Science & Medicine*, 26 (12).

Deary, V., Chalder, T., Sharpe, M., 2007: "The cognitive behavioural model of medically unexplained symptoms: a theoretical and empirical review", *Clinical Psychology Review*, 27 (7).

De Palma, G., Blennerhassett, P., Lu, J. et al, 2015: "Microbiota and host determinants of behavioural phenotype in maternally separated mice", *Nature Communications*, 6.

Dere, J., Falk, C. F., Ryder, A. G., 2016: "Unpacking cultural differences in alexithymia: the role of cultural values among Euro-Canadian and Chinese-Canadian students", *Journal of Cross-Cultural Psychology*, 43 (8).

Dimsdale, J., 2011: "Medically unexplained symptoms: a treacherous foundation for somatoform disorders?", *Psychiatric Clinics of North America*, 34 (3).

Dimsdale, J., Creed, F., 2009: "The proposed diagnosis of somatic symptom disorders in DSM-V to replace somatoform disorders in DSM-Ⅳ — A preliminary report", *Journal of Psychosomatic Research*, 66 (6).

Dimsdale, J., Patel, V., Xin, Y. et al, 2007: "Somatic presentations — A challenge for DSM-5", *Psychosomatic Medicine*, 69.

Dimsdale, J., Sharma, N., Sharpe, M., 2011: "What do physicians think of somatoform disorders?", *Psychosomatics*, 52 (2).

Dinga, R., Schmaal, L., Penninx, B. et al, 2019: "Evaluating the evidence for biotypes of depression: methodological replication and extension of Drysdale et al. (2017)", *NeuroImage. Clinical*, 22.

Dion, K. L., 1996: "Ethnolinguistic correlates of alexithymia: toward a cultural perspective", *Journal of Psychosomatic Research*, 41 (6).

Dohrenwend, A., Skillings, J. L., 2009: "Diagnosis-specific management of somatoform disorders: moving beyond 'vague complaints of pain'", *The Journal of Pain*, 10 (11).

Down, J. L. H., 1867: "Observations on an ethnic classification of idiots", *Journal of Mental Science*, 13 (1).

Drysdale, A. T., Grosenick, L., Downar, J. et al, 2017: "Resting-state connectivity biomarkers define neurophysiological subtypes of depression",

Nature Medicine, 23（1）.

Dubois, P., 1904：*The Psychic Treatment of Nervous Disorders*（6th ed.）, New York, Funk and Wagnalls.

Engel, G. L., 1977："The need for a new medical model: a challenge for biomedicine", *Science*, 196（4286）.

Epel, E. S., Crosswell, A. D., Mayer, S. E. et al, 2018："More than a feeling: a unified view of stress measurement for population science", *Frontiers in Neuroendocrinology*, 49.

Eriksen, H. R., Svendsrod, R., Ursin, G. et al, 1998："Prevalence of subjective health complaints in the Nordic European countries in 1993", *The European Journal of Public Health*, 8（4）.

Escobar, J. I., 1987："Cross-cultural aspects of the somatization trait", *Hospital & Community Psychiatry*, 38（2）.

Escobar, J. I., Rubio-Stipec, M., Canino, G. et al, 1989："Somatic Symptom Index（SSI）: a new and abridged somatization construct: Prevalence and epidemiological correlates in two large community samples", *The Journal of Nervous and Mental Disease*, 177（3）.

Escobar, J. I., Gara, M., Cohen, S. R. et al, 1998："Somatisation disorder in primary care", *British Journal of Psychiatry*, 173.

Evans, A. S., 1976："Causation and disease: the Henle-Koch postulates revisited", *The Yale Journal of Biology and Medicine*, 49（2）.

Evengård, B., Schacterle, R. S., Komaroff, A. L., 1999："Chronic fatigue syndrome: new insights and old ignorance", *Journal of Internal Medicine*, 246（5）.

Fabrega, H., 2000："The feeling of what happens: body and emotion in the making of consciousness", *Psychiatric Services*, 51（12）.

Fava, M., Rush, A. J., Alpert, J. E. et al, 2008："Difference in treatment outcome in outpatients with anxious versus nonanxious depression: a STAR * D report", *American Journal of Psychiatry*, 165（3）.

Felger, J. C., Lotrich, F. E., 2013："Inflammatory cytokines in depression: neurobiological mechanisms and therapeutic implications", *Neuroscience*, 246.

Fernandes, B. S., Williams, L. M., Steiner, J. et al, 2017："The new field of ' precision psychiatry' ", *BMC Medicine*, 15（1）.

Fink, P., Ornbel, E., Toft, T. et al, 2004："A new, empirically established hypochondriasis diagnosis", *American Journal of Psychiatry*, 161 (9).

Fink, P., Schröder, A., 2010: "One single diagnosis, bodily distress syndrome, succeeded to capture 10 diagnostic categories of functional somatic syndromes and somatoform disorders", *Journal of Psychosomatic Research*, 68 (5).

Fletcher, C. M., 2006: "Environmental sensitivity: equivocal illness in the context of place", *Transcultural Psychiatry*, 43 (1).

Foster, J. A., McVey Neufeld, K. A., 2013: "Gut-brain axis: how the microbiome influences anxiety and depression", *Trends in Neurosciences*, 36 (5).

Frances, A., 2013: "The new somatic symptom disorder in DSM-5 risks mislabeling many people as mentally ill", *British Medical Journal*, 346.

Fu, X., Zhang, F., Liu, F. et al, 2019: "Editorial: brain and somatization symptoms in psychiatric disorders", *Frontiers in Psychiatry*, 10.

Fu, X., Zhang, F., Huang, M. et al, 2022: "Editorial: brain and somatization symptoms in psychiatric disorders, volume Ⅱ", *Frontiers in Psychiatry*, 13.

Fuller, K., 2002: "Eradicating essentialism from cultural competency education", *Academic Medicine*, 77 (3).

Gallant, J. E., Somani, J., Chaisson, R. E. et al, 1992: "Diagnostic accuracy of three clinical case definitions for advanced HIV disease", *Aids*, 6 (3).

Garcia-Campayo, J., Campos, R., Marcos, G. et al, 1996: "Somatisation in primary care in Spain: Ⅱ. Differences between somatisers and psychologisers. Working Group for the Study of the Psychiatric and Psychosomatic Morbidity in Zaragoza", *The British Journal of Psychiatry*, 168 (3).

Gardner, R. M, Morrell, J. A, Ostrowski, T. A., 1990: "Somatization tendencies and ability to detect internal body cues", *Perceptual & Motor Skills*, 71 (2).

Gaynes, B. N., Warden, D., Trivedi, M. H., et al, 2009: "What did STAR*D teach us? Results from a large-scale, practical, clinical trial for patients with depression", *Psychiatric Services*, 60 (11).

GBD 2019 Mental Disorders Collaborators, 2022: "Global, regional, and national burden of 12 mental disorders in 204 countries and territories, 1990-2019: a systematic analysis for the Global Burden of Disease Study

2019", *The Lancet Psychiatry*, 9 (2).

Ghanizadeh, A., Firoozabadi, A., 2012: "A review of somatoform disorders in DSM-Ⅳ and somatic symptom disorders in proposed DSM-V", *Psychiatria Danubina*, 24 (4).

Gillespie, N., Kirk, K. M., Heath, A. C. et al, 1999: "Somatic distress as a distinct psychological dimension", *Social Psychiatry and Psychiatric Epidemiology*, 34 (9).

Ginsburg, G. S., Mccarthy, J. J., 2001: "Personalized medicine: revolutionizing drug discovery and patient care", *Trends in Biotechnology*, 19 (12).

Goetz, C. G., 2001: "Poor Beard!! Charcot's internationalization of neurasthenia, the 'American disease'", *Neurology*, 57 (3).

Goldberg, D., 1996: "A dimensional model for common mental disorders", *The British Journal of Psychiatry*, 168 (30).

Goldenberg, J. L., Pyszczynski, T., Greenberg, J. et al, 2000: "Fleeing the body: A terror management perspective on the problem of human corporeality", *Personality and Social Psychology Review*, 4 (3).

Good, B. J., 1977: "The heart of what's the matter the semantics of illness in Iran", *Culture, Medicine and Psychiatry*, 1 (1).

Gordon, E., Kraiuhin, C., Kelly, P. et al, 1986: "A neurophysiological study of somatization disorder", *Comprehensive Psychiatry*, 27 (4).

Guarnaccia, P. J., 1993: "Ataques de nervios in Puerto Rico: Culture-bound syndrome or popular illness?", *Medical Anthropology*, 15 (2).

Guinness, E. A., 1992: "Profile and prevalence of the brain fag syndrome: psychiatric morbidity in school populations in Africa", *The British Journal of Psychiatry Supplement*, 160 (S16).

Gureje, O., 2015: "Classification of somatic syndromes in ICD-11", *Current Opinion in Psychiatry*, 28 (5).

Guo, W., Liu, F., Chen, J. et al, 2017: "Anatomical distance affects cortical-subcortical connectivity in first-episode, drug-naive somatization disorder", *Journal of Affective Disorders*, 217.

Halbreich, U., Alarcon, R. D., Calil, H. et al, 2007: "Culturally-sensitive complaints of depressions and anxieties in women", *Journal of Affective Disorders*, 102 (1).

Hamburg, M. A., Collins, F. S., 2010: "The path to personalized medicine", *New England Journal of Medicine*, 363 (4).

Hanel, G., Henningsen, P., Herzog, W. et al, 2009: "Depression, anxiety, and somatoform disorders: vague or distinct categories in primary care? Results from a large cross-sectional study", *Journal of Psychosomatic Research*, 67 (3).

Härter, M., Baumeister, H., Reuter, K. et al, 2007: "Increased 12-month prevalence rates of mental disorders in patients with chronic somatic diseases", *Psychotherapy and Psychosomatics*, 76 (6).

Häuser, W., Hausteiner-Wiehle, C., Henningsen, P. et al, 2020: "Prevalence and overlap of somatic symptom disorder, bodily distress syndrome and fibromyalgia syndrome in the German general population: A cross sectional study", *Journal of Psychosomatic Research*, 133.

Henrich, J., Heine, S. J., Norenzayan, A., 2010: "The weirdest people in the world?", *Behavioral and Brain Sciences*, 33 (2−3).

Hijne, K., van Eck van der Sluijs, J. F., van Broeckhuysen-Kloth, S. A. M. et al, 2022: "Individual treatment goals and factors influencing goal attainment in patients with somatic symptom disorder from the perspective of clinicians: a concept mapping study", *Journal of Psychosomatic Research*, 154.

Hinton, D. E., Chhean, D., Fama, J. M. et al, 2007: "Gastrointestinal-focused panic attacks among Cambodian refugees: associated psychopathology, flashbacks, and catastrophic cognitions", *Journal of Anxiety Disorders*, 21 (1).

Hinton, D., Hinton, S., 2002: "Panic disorder, somatization, and the new cross-cultural psychiatry: the seven bodies of a medical anthropology of panic", *Culture, Medicine and Psychiatry*, 26 (2).

Hoehn-Saric, R., McLeod, D. R., Funderburk, F., et al, 2004: "Somatic symptoms and physiologic responses in generalized anxiety disorder and panic disorder: an ambulatory monitor study", *Archives of General Psychiatry*, 61 (9).

Hoge, E. A., Tamrakar, S. M., Christian, K. M. et al, 2006: "Cross-cultural differences in somatic presentation in patients with generalized anxiety disorder", *The Journal of Nervous and Mental Disease*, 194 (12).

Hsu, L. G., Folstein, M. F., 1997: "Somatoform disorders in Caucasian and

Chinese Americans", *The Journal of Nervous and Mental Disease*, 185 (6).

Huang, J., Cai, Y., Su, Y. et al, 2021: "Gastrointestinal symptoms during depressive episodes in 3256 patients with major depressive disorders: findings from the NSSD", *Journal of Affective Disorders*, 286.

Huang, Y., Wang, Y., Wang, H. et al, 2019: "Prevalence of mental disorders in China: a cross-sectional epidemiological study", *The Lancet Psychiatry*, 6 (3).

Hunt, L. M., Jordan, B., Irwin, S., 1989: "Views of what's wrong: diagnosis and patients' concepts of illness", *Social Science & Medicine*, 28 (9).

Hüsing, P., Löwe, B., Toussaint, A., 2018: "Comparing the diagnostic concepts of ICD-10 somatoform disorders and DSM-5 somatic symptom disorders in patients from a psychosomatic outpatient clinic", *Journal of Psychosomatic Research*, 113.

Ingram, R. E., Siegle, G., 1999: "Social and cognitive aspects", *The Oxford Textbook of Psychopathology*, 4.

Insel, T. R., 2014: "The NIMH research domain criteria (RDoC) project: Precision medicine for psychiatry", *American Journal of Psychiatry*, 171 (4).

Insel, T., Cuthbert, B., Garvey, M. et al, 2010: "Research domain criteria (RDoC): Toward a new classification framework for research on mental disorders", *American Journal of Psychiatry*, 167 (7).

Institute of Medicine, 2015: *Beyond myalgic encephalomyelitis/chronic fatigue syndrome: Redefining an illness*, Washington, DC, The National Academies Press.

Interian, A., Guarnaccia, P. J., Vega, W. A. et al, 2005: "The relationship between ataque de nervios and unexplained neurological symptoms: a preliminary analysis", *The Journal of Nervous and Mental Disease*, 193 (1).

Isaac, M., Janca, A., Burke, K. C. et al, 1995: "Medically unexplained somatic symptoms in different cultures. A preliminary report from phase I of the World Health Organization International Study of Somatoform Disorders", *Psychotherapy and Psychosomatics*, 64 (2).

Isaac, M., Janca, A., Orley, J., 1996: "Somatization - a culture-bound or universal syndrome?", *Journal of Mental Health*, 5 (3).

Janca, A., Isaac, M., Bennett, L. A. et al, 1995: "Somatoform disorders in different cultures-a mail questionnaire survey", *Social psychiatry and Psychiatric Epidemiology*, 30 (1).

Janca, A., Burke Jr, J. D., Isaac, M. et al, 1995: "The World Health Organization somatoform disorders schedule. A preliminary report on design and reliability", *European Psychiatry*, 10 (8).

Janca, A., Isaac, M., 1997: "ICD-10 and DSM-Ⅳ symptoms of somatoform disorders in different cultures", *The Keio Journal of Medicine*, 46 (3).

Jaynes, J., 2000: *The Origins of Consciousness in The Breakdown of The Bicameral Mind*, New York, US, Houghton Mifflin Company, pp. 48 – 66.

Jegede, R. O., 1983: "Psychiatric illness in African students: 'brain fag' syndrome revisited", *Canadian Journal of Psychiatry*, 28 (3).

Jensen, J. C., Haahr, J. P., Frost, P. et al, 2012: "The significance of health anxiety and somatization in care-seeking for back and upper extremity pain", *Family Practice*, 29 (1).

Jewson, N. D., 1976: "The disappearance of the sick man from medical cosmology, 1770 – 1870", *Sociology*, (10).

Jing, L., Gill, N. S., Teodorczuk, A. et al, 2019: "The efficacy of cognitive behavioural therapy in somatoform disorders and medically unexplained physical symptoms: a meta-analysis of randomized controlled trials", *Journal of Affective Disorders*, 245.

Kandel, E. R., 1999: "Biology and the future of psychoanalysis: a new intellectual framework for psychiatry revisited", *American Journal of Psychiatry*, 156 (4).

Kapur, S., Phillips, A. G., Insel, T. R., 2012: "Why has it taken so long for biological psychiatry to develop clinical tests and what to do about it?", *Molecular Psychiatry*, 17 (12).

Karvonen, J. T., Joukamaa, M., Herva, A. et al, 2007: "Somatization symptoms in young adult finnish population-associations with sex, educational level and mental health", *Nordic Journal of Psychiatry*, 61 (3).

Kelly, G. R., Mamon, J. A., Scott, J. E., 1987: "Utility of the health belief model in examining medication compliance among psychiatric outpatients",

Social Science & Medicine, 25 (11).

Kelly, G. A., 1991: *The psychology of personal constructs: Volume one - A theory of personality*, London, Routledge.

Kelsall, H., Sim, M., McKenzie, D. et al, 2006: "Medically evaluated psychological and physical health of Australian Gulf War veterans with chronic fatigue", *Journal of Psychosomatic Research*, 60 (6).

Kessler, R. C., McGonagle, K. A., Zhao, S. et al, 1994: "Lifetime and 12-month prevalence of DSM-Ⅲ-R psychiatric disorders in the United States: results from the national comorbidity survey", *Archives of General Psychiatry*, 51 (1).

Keysers, C., Perrett, D. I., 2004: "Demystifying social cognition: a Hebbian perspective", *Trends in Cognitive Sciences*, 8 (11).

Keysers, C., Gazzola, V., 2006: "Towards a unifying neural theory of social cognition", *Progress in Brain Research*, 156.

Kirmayer, L. J., 1984a: "Culture, affect and somatization part Ⅰ", *Transcultural Psychiatry*, 21 (3).

Kirmayer, L. J., 1984b: "Culture, affect and somatization part Ⅱ", *Transcultural Psychiatry*, 21 (3).

Kirmayer, L. J., 1987: "Languages of suffering and healing: alexithymia as a social and cultural process", *Transcultural Psychiatry*, 24.

Kirmayer, L. J., 1989: "Cultural variations in the response to psychiatric disorders and emotional distress", *Social Science & Medicine*, 29 (3).

Kirmayer, L. J., 2005: "Culture, context and experience in psychiatric diagnosis", *Psychopathology*, 38 (4).

Kirmayer, L. J., 2007: "On the cultural mediation of pain", Shelemay, K., & Coakley S., (eds.), *Pain and Its Transformations: The Interface of Biology and Culture*, Cambridge, MA, Harvard University Press, pp. 363 - 401.

Kirmayer, L. J., Groleau, D., Looper, K. J. et al, 2004: "Explaining medically unexplained symptoms", *The Canadian Journal of Psychiatry*, 49 (10).

Kirmayer L. J., Robbins, J. M., 1991: "Three forms of somatization in primary care: prevalence, co-occurrence and sociodemographic characteristics", *Journal of Nervous & Mental Disorder*, 179 (11).

Kirmayer, L. J., Robbins, J. M., Dworkind, M. et al, 1993: "Somatization and the recognition of depression and anxiety in primary care", *The American*

Journal of Psychiatry, 150 (5).

Kirmayer, L. J., Robbins, J. M., Paris, J., 1994: "Somatoform disorders: Personality and the social matrix of somatic distress", *Journal of Abnormal Psychology*, 103 (1).

Kirmayer, L. J., Sartorius, N., 2007: "Cultural models and somatic syndromes", *Psychosomatic Medicine*, 69 (9).

Kirmayer, L. J., Young, A., 1998: "Culture and somatization: clinical, epidemiological, and ethnographic perspectives", *Psychosomatic Medicine*, 60 (4).

Klaus, K., Rief, W., Brähler, E. et al, 2013: "The distinction between 'medically unexplained' and 'medically explained' in the context of somatoform disorders", *International Journal of Behavioral Medicine*, 20 (2).

Kleinman, A., 1977: "Depression, somatization and the 'new cross-cultural psychiatry'", *Social Science & Medicine* (1967), 11 (1).

Kleinman, A., 1980: *Patients and healers in the context of culture: An exploration of the borderland between anthropology, medicine and psychiatry*, Berkeley, CA, University of California Press, p. 105, 25, 73, 106, 109, 131.

Kleinman, A., 1982: "Neurasthenia and depression: a study of somatization and culture in China", *Culture, Medicine and Psychiatry*, 6 (2).

Kleinman, A., 1983: "The cultural meanings and social uses of illness. A role for medical anthropology and clinically oriented social science in the development of primary care theory and research", *Journal of Family Practice*, 16 (3).

Kleinman, A., 1995: *Writing at the margin: discourse between anthropology and medicine*, Los Angeles, CA, University of California Press, p. 7.

Kleinman, A., Anderson, J. M., Finkler, K. et al, 1986: "Social origins of distress and disease: depression, neurasthenia, and pain in modern China", *Current Anthropology*, 24 (5).

Kleinman, A., Eisenberg, L., Good, B., 2006: "Culture, illness, and care: clinical lessons from anthropologic and cross-cultural research", *The Journal of Lifelong Learning in Psychiatry*, 4 (1).

Kleinman, A., Estrin, G. L., Usmani, S. et al, 2016: "Time for mental health to come out of the shadows", *Lancet*, 387 (10035).

Kleinman, A., Kleinman, J., 1985: "Somatization: the interconnections in Chinese society among culture, depressive experiences, and the meanings of pain", Kleinman, A. K., Good, B. (Eds.), *Culture and Depression: Studies in the Anthropology and Cross-Cultural Psychiatry of Affect and Disorder* (Vol. 16), California, US, University of California Press, pp. 429 –490.

Kleinman, A., Kleinman, J., 1995: "Remembering the cultural revolution: alienating pains and the pain of alienation/transformation", Lin, T. Y., Tseng, W. S., Yeh E. (Eds.), *Chinese Societies and Mental Health*, Hong Kong, Oxford University Press, pp. 141 –155.

Kleinstauber, M., Witthoft, M., Steffanowski, A. et al, 2014: "Pharmacological interventions for somatoform disorders in adults", *Cochrane Database of Systematic Reviews*, (11).

Koopman, C., Gill, M., Kazdin, A. E. (Eds.), 2000: *Encyclopedia of Psychology* (Vol. 7), Washington, DC, American Psychological Association.

Koelen, J. A., Houtveen, J. H., Abbass, A. et al, 2014: "Effectiveness of psychotherapy for severe somatoform disorder: meta-analysis", *British Journal of Psychiatry*, 204 (1).

Kremer, E. F., Sieber, W., Atkinson, J. H., 1985: "Spousal perpetuation of chronic pain behavior", *International Journal of Family Therapy*, 7 (4).

Kroenke, K., 2007: "Efficacy of treatment for somatoform disorders: a review of randomized controlled trials", *Psychosomatic Medicine*, 69 (9).

Kroenke, K., Jackson, J. L., 1998: "Outcome in general medical patients presenting with common symptoms: a prospective study with a 2-week and a 3-month follow-up", *Family Practice*, 15 (5).

Kroenke, K., Price, R. K., 1993: "Symptoms in the community: prevalence, classification, and psychiatric comorbidity", *Archives of Internal Medicine*, 153 (21).

Kuwabara, H., Otsuka, M., Shindo, M. et al, 2007: "Diagnostic classification and demographic features in 283 patients with somatoform disorder", *Psychiatry and Clinical Neurosciences*, 61 (3).

Kumar, D., 2016: "Stratified and precision medicine", Kumar, D.,

Antonarakis, S. (Eds.), *Medical and Health Genomics*, Oxford, NY, Academic Press, pp. 227 - 235.

Langer, S., 1954: *Philosophy in a New Key: A Study in the Symbolism of Reason, Rite, and Art*, New York, US, New American Library, pp. 112 - 116.

Lakoff, G., Kövecses, Z., 1987: "The cognitive model of anger inherent in American English", Holland, D., Quinn, N. (Eds.), *Cultural models in language and thought*, Cambridge, Cambridge University Press, pp. 195 - 221.

Lam, K. N., Marra, C., Salzinger, K., 2005: "Social reinforcement of somatic versus psychological description of depressive events", *Behaviour Research and Therapy*, 43 (9).

Lee, S., 1996: "Cultures in psychiatric nosology: the CCMD-2-R and international classification of mental disorders", *Culture Medicine & Psychiatry*, 20 (4).

Lee S., 1999: "Diagnosis postponed: shenjing shuairuo and the transformation of psychiatry in post-Mao China", *Culture Medicine & Psychiatry*, 23 (3).

Lee, S., Tsang, A., Zhang, M. Y. et al, 2007: "Lifetime prevalence and inter-cohort variation in DSM-IV disorders in metropolitan China", *Psychological Medicine*, 37 (1).

Leff, J. P., 1980: "The cross-cultural study of emotions", *Culture, Medicine and Psychiatry*, 1 (4).

Leff, J. P., 1988: *Psychiatry around the globe: a transcultural view*, London, Gaskell.

Leiknes, K. A., Finset, A., Moum, T. et al, 2007: "Course and predictors of medically unexplained pain symptoms in the general population", *Journal of Psychosomatic Research*, 62 (2).

Leonhart, R., de Vroege, L., Zhang, L. et al, 2018: "Comparison of the factor structure of the patient health questionnaire for somatic symptoms (PHQ-15) in Germany, the Netherlands, and China. A transcultural structural equation modeling (SEM) study", *Frontiers in Psychiatry*, 9.

Levy, S. R., Chiu, C., Hong, Y., 2012: "Lay theories and intergroup relations", *Group Processes & Intergroup Relations*, 9 (1).

Lin, K. M., 1983: "Hwa-Byung: a Korean culture-bound syndrome?",

American Journal of Psychiatry, 140（1）.

Lin, T. Y., 1989: "Neurasthenia revisited: its place in modern psychiatry", *Culture Medicine & Psychiatry*, 13（2）.

Link, B. G, Struening, E. L, Rahav, M. et al, 1997: "On stigma and its consequences: evidence from a longitudinal study of men with dual diagnoses of mental illness and substance abuse", *Journal of Health and Social Behavior*, 38（2）.

Lipowski, Z. J., 1967: "Review of consultation psychiatry and psychosomatic medicine II. Clinical aspects", *Psychosomatic Medicine*, 29（3）.

Lipowski, Z. J., 1988: "Somatization: the concept and its clinical application", *American Journal of Psychiatry*, 145（11）.

Littlewood, R., 1998: "Cultural variation in the stigmatisation of mental illness", *Lancet*, 352（9133）.

Liu, S. X., 1989: "Neurasthenia in China: modern and traditional criteria for its diagnosis", *Culture Medicine and Psychiatry*, 13（2）.

Lloyd, K. R., Jacob, K. S., Patel, V. et al, 1998: "The development of the short explanatory model interview (SEMI) and its use among primary-care attenders with common mental disorders", *Psychological Medicine*, 28（5）.

Lock, M., Wakewich-Dunk, P., 1990: "Nerves and nostalgia: expression of loss among Greek immigrants in Montreal", *Canadian Family Physician*, 36.

Löwe, B., Mundt, C., Herzog, W. et al, 2007: "Validity of current somatoform disorder diagnoses: perspectives for classification in DSM-V and ICD-11", *Psychopathology*, 41（1）.

Lumley, M. A., Norman, S., 1996: "Alexithymia and health care utilization", *Psychosomatic Medicine*, 58（3）.

Lynch, D. J., McGrady, A., Nagel, R. M. A. et al, 1999: "Somatization in family practice: comparing 5 methods of classification", *Primary Care Companion to the Journal of Clinical Psychiatry*, 1（3）.

Mangelli, L., Bravi, A., Fava, G. A. et al, 2009: "Assessing somatization with various diagnostic criteria", *Psychosomatics*, 50（1）.

Marin, C., Carron, R., 2002: "The origin of the concept of somatization", *Psychosomatics*, 43（3）.

Markowitz, F. E., 1998: "The effects of stigma on the psychological well-being and life satisfaction of persons with mental illness", *Journal of Health and Social Behavior*, 39 (4).

Markus, H. R., Kitayama, S., 1991: "Culture and the self: implications for cognition, emotion, and motivation", *Psychological Review*, 98 (2).

Martin, A., 2011: "Does a somatic causal attribution style qualify for a diagnostic criterion in somatoform disorders?", *Journal of Psychosomatic Research*, 70 (3).

Martin, A., Buech, A., Schwenk, C. et al, 2007: "Memory bias for health-related information in somatoform disorders", *Journal of Psychosomatic Research*, 63 (6).

Martin, A., Rief, W., 2011: "Relevance of cognitive and behavioral factors in medically unexplained syndromes and somatoform disorders", *The Psychiatric Clinics of North America*, 34 (3).

Mayes, R., Horwitz, A. V., 2005: "DSM-Ⅲ and the revolution in the classification of mental illness", *Journal of the History of the Behavioral Sciences*, 41 (3).

Mayou, R., Kirmayer, L. J., Simon, G. et al, 2005: "Somatoform disorders: time for a new approach in DSM-V", *American Journal of Psychiatry*, 162 (5).

McFarlane, A. C., 2004: "The contribution of epidemiology to the study of traumatic stress", *Social Psychiatry and Psychiatric Epidemiology*, 39 (11).

McFarlane, A. C., Atchison, M., Rafalowicz, E. et al, 1994: "Physical symptoms in post-traumatic stress disorder", *Journal of Psychosomatic Research*, 38 (7).

McFarlane, A. C., Ellis, N., Barton, C. et al, 2008: "The conundrum of medically unexplained symptoms: questions to consider", *Psychosomatics*, 49 (5).

McLean, S. A., Clauw, D. J., Abelson, J. L. et al, 2005: "The development of persistent pain and psychological morbidity after motor vehicle collision: integrating the potential role of stress response systems into a biopsychosocial model", *Psychosomatic Medicine*, 67 (5).

Meissner, F., Vertovec, S., 2015: "Comparing super-diversity", *Ethnic and*

Racial Studies, 38 (4).

Mirdal, G. M., 1985: "The condition of 'tightness': the somatic complaints of Turkish migrant women", *Acta Psychiatrica Scandinavica*, 71 (3).

Mitchell, S. W., 1904: "The evolution of the rest treatment", *The Journal of Nervous and Mental Disease*, 31 (6).

Moradi, B., Grzanka, P., 2017: "Using intersectionality responsibly: toward critical epistemology, structural analysis, and social justice activism", *Journal of Counseling Psychology*, 64 (5).

Mumford, D. B., 1996: "The 'Dhat syndrome': a culturally determined symptom of depression?", *Acta Psychiatrica Scandinavica*, 94 (3).

National Research Council, 2011: *Toward Precision Medicine: Building a Knowledge Network for Biomedical Research and a New Taxonomy of Disease*, Washington, DC, National Academies Press, p. 124, 125.

Nemiah, J. C., Freyberger, H., Sifneos, P. E., 1976: "Alexithymia: A view of the psychosomatic process", Hill, O. W. (Ed.), *Modern Trends in Psychosomatic Medicine* (Vol. 3), London, Butterworth. pp. 430 – 439.

Nichter, M., 1981: "Idioms of distress: Alternatives in the expression of psychosocial distress: a case study from South India", *Culture, Medicine and Psychiatry*, 5 (4).

Nietzsche, F., 1974: "On truth and falsity in their ultra moral sense", Levy, O. (Ed.), Mügge, M. A. (Trans.), *Early Greek Philosophy and Other Essays: The Complete Works of Friedrich Nietzsche* (Vol. 2), Edinburgh, Scotland, Foulis, pp. 171 – 192.

Nimnuan, C., Hotopf, M., Wessely, S., 2001: "Medically unexplained symptoms: an epidemiological study in seven specialities", *Journal of Psychosomatic Research*, 51 (1).

Norton, P. J., Asmundson, G. J., 2004: "Amending the fear-avoidance model of chronic pain: what is the role of physiological arousal?", *Behavior Therapy*, 34 (1).

Nuckolls, C. W., 1993: "The anthropology of explanation", *Anthropological Quarterly*, 66 (1).

Ou, Y., Su, Q., Liu, F. et al, 2019: "Increased nucleus accumbens connectivity in resting-state patients with drug-naive, first-episode somatization disorder", *Frontiers in Psychiatry*, 10.

Pang, K. Y. C., 1990: "Hwabyung: The construction of a Korean popular illness among Korean elderly immigrant women in the United States", *Culture, Medicine and Psychiatry*, 14 (4).

Park, J., Lyu, Y. S., 1997: "A Bibliographic Study about the Meaning of Hwa and Hwa-byung", *Journal of Oriental Neuropsychiatry*, 8 (1).

Parker, G., Chan, B., Tully, L. et al, 2005: "Depression in the Chinese: the impact of acculturation", *Psychological Medicine*, 35 (10).

Parker, G., Cheah, Y. C., Roy, K., 2001: "Do the Chinese somatize depression? A cross-cultural study", *Social Psychiatry and Psychiatric Epidemiology*, 36 (6).

Parker, G., Gladstone, G., Chee, K. T., 2001: "Depression in the planet's largest ethnic group: the Chinese", *American Journal of Psychiatry*, 158 (6).

Parker, G., Parker, K., 2003: "Influence of symptom attribution on reporting depression and recourse to treatment", *Australian and New Zealand Journal of Psychiatry*, 37 (4).

Parker, J. D., Taylor, G. J., Bagby, R. M., 2001: "The relationship between emotional intelligence and alexithymia", *Personality and Individual Differences*, 30 (1).

Parsons, T., 1975: "The sick role and the role of the physician reconsidered", *The Milbank Memorial Fund Quarterly. Health and Society*, 53 (3).

Pauli, P., Alpers, G. W., 2002: "Memory bias in patients with hypochondriasis and somatoform pain disorder", *Journal of Psychosomatic Research*, 52 (1).

Paulus, M. P., Stein, M. B., 2010: "Interoception in anxiety and depression", *Brain Structure & Function*, 214 (5-6).

Pennebaker, J. W., Brittingham, G. L., 1982: "Environmental and sensory cues affecting the perception of physical symptoms", *Advances in Environmental Psychology*, 4.

Pennebaker, J. W., Watson, D., 1988: "Blood pressure estimation and beliefs among normotensives and hypertensives", *Health Psychology*, 7 (4).

Petrie, K. J., Sivertsen, B., Hysing, M. et al, 2001: "Thoroughly modern worries: the relationship of worries about modernity to reported symptoms, health and medical care utilization", *Journal of Psychosomatic Research*, 51

（1）．

Phillips, M. R., Zhang, J., Shi, Q. et al, 2009: "Prevalence, treatment, and associated disability of mental disorders in four provinces in China during 2001-05: an epidemiological survey", *Lancet*, 373（9680）.

Prasad, V., 2016: "The precision-oncology illusion", *Nature*, 537（7619）.

Pribor, E. F., Yutzy, S. H., Dean, J. T. et al, 1993: "Briquet's syndrome, dissociation, and abuse", *American Journal of Psychiatry*, 150（10）.

Prince, R., 1960: "The 'brain fag' syndrome in Nigerian students", *The British Journal of Psychiatry*, 106（443）.

Raguram, R., Weiss, M. G., Channabasavanna, S. M. et al, 1996: "Stigma, depression, and somatization in South India", *American Journal of Psychiatry*, 153（8）.

Ran, L., Wang, W., Ai, M. et al, 2020: "Psychological resilience, depression, anxiety, and somatization symptoms in response to COVID-19: a study of the general population in China at the peak of its epidemic", *Social Science & Medicine*, 262.

Rao, D., Young, M., Raguram, R., 2007: "Culture, somatization, and psychological distress: symptom presentation in South Indian patients from a public psychiatric hospital", *Psychopathology*, 40（5）.

Reardon, S., 2014: "NIH rethinks psychiatry trials", *Nature*, 507（7492）.

Rief, W., Broadbent, E., 2007: "Explaining medically unexplained symptoms-models and mechanisms", *Clinical Psychology Review*, 27（7）.

Rief, W., Burton, C., Frostholm, L. et al, 2017: "Core outcome domains for clinical trials on somatic symptom disorder, bodily distress disorder and functional somatic syndromes: EURONET-SOMA recommendations", *Psychosomatic Medicine*, 79（9）.

Rief, W., Isaac, M., 2007: "Are somatoform disorders 'mental disorders'? A contribution to the current debate", *Current Opinion in Psychiatry*, 20（2）.

Rief, W., Rojas, G., 2007: "Stability of somatoform symptoms-implications for classification", *Psychosomatic Medicine*, 69（9）.

Rief, W., Mewes, R., Martin, A. et al, 2010: "Are psychological features useful in classifying patients with somatic symptoms?", *Psychosomatic Medicine*, 72（7）.

Rief, W., Mewes, R., Martin, A. et al, 2011: "Evaluating new proposals for the psychiatric classification of patients with multiple somatic symptoms", *Psychosomatic Medicine*, 73 (9).

Rief, W., Sharpe, M., 2004: "Somatoform disorders—new approaches to classification, conceptualization, and treatment", *Journal of Psychosomatic Research*, 56 (4).

Robbins, J. M., Kirmayer, L. J., 1991: "Attributions of common somatic symptoms", *Psychological Medicine*, 21 (4).

Rosenstock, I. M., Strecher, V. J., Becker, M. H., 1988: "Social learning theory and the health belief model", *Health Education Quarterly*, 15 (2).

Rosmalen, J. G. M., Tak, L. M., de Jonge, P., 2011: "Empirical foundations for the diagnosis of somatization: implications for DSM-5", *Psychological Medicine*, 41 (6).

Roy, R., Symonds, R. P., Kumar, D. M. et al, 2005: "The use of denial in an ethnically diverse British cancer population: a cross-sectional study", *British Journal of Cancer*, 92 (8).

Ryder, A. G., Bean, G., Dion, K. L., 2000: "Caregiver responses to symptoms of first-onset psychosis: a comparative study of Chinese-and Euro-Canadian families", *Transcultural Psychiatry*, 37 (2).

Ryder, A. G., Chentsova-Dutton, Y. E., 2012: "Depression in cultural context: 'Chinese somatization' revisited", *The Psychiatric Clinics of North America*, 35 (1).

Ryder, A. G., Ban, L. M., Chentsova-Dutton, Y. E., 2011: "Towards a cultural—clinical psychology", *Social and Personality Psychology Compass*, 5 (12).

Ryder, A. G., Yang, J., Zhu, X. et al, 2008: "The cultural shaping of depression: somatic symptoms in China, psychological symptoms in North America?", *Journal of Abnormal Psychology*, 117 (2).

Salmon, P., Ring, A., Dowrick, C. F. et al, 2005: "What do general practice patients want when they present medically unexplained symptoms, and why do their doctors feel pressurized?", *Journal of Psychosomatic Research*, 59 (4).

Saxena, S., 2005: "Somatization and conversion disorders: a forgotten public health agenda?", Maj, M., Akiskal, H. S., Mezzich, J. E. et al. (Eds.),

Somatoform disorders（Vol. 9），Chichester，Wiley，pp. 42 – 44.

Sayar，K.，Barsky，A. J.，Gulec，H.，2005："Does somatosensory amplification decrease with antidepressant treatment?"，*Psychosomatics*，46（4）.

Scamvougeras，A.，Howard，A.，2020："Somatic symptom disorder, medically unexplained symptoms, somatoform disorders, functional neurological disorder: how DSM-5 got it wrong"，*Canadian Journal of Psychiatry*，65（3）.

Schulte，I. E.，Petermann，F.，2011："Somatoform disorders: 30 years of debate about criteria！: What about children and adolescents?"，*Journal of Psychosomatic Research*，70（3）.

Sifneos，P. E.，1973："The prevalence of 'alexithymic' characteristics in psychosomatic patients"，*Psychotherapy and Psychosomatics*，22（2-6）.

Simon，G. E.，2016："Can we at least learn to fail faster?"，*World Psychiatry*，15（3）.

Simon，G. E.，Gureje，O.，1999："Stability of somatization disorder and somatization symptoms among primary care patients"，*Archives of General Psychiatry*，56（1）.

Simon，G. E.，VonKorff，M.，Piccinelli，M. et al，1999："An international study of the relation between somatic symptoms and depression"，*New England Journal of Medicine*，341（18）.

Shalev，A.，Bleich，A.，Ursano，R. J.，1990："Posttraumatic stress disorder: somatic comorbidity and effort tolerance"，*Psychosomatics*，31（2）.

Sharpe，M.，Carson，A.，2001："'Unexplained' somatic symptoms, functional syndromes, and somatization: do we need a paradigm shift?"，*Annals of Internal Medicine*，134（9）.

Sharpe，M.，Mayou，R.，2004："Somatoform disorders: a help or hindrance to good patient care?"，*The British Journal of Psychiatry*，184（6）.

Sharpe，M.，Mayou，R.，Walker，J.，2006："Bodily symptoms: new approaches to classification"，*Journal of Psychosomatic Research*，60（4）.

Shorter，E.，1992：*From Paralysis to Fatigue: A History of Psychosomatic Illness in the Modern Era*，New York，Maxwell Macmillan.

Shorter，E.，1997："Somatization and chronic pain in historic perspective"，*Clinical Orthopaedics and Related Research*，336.

Smith，C. S.，Paauw，D. S.，2000："When you hear hoof beats: four principles for separating zebras from horses", *The Journal of the American Board of Family Practice*, 13 (6).

Stekel, W., 1922: *Impulshandlungen, Wandertrieb, Dipsomanie, Kleptomanie, Pyromanie und Verwandte Zustände*, Urban & Schwarzenberg, Berlin.

Stekel, W., 1924: *Peculiarities of Behaviour* (Vols. 1–2), London, Williams and Norgate.

Stekel W., 1935: *Fortschritte und Technik der Traumdeutung*, Vienna, Weidmann.

Stern, L., Kirmayer, L. J., 2004: "Knowledge structures in illness narratives: Development and reliability of a coding scheme", *Transcultural Psychiatry*, 41 (1).

Straus, S. E., 1991: "History of chronic fatigue syndrome", *Clinical Infectious Diseases*, 13 (S1).

Su, Q., Yao, D., Jiang, M. et al, 2015: "Increased functional connectivity strength of right inferior temporal gyrus in first-episode, drug-naive somatization disorder", *The Australian and New Zealand Journal of Psychiatry*, 49 (1).

Su, Q., Yao, D., Jiang, M. et al, 2016: "Decreased interhemispheric functional connectivity in insula and angular gyrus/supramarginal gyrus: Significant findings in first-episode, drug-naive somatization disorder", *Psychiatry Research. Neuroimaging*, 248.

Sumathipala, A., 2007: "What is the evidence for the efficacy of treatments for somatoform disorders? A critical review of previous intervention studies", *Psychosomatic Medicine*, 69 (9).

Szasz, T., 1974: *The Myth of Mental Illness: Foundations of a Theory of Personal Conduct, revised edition*, Perennial, New York.

Szasz, T., 2008: *Psychiatry: the Science of Lies*, Syracuse, NY, Syracuse University Press, p. 2.

Tang, M. M., Lin, W. J., Zhang, J. T. et al, 2017: "Exogenous FGF2 reverses depressive-like behaviors and restores the suppressed FGF2-ERK1/2 signaling and the impaired hippocampal neurogenesis induced by neuroinflammation", *Brain Behavior & Immunity*, 66.

Tannock, I. F., Hickman, J. A., 2016: "Limits to personalized cancer medicine", *New England Journal of Medicine*, 375 (13).

Taylor, G. J., 1984：“Alexithymia：concept, measurement, and implications for treatment”, *The American Journal of Psychiatry*, 141（6）.

Thieme, K., Spies, C., Sinha, P. et al, 2005：“Predictors of pain behaviors in fibromyalgia syndrome”, *Arthritis Care & Research*, 53（3）.

Tillisch, K., Mayer, E., Gupta, A. et al, 2017：“Brain structure and response to emotional stimuli as related to gut microbial profiles in healthy women”, *Psychosomatic Medicine*, 79（8）.

Trimble, M. R., 1982：“Functional diseases”, *British Medical Journal（Clinical Research ed.）*, 285（6357）.

Tseng, W. S., 1975：“The nature of somatic complaints among psychiatric patients：the Chinese case”, *Comprehensive Psychiatry*, 16（3）.

Tseng, W. S., 2007：“Culture and psychopathology：general view”, Bhugra, D., Bhui, K.（Eds.）, *Textbook of Cultural Psychiatry*, New York, Cambridge University Press, pp. 95 – 112.

Tsimberidou, A. M., Kurzrock, R., 2015：“Precision medicine：lessons learned from the SHIVA trial”, *The Lancet Oncology*, 16（16）.

Turk, D. C., Kerns, R. D., Rosenberg, R., 1992：“Effects of marital interaction on chronic pain and disability：examining the down side of social support”, *Rehabilitation Psychology*, 37（4）.

Uddin L. Q., 2015：“Salience processing and insular cortical function and dysfunction”, *Nature Reviews Neuroscience*, 16（1）.

Uher, R., Perroud, N., Ng, M. Y. et al, 2010：“Genome-wide pharmacogenetics of antidepressant response in the GENDEP project”, *American Journal of Psychiatry*, 167（5）.

Van derKolk, B. A., Fisler, R., 1995：“Dissociation and the fragmentary nature of traumatic memories：overview and exploratory study”, *Journal of Traumatic Stress*, 8（4）.

Verne, G. N., Himes, N. C., Robinson, M. E. et al, 2003：“Central representation of visceral and cutaneous hypersensitivity in the irritable bowel syndrome”, *Pain*, 103（1）.

Vlaeyen, J. W., Linton, S. J., 2000：“Fear-avoidance and its consequences in chronic musculoskeletal pain：a state of the art”, *Pain*, 85（3）.

Voigt, K., Nagel, A., Meyer, B. et al, 2010：“Towards positive diagnostic criteria：a systematic review of somatoform disorder diagnoses and suggestions for future classification", *Journal of Psychosomatic Research*, 68 (5).

Voigt, K., Wollburg, E., Weinmann, N. et al, 2012: "Predictive validity and clinical utility of DSM-5 somatic symptom disorder-Comparison with DSM-Ⅳ somatoform disorders and additional criteria for consideration", *Journal of Psychosomatic Research*, 73 (5).

Wang, H., Guo, W., Liu, F. et al, 2016: "Clinical significance of increased cerebellar default-mode network connectivity in resting-state patients with drug-naive somatization disorder", *Medicine*, 95 (28).

Weiner, B., 1985: "'Spontaneous' causal thinking", *Psychological bulletin*, 97 (1).

Weiss, M., 1997: "Explanatory model interview catalogue (EMIC): framework for comparative study of illness", *Transcultural Psychiatry*, 34 (2).

Weiss, M. G., Doongaji, D. R., Siddhartha, S. et al, 1992: "The Explanatory Model Interview Catalogue (EMIC). Contribution to cross-cultural research methods from a study of leprosy and mental health", *The British Journal of Psychiatry*, 160.

Weiss, M. G., Raguram, R., Channabasavanna, S. M., 1995: "Cultural dimensions of psychiatric diagnosis. A comparison of DSM-Ⅲ-R and illness explanatory models in south India", *The British Journal of Psychiatry*, 166 (3).

Weiss, B., Tram, J. M., Weisz, J. R. et al, 2009: "Differential symptom expression and somatization in Thai versus US children", *Journal of Consulting and Clinical Psychology*, 77 (5).

Weissman, M. M., Bland, R. C., Canino, G. J. et al, 1996: "Cross-national epidemiology of major depression and bipolar disorder", *The Journal of the American Medical Association*, 276 (4).

Whaley, A. L., Davis, K. E., 2007: "Cultural competence and evidence-based practice in mental health services: a complementary perspective", *American Psychology*, 2 (6).

Whitley, R., Kirmayer, L. J., Groleau, D., 2006: "Public pressure, private protest: Illness narratives of West Indian immigrants in Montreal with medically unexplained symptoms", *Anthropology and Medicine*, 13 (3).

Wilkinson, I., Kleinman, A., 2016: *A Passion for Society: How We Think About Human Suffering*, Berkeley, University of California Press.

Willis T., 1684: *An Essay of the Pathology of the Brain and Nervous Stock: In Which Convulsive Diseases Are Treated of*, Pordage, S. (Trans.) trans, London, Dring, Leigh and Harper.

Wollburg, E., Voigt, K., Braukhaus, C. et al, 2013: "Construct validity and descriptive validity of somatoform disorders in light of proposed changes for the DSM-5", *Journal of Psychosomatic Research*, 74 (1).

World Health Organization, 2018: *ICD-11 for Mortality and Morbidity Statistics*. Retrieved Febreruary 23, 2018, from https://icd.who.int/browse11/l-m/en.

Wu, Y., Tao, Z., Qiao, Y. et al, 2022: "Prevalence and characteristics of somatic symptom disorder in the elderly in a community-based population: a large-scale cross-sectional study in China", *BMC Psychiatry*, 22 (1).

Xiong, N., Zhang, Y., Wei, J. et al, 2017: "Operationalization of diagnostic criteria of DSM-5 somatic symptom disorders", *BMC Psychiatry*, 17 (1).

Xu, X., Ai, M., Hong, S. et al, 2020: "The psychological status of 8817 hospital workers during COVID-19 epidemic: a cross-sectional study in Chongqing", *Journal of Affective Disorders*, 276.

Yang, H., 1989: "The necessity of retaining the diagnostic concept of neurasthenia", *Culture Medicine and Psychiatry*, 13 (2).

Yen, S., Robins, C. J., Lin, N., 2000: "A cross-cultural comparison of depressive symptom manifestation: China and the United States", *Journal of Consulting and Clinical Psychology*, 68 (6).

Young, A., 1976: "Internalizing and externalizing medical belief systems: An Ethiopian example", *Social Science & Medicine* (1967), 10 (3).

Young, A., 1981: "When rational men fall sick: an inquiry into some assumptions made by medical anthropologists", *Culture, Medicine and Psychiatry*, 5 (4).

Young, A., 1982: "Rational men and the explanatory model approach", *Culture, Medicine and Psychiatry*, 6 (1).

Young, C., Liu, S. H., 1984: "Re-diagnosis of 50 neurasthenics according to DSM-Ⅲ", *Clinical Neuropsychiatry*, (10).

Zatzick, D. F., Russo, J. E., Katon, W., 2003: "Somatic, posttraumatic stress and depressive symptoms among injured patients treated in trauma surgery", *Psychosomatics*, 44 (6).

Zhang, A. Y., Snowden, L. R., 1999: "Ethnic characteristics of mental disorders in five US communities", *Cultural Diversity and Ethnic Minority Psychology*, 5 (2).

Zhang, J., Jiang, M., Yao, D. et al, 2015: "Alterations in white matter integrity in first-episode, treatment-naive patients with somatization disorder", *Neuroscience Letters*, 599.

Zhu, X., Yi, J., Yao, S. et al, 2007: "Cross-cultural validation of a Chinese translation of the 20-item Toronto alexithymia scale", *Comprehensive Psychiatry*, 48 (5).